Prótesis total de rodilla

Avances en cirugía de revisión

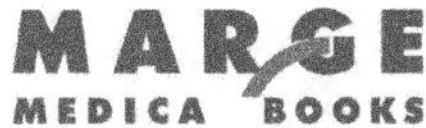

Prótesis total de rodilla

Avances en cirugía de revisión

Dr. José A. Hernández-Hermoso

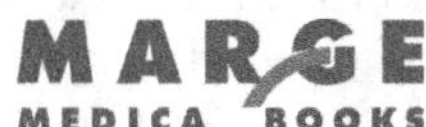

Prótesis total de rodilla. Avances en cirugía de revisión
Editor: Dr. José A. Hernández-Hermoso

1.ª edición 2008

© *Copyright* de esta edición: ICG Marge, SL

Edita
ICG Marge, SL
Valencia, 558, ático 2.ª
08026 Barcelona (España)
Tel. +34-932 449 130
Fax +34-932 310 865
www.marge.es

Director editorial
Héctor Soler

Gestión editorial
Ana Soto
Laura Matos

Producción editorial
Estela Serrano
Miguel Ángel Roig

Colaboración editorial
Anna Palacios
GdD - Toni Plà

Impresión
Novoprint (Sant Andreu de la Barca, Barcelona)

ISBN: 978-84-92442-11-9
Depósito Legal: B-

Índice

Autores

Juan R. Amillo Jiménez
Jefe Clínico de COT
Hospital de Viladecans
Viladecans, Barcelona

Santiago Bello Prats
Jefe de la Unidad de Rodilla
Hospital Universitario La Paz
Universidad Autónoma de Madrid
Madrid

Joaquín Cabot Dalmau
Jefe Clínico de COT
Hospital Universitari de Bellvitge
L'Hospitalet de Llobregat, Barcelona

Enrique Castellet Feliu
Coordinador Unidad de Rodilla
Hospital Universitari Vall d'Hebron
Universitat Autònoma de Barcelona
Barcelona

Fernando Celaya Ibáñez
Jefe de Sección de COT: Extremidad Inferior
Hospital de la Santa Creu i Sant Pau
Profesor Asociado Universitat Autònoma de
Barcelona
Barcelona

José Cordero Ampuero
Profesor Titular de Cirugía Ortopédica y
Traumatología
Hospital Universitario de la Princesa
Facultad de Medicina
Universidad Autónoma de Madrid
Madrid

José Couceiro Follente
Jefe del Servicio de Cirugía Ortopédica y
Traumatología
Complejo Hospitalario Universitario de
Santiago de Compostela
Director del Instituto de Ortopedia y Banco
de Tejidos de la Universidad de Santiago
Santiago de Compostela

Eva Digón Molina
Médico Adjunto Unidad de Traumatología y
Ortopedia
Servicio de Anestesiología y Reanimación
Hospital Universitari de Bellvitge
L'Hospitalet de Llobregat, Barcelona

Tomás Domingo Rufes
Médico Adjunto Unidad de Dolor
Servicio de Anestesiología y Reanimación
Hospital Universitari de Bellvitge
L'Hospitalet de Llobregat, Barcelona

José C. González Rodríguez
Médico Adjunto Unidad de Rodilla
Hospital de la Santa Creu i Sant Pau
Barcelona

Enrique Guerado Parra
Director Departamento de Cirugía
Ortopédica y Traumatología
Hospital Costa del Sol
Universidad de Málaga
Málaga

Daniel Hernández Vaquero
Director Departamento de Cirugía
Facultad de Medicina
Universidad de Oviedo
Oviedo
Servicio de Salud del Principado de Asturias
Hospital San Agustín
Avilés

José A. Hernández-Hermoso
Jefe de Servicio de COT
Director de Ámbito Quirúrgico
Consorcio Sanitario de Terrassa
Profesor Universitat Ramón Llull
Barcelona

M.ª Vinyet López Reig
Médico Adjunto Unidad de Traumatología y
Ortopedia
Servicio de Anestesiología y Reanimación
Hospital Universitari de Bellvitge
L'Hospitalet de Llobregat, Barcelona

Francisco Maculé Beneyto
Jefe de Sección y Consultor de Servicio
de COT
Hospital Clínic
Profesor Asociado Universitat de Barcelona
Barcelona

Manel Nogales Muñoz
Médico Residente
Servicio de Rehabilitación
Hospital Universitari de Bellvitge
L'Hospitalet de Llobregat, Barcelona

Iván Pérez Coto
Servicio de Salud del Principado de Asturias
Hospital San Agustín
Avilés

Rosa Planas i Balagué
Médico Adjunto
Servicio de Rehabilitación
Hospital Universitari de Bellvitge
L'Hospitalet de Llobregat, Barcelona

Emérito Rodríguez-Merchán
Jefe de Sección de la Unidad de Rodilla
Departamento de Cirugía Ortopédica
Hospital Universitario La Paz
Profesor Asociado al Departamento de
Cirugía Ortopédica
Facultad de Medicina
Universidad Autónoma de Madrid
Madrid

Núria Rosell Romero
Médico Residente
Servicio de Rehabilitación
Hospital Universitari de Bellvitge
L'Hospitalet de Llobregat, Barcelona

Antonio Sabaté Pes
Profesor de Anestesiología
Universitad de Barcelona
Jefe de Servicio Anestesiología y
Reanimación
Hospital Universitari de Bellvitge
L'Hospitalet de Llobregat, Barcelona

José M. Segur Vilalta
Consultor de COT
Hospital Clínic
Profesor Asociado Universitat de Barcelona
Barcelona

Abelardo Suárez Vázquez
Servicio de Salud del Principado de Asturias
Hospital San Agustín
Avilés

Cristina Vieta Pascual
Médico Adjunto
Unidad de Traumatología y Ortopedia
Servicio de Anestesiología y Reanimación
Hospital Universitari de Bellvitge
L'Hospitalet de Llobregat, Barcelona

Prólogo

Los excelentes y reproducibles resultados de la implantación de prótesis total de rodilla (PTR) en el tratamiento de lesiones destructivas, que causan dolor, han hecho que esta técnica vaya en aumento en los últimos años. La PTR ha ganado terreno en pacientes cada vez más jóvenes, frente a otras opciones quirúrgicas de resultados menos predecibles, como la osteotomía, o que provocan limitaciones funcionales importantes, como la artrodesis. La mayor esperanza de vida de estos pacientes y, en general, de toda la población hace probable que, en un futuro próximo, se incremente, de forma importante, el número de casos de cirugía de revisión de la PTR.

No hay nada más frustrante para un cirujano ortopédico que una PTR, supuestamente bien implantada, que cause dolor. La principal causa del mismo, tanto si es de aparición precoz como tardía, es la infección; por ello, resulta importante realizar un correcto diagnóstico diferencial de las posibles causas y, fundamentalmente, de la infección, utilizando, de forma racional, las pruebas complementarias que tenemos a nuestro alcance.

El tratamiento de la PTR supuestamente aflojada o dolorosa requiere establecer, previamente, un diagnóstico etiológico y conocer y dominar las diferentes opciones ante la infección, los defectos óseos y la inestabilidad. Si no se quiere obtener un mal resultado, hay que evitar la cirugía hasta tener un diagnóstico y una propuesta de tratamiento razonable.

Los defectos óseos secundarios al desgaste del polietileno, a osteólisis o a fractura de los componentes han introducido nuevos problemas en la cirugía de revisión, con soluciones no siempre fáciles y, en ocasiones, controvertidas, como son el uso de aloinjertos, de prótesis a medida o modulares, de vástagos (cementados o no) para mejorar la fijación y de sistemas constreñidos que incrementan la estabilidad. Y, dado que la cirugía de revisión no se da con frecuencia, cuando uno se enfrenta a los difíciles retos que plantea, es de gran importancia conocer la experiencia de otros que la han experimentado antes que nosotros.

No quiero finalizar sin agradecer a todos los autores su inestimable colaboración y a la compañía DePuy, de Johnson & Johnson, por su mecenazgo e iniciativa, que permite la difusión de conocimientos y experiencia a otros compañeros y mantiene la formación continuada, imprescindible en nuestra profesión. Espero que este libro sea útil en el presente o en un futuro próximo ante la «epidemia» de cirugía de revisión que se nos avecina.

Dr. José A. Hernández-Hermoso
Jefe de Servicio de COT
Director de Ámbito Quirúrgico
Hospital de Terrassa
Consorci Sanitari de Terrassa
Barcelona

Prótesis total de rodilla

Avances en cirugía de revisión

Capítulo 1. Evaluación de la prótesis total de rodilla dolorosa. Algoritmo diagnóstico y terapéutico

E. Guerado Parra

**Director Departamento de Cirugía Ortopédica
y Traumatología
Hospital Costa del Sol
Universidad de Málaga
Málaga**

Dirección para correspondencia
Hospital Costa del Sol
Dr. E. Guerado Parra
eguerado@hcs.es

1   Introducción

En líneas generales, la base de un diagnóstico médico consiste en distinguir lo normal de lo anormal; lo que en principio puede parecer simple en valores extremos, se torna complejo en valores cercanos. Por ello, la dificultad en trazar una línea entre ambos conceptos lleva a que se necesiten escalas de medición clínica basadas en pruebas diagnósticas.[1] En tal caso, se pretende decir que estamos ante datos normales o anormales. Cuando estamos ante estos últimos los nombramos con la palabra diagnóstico. Por ejemplo: en un paciente operado de artroplastia de rodilla con aumento de los niveles de proteína C reactiva (PCR) en sangre por encima de un valor estándar, concurriendo con una imagen «radiolucente» de 3 mm entre un implante de rodilla y el hueso que, además, sufre dolor hasta el extremo de impedir la marcha, se realiza un diagnóstico de aflojamiento protésico séptico.

Así pues, se hace un diagnóstico de enfermedad cuando los resultados de una o varias exploraciones son anormales (considerándose una prueba cualquier tipo de intervención diagnóstica sobre un individuo, sea anamnesis, radiografía, analítica de sangre, gammagrafía o resonancia magnética). Un diagnóstico de certeza es un ideal difícil de alcanzar, en la mayoría de los casos, y lo que se persigue es una sospecha que tiene una probabilidad concreta de ser cierta dependiendo de las pruebas. En este caso, la sospecha se denomina probabilidad diagnóstica porque puede expresarse con un valor numérico,[2] y existen cuatro tipos de ésta según la combinación entre individuo (enfermo o sano) y prueba (positiva o negativa): sujeto enfermo con prueba positiva (ciertamente enfermo), enfermo con prueba negativa (falso negativo), sano con prueba positiva (falso positivo) y sano con prueba negativa (ciertamente sano).

2　Calidad de las mediciones

Para expresar la calidad de las mediciones clínicas con objetivos diagnósticos se utilizan dos conceptos fundamentales: fiabilidad y validez.

Fiabilidad es el grado en el cual las mediciones se reproducen, es decir, obtienen los mismos valores, con independencia de que sean reales o no; a menudo, también se usan los sinónimos reproductibilidad y precisión.

El ejemplo más característico es el del reloj que está adelantado quince minutos y señala, por tanto, una hora que no se corresponde con la realidad, pero, como es tan preciso, sólo se trata de calibrarlo a la hora correcta. Esto también es aplicable a los diagnósticos de laboratorio o mediante imágenes; por ello, para dar certeza de que los aparatos están calibrados y no se introducen errores sistemáticos, se ofrecen los datos como «validados».

Validez, denominada también exactitud, es el grado en el que los resultados de una medición se corresponden con el verdadero estado de los fenómenos que se están midiendo; es decir, la medición expresa la realidad. Generalmente, la medición realizada se compara con algún patrón previo aceptado, lo que se llama estándar o patrón oro. La fiabilidad es, por tanto, una cualidad previa e imprescindible para que una medida sea exacta, es decir, tenga validez. Por desgracia, en muchas ocasiones o bien no existen patrones previos o, aun existiendo, no se puede afirmar que un dato signifique una anomalía. Por ejemplo, no se puede aceptar como anormal el hecho de que ante una temperatura corporal por encima del patrón previamente aceptado como estándar, en un postoperatorio de artroplastia de rodilla exista una infección articular que nos haga tomar la decisión de reabrir la articulación, ya que es frecuente que la fiebre pueda deberse al estrés quirúrgico «habitual» o, en ocasiones, incluso a la contaminación de una vía venosa periférica.[3]

Lo ideal es trabajar con pruebas que, tras obtener su resultado, la probabilidad de que informen sobre la realidad sea del ciento por ciento, es decir, que si el individuo está clasificado como enfermo, así sea verdaderamente y si está clasificado como sano, esto corresponda a la más estricta realidad; lo cual quiere decir que las pruebas tengan validez o exactitud total.

Pero no existen tales comprobaciones exactas, sino que se acercan a la realidad en un porcentaje inferior al ciento por ciento; por ello, el trabajo de un clínico se mueve siempre en un amplio margen de incertidumbre[4,5] (muchas veces, el diagnóstico de dolor tras artroplastia ilustra estas dudas).

Una estrategia consiste en combinar pruebas diagnósticas con alto valor predictivo; pongamos como ejemplo el descartar infección en una artroplastia dolorosa, la velocidad de sedimentación globular posee una especificidad baja, sin embargo, si se combina con la PCR dicha especificad aumenta; más aún si, además, una gammagrafía con gammaglobulina y leucocitos marcados es negativa, en tal caso podremos afirmar con un alto grado de certeza que el paciente no tiene una infección.

3   Validez de las pruebas diagnósticas

Para clasificar mediante pruebas a un determinado sujeto como enfermo o sano, existen dos conceptos fundamentales: sensibilidad y especificidad.

Sensibilidad (de un síntoma, signo o prueba clínica) es la probabilidad de que un individuo enfermo sea clasificado correctamente como tal. Especificidad es la capacidad de que un individuo sano sea correctamente clasificado. Cuando se practica una determinación de PCR a 100 pacientes con una infección cierta en una artroplastia de rodilla y se dice que tiene una sensibilidad de 0,91 con especificidad de 0,88 se está afirmando que 91 de los 100 individuos participantes en la muestra fueron correctamente clasificados como enfermos (con infección), mientras que 9 fueron incorrectamente clasificados como sanos (sin infección). Si a 100 personas sanas se les hace una PCR, se verá que en 88 de ellas, la prueba es negativa, lo que les clasifica correctamente como sanos, mientras que en 12 sale elevada, lo que les clasifica de manera errónea como enfermos. Cuando la prueba se realiza en un paciente concreto, tendremos un 91 % de probabilidad (p = 0,91) de que esté enfermo con infección, bajando al 88 % (p = 0,88) de que lo detectemos si está sano.

Como se ve, sensibilidad y especificidad son importantes cuando se realizan pruebas diagnósticas, sobre todo cuando son frecuentes y sobre ellas se basan decisiones terapéuticas. La proporción de verdaderos positivos en una prueba diagnóstica determinada se llama valor predictivo positivo y la prueba se denomina cribaje porque separa los individuos enfermos de los sanos.[6] El caso opuesto aparece cuando a unos individuos se los clasifica como libres de enfermedad después de realizarles una prueba; en este caso, la proporción de verdaderos sanos se conoce como valor predictivo negativo.

4   Medidas de frecuencia

La reiteración con que ocurre un fenómeno se puede definir mediante dos conceptos: prevalencia e incidencia.[1]

Prevalencia es el porcentaje de individuos que están enfermos en un momento determinado. Por incidencia se entiende el porcentaje de individuos sanos que contraen la enfermedad durante un período de tiempo. Si en una casuística de 2.000 casos de pacientes vivos operados de artroplastia de rodilla hay, en un momento determinado, 200 de ellos con dolor, diremos que la prevalencia es del 10 %. Esto es útil para gestionar grupos de pacientes y también para instaurar un protocolo, guía clínica o algoritmo de diagnóstico y tratamiento de artroplastia de rodilla. Existen dos tipos de incidencia: la acumulada y la tasa.

La incidencia acumulada consiste en el porcentaje de individuos sanos que inician la enfermedad en un período determinado de tiempo. Cuando, coloquialmente, decimos que el índice de infecciones de artroplastia de rodilla en nuestra casuística es del 1,5 %, nos estamos refiriendo a la incidencia acumulada. También es importante considerar las causas competitivas. Un ejemplo de ello lo ofrece un paciente ansioso que percibe el dolor ligero tras una artroplastia de rodilla como un dolor insoportable; aquí, erróneamente, el dolor de rodilla se toma como el síntoma para dirigirse al diagnóstico principal. En un grupo de pacientes es posible que el «índice» de dolor tras una artroplastia de rodilla sea distinto debido a la percepción de lo que es dolor tolerable, circunstancia que puede cambiar de un individuo a otro debido a distintas variables.

La tasa o densidad de incidencia tiene en cuenta el período de tiempo en que los individuos están en riesgo y, por tanto, la morbilidad de la patología. Es la mejor medida de frecuencia, ya que, por ejemplo, en una artroplastia de rodilla, mientras la incidencia acumulada (mal llamada «índice») mide el tiempo desde que se realizó la artroplastia, la tasa o densidad de incidencia valora todo el tiempo de riesgo, que en este caso sería hasta el final de la vida del paciente. Diversos estudios que, actualmente, se consideran de referencia están sesgados[7-9] porque estudian la incidencia acumulada pero no la tasa correspondiente.

5   Relevancia clínica

La utilidad de estos conceptos consiste en lograr que la información obtenida sea correcta y, por tanto, permita tomar decisiones, que también deben basarse en cuestiones más complejas como los juicios de valor (situación social, cuestiones éticas, morales, etc.) y la ponderación de riesgos-beneficios. En los últimos años, además, se han popularizado para la toma de decisiones los conceptos de coste-beneficio y coste-efectividad que permiten asignar valores a los componentes de la resolución y, así, poder examinarlos.[10,11]

Para el diagnóstico de la prótesis total de rodilla dolorosa, obviamente, la prueba diagnóstica inicial y fundamental es la anamnesis sobre el dolor. Aquel que es ligero e incluso manifestado por el paciente como muy molesto puede ser normal tras una artroplastia de rodilla, sobre todo en los primeros meses, pero el dolor intenso, en concreto después del primer año, es un síntoma de alarma, habiendo un punto de corte donde no se sepa si una «cantidad» de dolor es normal o no. Los métodos diagnósticos son los que dictaminarán la categoría del dolor; y si éste resulta ser anormal, la causa de ello. Sin embargo, el dolor es una evidencia clínica de difícil manejo, ya que no puede medirse en datos ordinales (aquellos en que los valores caen en un número preciso), a pesar de que se han diseñado escalas que intentan clasificarlo dentro de elementos numéricos.[12] Por tanto, el médico debe interpretar, muchas veces de manera subjetiva, si el dolor está dentro de la normalidad, y si es necesario realizar pruebas diagnósticas para encontrar su causa. El diagnóstico de una artroplastia de rodilla dolorosa plantea dos dificultades fundamentales: los casos donde no existe una evidencia de aflojamiento en los estudios mediante métodos complementarios y, por tanto, no aparece una causa obvia responsable del dolor; y aquellos en los que el dolor se deba a una infección, con independencia de que exista o no evidencia de aflojamiento o, incluso, de la propia infección. De este modo, en el diagnóstico de aflojamiento e infección parece estar, en la mayoría de los casos, el objetivo fundamental de los métodos diagnósticos que se aplican cuando aparece dolor tras una artroplastia de rodilla. El problema aparece cuando las pruebas no revelan la causa del dolor que, a pesar de ser un síntoma subjetivo, precisa de métodos diagnósticos objetivos.

Causa es aquello que se considera «fundamento u origen de algo». Referido a la artroplastia que produce dolor, los motivos en los que pensamos en primer lugar acostumbran a ser el aflojamiento, la infección o ambos. Pero la situación se hace más compleja cuando se tiene en cuenta que ante otras situaciones no existe relación de causalidad, es decir, un paciente puede tener una artroplastia no aflojada ni infectada, pero sí dolor debido a un estado ansioso-depresivo.[13,14] En este caso, las pruebas diagnósticas para el aflojamiento o la infección no establecen una relación de causalidad entre la causa (depresión) y el efecto (dolor). Tras una prótesis total de rodilla, la evaluación y la magnitud del dolor desencadenarán el proceso diagnóstico que finalmente llevará a determinar su causa. Por ello, es importante conocer las variables que intervienen, con independencia del estado de dicha artroplastia, en la interpretación de que esta patología genera dolor. La bibliografía muestra unas variables que se relacionan con esta sensación física y con peor resultado final (véase la tabla 1).

Variable	Referencias bibliográficas
Síntomas preoperatorios graves	13
Largo tiempo en lista de espera	13
Alteraciones del sueño	16
Diabetes mellitus (neuropatía periférica)	17
Antigüedad de la artroplastia superior a siete años	18
Variables psicosociales	19
Limitación funcional marcada	14
Salud mental afectada	14
Comorbilidad	14
Altas expectativas en el resultado final	20
Falta de correlación indicación-calidad de vida	21
Selección inadecuada de pacientes	22

Tabla 1. Variables que condicionan dolor tras una artroplastia de rodilla.

6   Diagnóstico de la rodilla dolorosa

Una vez conocidas las características de una prueba diagnóstica (sensibilidad, especificidad y valor predictivo), así como la multifactorialidad de las causas de dolor tras una artroplastia, se puede establecer a un algoritmo diagnóstico para concluir los motivos que concurren. Recordemos que un algoritmo es un conjunto ordenado y finito de operaciones que permite hallar la solución de un problema; por tanto, un algoritmo diagnóstico consiste en un conjunto de pruebas ordenadas secuencialmente que aspira proporcionar un diagnóstico de certeza o, en el peor de los casos, a excluirlo.

6.1   *Pruebas diagnósticas*

Para establecer un algoritmo diagnóstico y, en consecuencia, un tratamiento del dolor tras una artroplastia de rodilla, las pruebas reproducen la historia clínica hipocrática clásica de anamnesis, exploración clínica y realización de métodos diagnósticos complementarios (véase la figura 1).

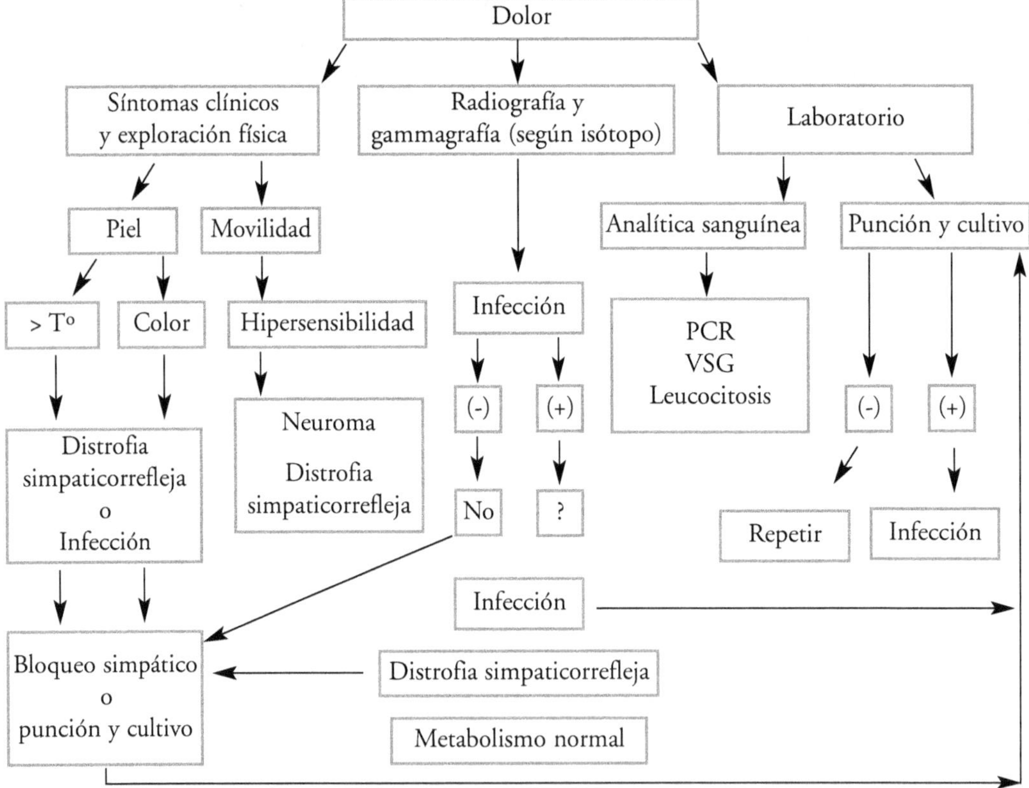

Figura 1. Diagnóstico.

1. **Anamnesis.** Es fundamental para centrar la magnitud y causa del dolor y dilucidar entre el que resulta normal y el que no. La variabilidad en la percepción del dolor la muestran los cuestionarios sobre dolor y estado de salud percibidos. Por ejemplo, no existe correlación entre los cuestionarios WOMAC y SF-36.[12] La delimitación de la naturaleza del dolor es fundamental porque lleva a tomar la decisión de iniciar el proceso diagnóstico. La consulta de la historia clínica para conocer las incidencias de la intervención puede llevar también a concluir relaciones entre el dolor y otros factores, por ejemplo, la infección.[23]

2. **Exploración.** La inspección de la rodilla y la exploración de la movilidad son esenciales. El aumento de coloración o temperatura de la piel puede hacer sospechar una infección o una distrofia simpaticorrefleja.[24,25] Del mismo modo, la alteración de la movilidad puede ser un buen indicador entre dolor de causa orgánica o psicógeno.[26]

3. **Métodos complementarios.** Su elección se basa en la validez o exactitud de las pruebas diagnósticas, es decir, en la probabilidad de que el resultado permita clasificar al individuo con una rodilla dolorosa como enfermo estando enfermo (sensibilidad) o como sano estando sano (especificidad). Una estrategia para aumentar el valor predictivo de una prueba consiste en repetirla varias veces (se denomina regresión a la media) o realizar distintas pruebas para un mismo diagnóstico. Esto es especialmente importante cuando se sospecha una artroplastia infectada (véanse las tablas 2-4). Por ejemplo, la especificidad de la velocidad de sedimentación globular, la de la proteína C reactiva, o la de la aspiración de líquido articular para cultivo, es superior cuando se realizan las tres pruebas y se valoran conjuntamente, que cuando se realiza una de ellas por separado.

Prueba	Sensibilidad	Especificidad
Tc99	0,33	0,86
Tc/Ga	0,38-0,50	1,00-0,78
Leucocitos marcados In111	0,38-1,00	0,41-1,00
Tc/Leucocitos marcados In 111	0,89-1,00	0,95-0,98
G-globulina marcada In 111	0,91-0,97	0,85-1,00

Tabla 2. Sensibilidad y especificidad de las pruebas diagnósticas mediante isótopos en el diagnóstico de infección de una artroplastia de rodilla.

Prueba	Sensibilidad	Especificidad
VSG	0,61-0,88	0,79-1,00
PCR	0,91-0,96	0,88-0,92
VSG + PCR	0,83	1,00
Aspiración	0,50-0,93	0,82-0,97
VSG + PCR + Aspiración	0,89	1,00

Tabla 3. Sensibilidad y especificidad de las pruebas diagnósticas de laboratorio en el diagnóstico de infección de una artroplastia de rodilla.

Localización	Sensibilidad	Especificidad
Articulación no artroplásica	0,67	0,93
Artroplastia de rodilla	1,00	0,96
Artroplastia de resección	0,25	0,98
Index < 5 PMN/hp	No infección	
Index 5-10 PMN/hp	0,96	
Index > 10 PMN/hp	0,99	

Tabla 4. Sensibilidad y especificidad de las pruebas diagnósticas mediante biopsia por congelación en el diagnóstico de infección de artroplastia de rodilla.

Gammagrafía	Analítica (VSG, PCR, hemograma)	Aspiración (cultivo + antibiograma)	Sospecha diagnóstica
+	-	-	Infección (bajo grado)
+	+	-	Infección (difícil cultivo)
+	-	+	Infección (bajo grado)
+	+	+	Infección clara
-	-	+	No infección (cultivo contaminado)
-	-	-	No infección
-	+	-	Infección (difícil cultivo)
-	+	+	Infección (bajo grado)

Tabla 5. Diagnóstico de artroplastia infectada.

También es importante el momento en que se realiza la prueba diagnóstica; por ejemplo, la pirexia es una respuesta frecuente en los primeros cinco días tras una artroplastia de rodilla,[3] pero no meses después. La elevación de la PCR puede ser normal tras la artroplastia o en la artritis reumatoide, pero no si coincide con otros síntomas y signos de infección.[5] La aplicación del algoritmo puede ser no concluyente, pero llevará a una sospecha diagnóstica cercana a la realidad en la mayoría de los casos (véase la figura 1 y la tabla 5). Cuando todas las pruebas diagnósticas no son concluyentes sobre el dolor en una artroplastia de rodilla se deben descartar otras alteraciones regionales en la cadera, el raquis o periféricas como un neuroma postquirúrgico, una tendinitis de la pata de ganso, del tendón del poplíteo o de los isquiosurales.[15,18]

7 Tratamiento

Con este término se denomina al conjunto de medios que se emplean para curar o aliviar enfermedades. La certeza de que un tratamiento realmente funciona en casos de individuos concretos es fundamental para aplicarlo de forma generalizada. Se dice que un tratamiento es eficaz cuando modifica el curso de la enfermedad proporcionando mayor beneficio que perjuicio; esto quiere decir que tiene validez terapéutica.

En una artroplastia de rodilla la validez terapéutica de algunos procedimientos tomados en la actualidad como patrón oro es, cuanto menos, discutible. Por ejemplo, en una infección no aguda de la artroplastia, el patrón oro de su tratamiento es la cirugía de revisión en dos tiempos; no obstante, los trabajos sobre los que se basa el algoritmo están sesgados. Estos estudios consisten en el seguimiento de una misma cohorte de pacientes donde se contabilizan como fracaso aquellos pacientes que vinieron con una recidiva de la infección y como éxito los que no acudieron, sin que se tomara en cuenta que muchos de ellos no pudieron hacer acto de presencia bien porque fallecieron o bien porque fueron a otro hospital; además, se van incluyendo pacientes nuevos a lo largo del seguimiento.[7-9]

7.1 Eficacia y efectividad

Se trata de dos conceptos importantes de validez terapéutica. Si ésta aparece en condiciones ideales se dice que estamos ante un tratamiento eficaz, cosa que también ocurre cuando un tratamiento es beneficioso para aquellos individuos que lo reciben.

7.2 Algoritmo de tratamiento de una artroplastia de rodilla

Evidentemente, lo que condiciona el tratamiento de una artroplastia de rodilla dolorosa es el diagnóstico. Hay tres variables fundamentales en una artroplastia dolorosa: la infección, la inestabilidad y el aflojamiento con o sin pérdida de hueso. En muchos casos, se conseguirá un diagnóstico de certeza mediante la simple anamnesis y exploración clínica, mientras que en otros, ni siquiera los métodos complementarios más sofisticados lo conseguirán. El diagnóstico fundamental sobre el que pivota la actitud terapéutica es el de infección y, una vez clasificada esta variable, el de inestabilidad, a lo que le sigue la pérdida de hueso (véase la figura 4). Dependiendo del resultado sobre el diagnóstico de infección, el algoritmo de tratamiento toma distintos caminos (véanse las figuras 2 y 3).

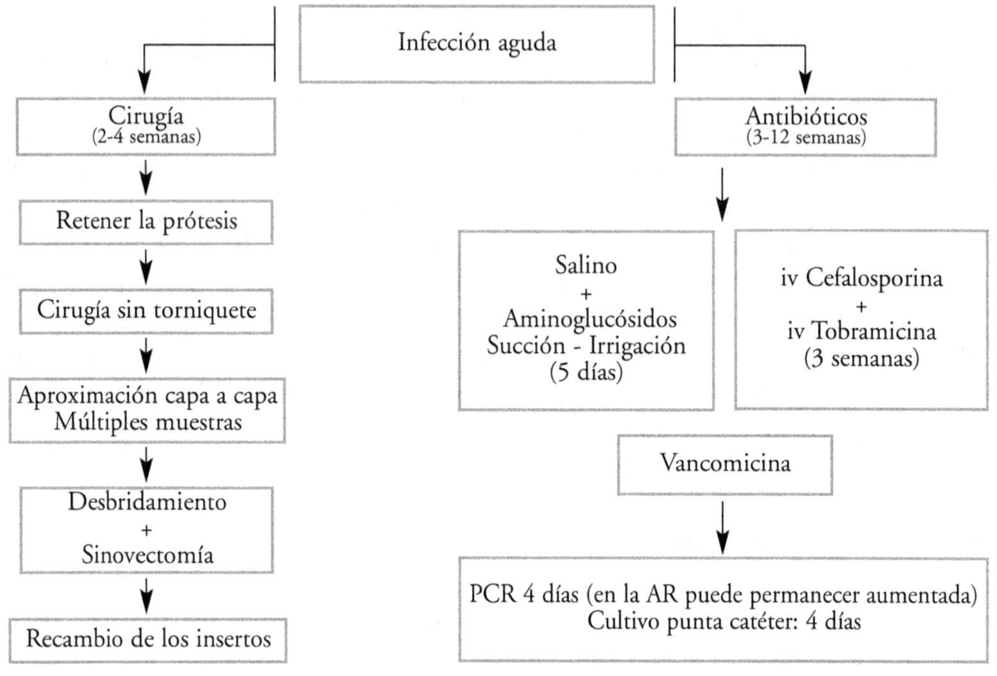

Figura 2. Cirugía en infección aguda.

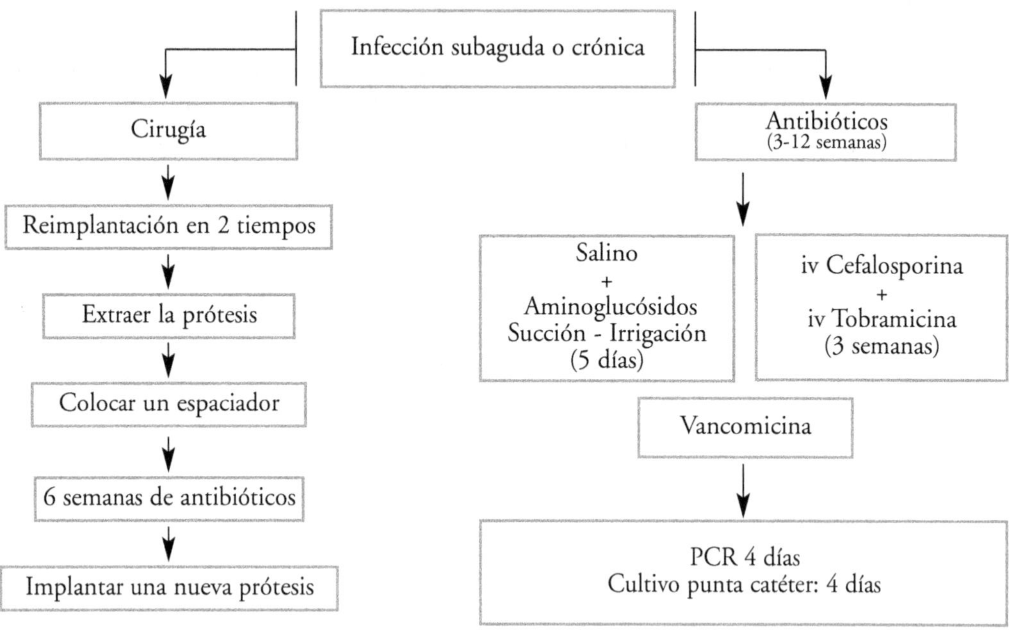

Figura 3. Cirugía en infección subaguda o crónica.

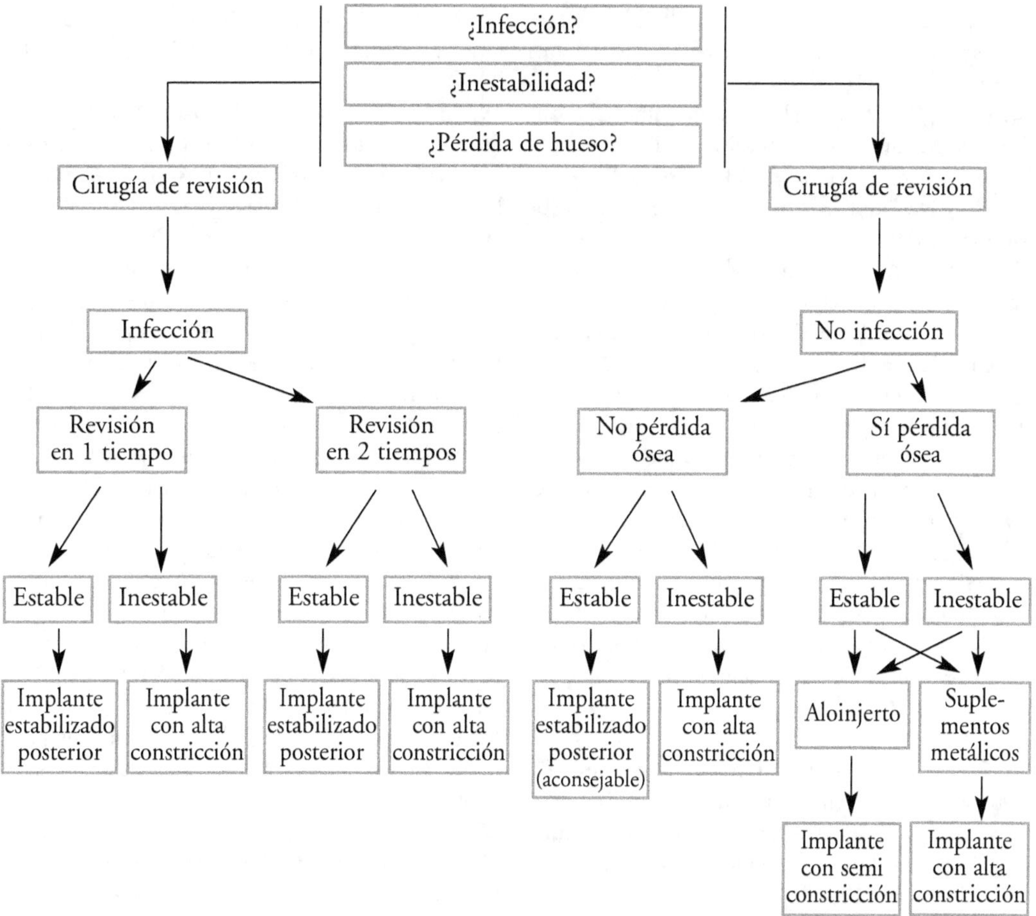

Figura 4. Cirugía de revisión.

BIBLIOGRAFÍA

1. Fletcher RH, Fletcher SW, Wagner EH. Epidemiología Clínica. Aspectos fundamentales. Barcelona, Elsevier Masson 2007.

2. Grobbee DE, Hoes AW. Clinical Epidemiology. Sudbury, Jones and Barlett Publishers 2008.

3. Ghosh S, Charity RM, Haidar SG, *et al.* Pyrexia following total knee replacement. Knee 2006; 13: 324-27.

4. Hulley SB, Cummings SR, Browner WS, *et al.* Designing Clinical Research. Philadelphia, Wolters Kluwer, Lippincott Williams & Wilkins 2007.

5. Webb P, Bain C, Pirozzo S. Essential Epidemiology. Cambridge, Cambridge University Press 2005.

6. Pickles A, Maughan B, Wadsworth. Epidemiological methods in life course research. Oxford, Oxford University Press 2007.

7. Insall JN, Thompson FM, Brause BD. Two-stage reimplantation for the salvage of infected total knee arthroplasty. J Bone Joint Surg Am 1983; 65: 1087-098.

8. Windsor RE, Insall JN, Miller DV, *et al.* Two-stage reimplantation for the salvage of total knee arthroplasty complicated by infection. Further follow-up and refinement of indications. J Bone Joint Surg Am 1990; 72: 272-78.

9. Goldman RT, Scuderi GR, Insall JN. 2-stage reimplantation for infected knee replacement. Clin Orthop 1996; 331: 118-24.
10. Cebul RD, Beck LH (eds). Teaching Clinical Decision Making, New York, Praeger 1985.
11. Weinstein MC, Fineberg HV, Elstein AS, *et al.* Clinical Decision Analysis, Philadelphia, WB Saunders 1980.
12. Escobar A, Quintana JM, Bilbao A, *et al.* Responsiveness and clinically important differences for the WOMAC and SF-36 after total knee replacement. Osteoarthritis cartilage. 2007; 15: 273-80.
13. Lim JT, Luscombe KL, Jones PW, *et al.* The effect of preoperative symptom severity on functional outcome of total knee replacement patients with the lowest preoperative scores achieve the lowest marks. Knee 2006; 13: 216-19.
14. Lingard EA, Katz JN, Wright EA, *et al.* Predicting the outcome of total knee arthroplasty. J Bone Joint Surg Am 2004; 86: 2179-186.
15. Mont MA, Serna FK, Krackow KA, *et al.* Exploration of radiographycally normal total knee replacements for unexplained pain. Clin Orthop 1996; 331: 216-20.
16. Cremeans-Smith JK, Millington K, Sledjeski E, *et al.* Sleep disruption mediate the relationship between early postoperative pain and later functioning following total knee replacement surgery. J Behav Med 2006; 29: 215-22.
17. Meding JB, Reddleman K, Keating ME, *et al.* Total knee replacement in patients with diabetes mellitus. Clin Orthop 2003; 416: 208-16.
18. Murray DW, Frost SJ. Pain in the assessment of total knee replacement. J Bone Joint Surg Br 1998; 80: 426-31.
19. Sharma L, Sinacore J, Daugherty C, *et al.* Prognostic factors for functional outcome of total knee replacement: a prospective study. J Gerontol A Biol Sci Med Sci 1996; 51: M152-57.
20. Venkataramanan V, Gignac MA, Mahomed NN, *et al.* Expectations of recovery from revision knee replacement. Arthritis Rheum 2006; 55: 314-21.
21. Quintana JM, Escobar A, Arostegui I, *et al.* Health-related quality of life and appropriateness of knee or hip joint replacement. Arch Intern Med 2006; 166: 220-26.
22. Wylde V, Learmonth I, Potter A, *et al.* Patient-reported outcomes after fixed versus mobile-bearing total knee replacement: a multi-centre randomised controlled trial using the Kinemax total knee replacement. J Bone Joint Surg Br 2008; 90: 1172-179.
23. Peersman G, Laskin R, Davis J, *et al.* Prolonged operative time correlates with increased infection rate after total knee arthroplasty. HSS J 2006; 2: 70-2.
24. Katz MM, Hungerford DS, Krackow KA, *et al.* Reflex sympathetic dystrophy as a cause of poor results after total knee arthroplasty. J Arthroplasty 1986; 1: 117-24.
25. Mehra A, Langkamer VG, Day A, *et al.* Creactive protein and skin temperature post total knee replacement. Knee 2005; 12: 297-300.
26. Nicholls DW, Dorr LD. Revision surgery for stiff knee arthroplasty. J Arthroplasty 1990; (5 Suppl): S73-7.

Capítulo 2. Abordajes quirúrgicos. Manejo de los problemas de las partes blandas.

S. Bello Prats

Jefe de la Unidad de Rodilla
Hospital Universitario La Paz
Universidad Autónoma de Madrid
Madrid

Dirección para correspondencia
Hospital Universitario La Paz
Dr. S. Bello Prats
santibelloprats@hotmail.com

1 Introducción

El éxito de una cirugía de revisión de rodilla comienza con el diagnóstico exacto de la causa por la que debe ser revisada y la planificación preoperatoria. Ésta incluiría la valoración de cicatrices quirúrgicas previas, el estado de las partes blandas y el arco de movilidad así como la elasticidad del aparato extensor y tipo de implante que ha fracasado.

Un trabajo bien planificado es fundamental para evitar más daños en estructuras de la rodilla ya comprometidas en cirugías previas. Las condiciones en las que encontramos las partes blandas, con cicatrices superficiales y profundas, condicionan una rigidez del aparato extensor y de los tejidos cápsulo-ligamentosos, que pueden hacer difícil el abordaje y exposición de la prótesis que hay que revisar.

En muchos casos, el paciente presenta una rigidez de la rodilla (menos de 90º de flexión) que debe ser evaluada previamente, ya que esta rigidez periarticular no cede en el curso de la cirugía de revisión. La pérdida de elasticidad del aparato extensor y estructuras cápsulo-ligamentosas suele ser habitual en pacientes con patología inflamatoria y se puede exacerbar con un implante fallido y doloroso, ya que autolimitan la movilidad para no despertar más dolor. Si además se suma el efecto biológico de respuesta a las partículas de desgaste y a la infección profunda o la inestabilidad articular secundaria al fracaso de la artroplastia primaria, tendremos el cuadro completo de rigidez y pérdida de movilidad en el implante primario fracasado.[1]

No podemos olvidar el riesgo de infección en cirugías de revisión, que puede estar multiplicado por cuatro sobre la tasa de infección en prótesis primarias. Esto se debe principalmente a una vascularización muy precaria de la zona, más en segundas y terceras revisiones, al tiempo quirúrgico necesario en este tipo de cirugía, a los posibles problemas de cicatrización previos y a la edad (casi siempre mucho más avanzada que en la cirugía primaria y, por tanto, con mayor comorbilidad y peor estado metabólico).[1]

2 Valoración preoperatoria

En la historia clínica, debemos obtener de forma exhaustiva la información sobre toda la cirugía previa, no sólo del tamaño y modelo del implante primario, sino de las circunstancias de la operación, cicatrización y evolución a corto y medio plazo de la rodilla y su prótesis. Es importante conocer la comorbilidad del paciente, si presenta enfermedades del tipo diabetes, artritis reumatoide u otras relacionadas con tratamientos de corticoides, AINES o inmunosupresores.

Debemos saber si es una primera revisión, o si es una sucesiva; cómo cicatrizaron las cirugías previas, si hubo hematoma postoperatorio o fístula que necesitara de drenaje y tratamiento antibiótico en ese momento. Asimismo, es importante conocer el tiempo transcurrido entre el primer implante y la nueva cirugía, si hubo rigidez postoperatoria y cómo se trató (artrolisis artroscópica, manipulación bajo anestesia, fisioterapia intensiva, otro tipo de cirugías...) y el arco de movilidad obtenido.

Para planificar la cirugía hay que valorar el arco de movilidad, las rigideces en flexión, el déficit de extensión, las deformidades fijas, etc. En este apartado hay que prestar especial atención a la situación de la rótula y su movilidad en sentido cráneo-caudal y medio-lateral, ya que es el conjunto de esta exploración lo que nos indicará cómo es de elástico el aparato extensor y condicionará el tipo de abordaje.

3 Abordaje cutáneo

Constituye el primer escalón en la cirugía de revisión y existen varias opciones para estas rodillas rígidas y con múltiples cicatrices.

Según sea la vía de abordaje y su realización, el cirujano evitará complicaciones importantes como dehiscencias de la cicatriz y la inestabilidad iatrogénica articular, ya que esta circunstancia, sea en el compartimiento femoro-tibial o femoro rotuliano o en ambos, desembocará en el fracaso de la cirugía de revisión (véase la figura 1).

Es necesario tener presente la vascularización de la cara anterior de la rodilla, para evitar la necrosis cutánea secundaria a esta cirugía. Para ello, debemos recordar cómo los vasos superficiales provienen de la capa profunda a través de la fascia superficial, forman anastomosis justo sobre dicha fascia y de ahí, a través de la grasa subcutánea, llegan a la epidermis, formando a este nivel pocas anastomosis; esta disposición

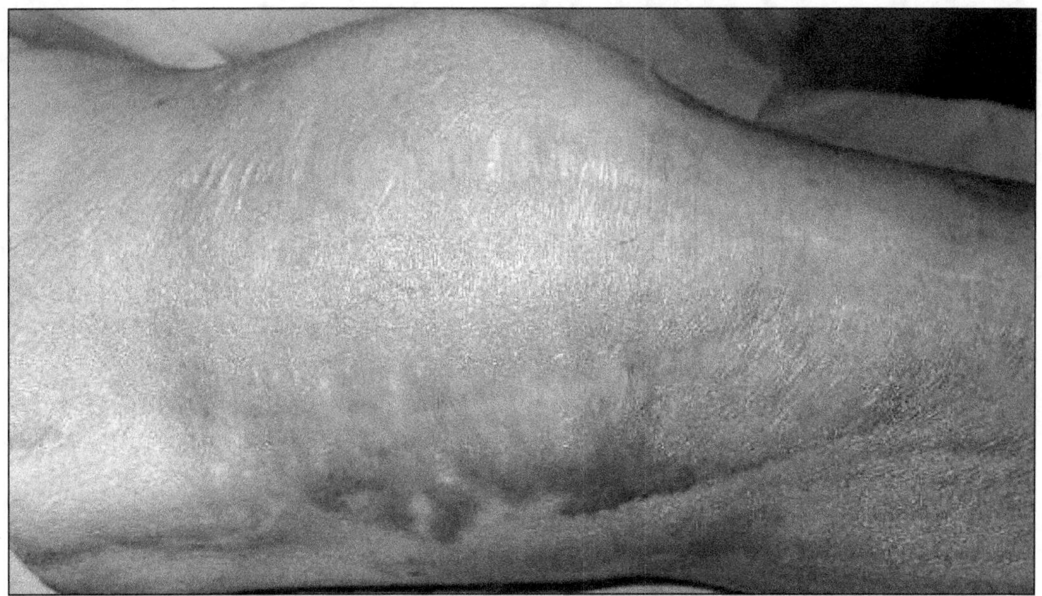

Figura 1. Antiguas cicatrices de cirugías previas.

vascular condiciona el abordaje quirúrgico, que debe ser profundo a la fascia para preservar la vascularización de la piel. Este árbol vascular proviene de la arteria safena y geniculada descendente, que se encuentran en la cara medial de la rodilla.[3]

La incisión cutánea debe hacerse sobre la cicatriz previa si sólo existe una, o la más externa si existen varias, siempre que la escogida presente un buen aspecto de «cicatrización *per priman*». Si no es así, hay que valorar la posibilidad del concurso de un cirujano plástico para realizar expansiones de piel previas o colgajos vascularizados para el cierre. La disección amplia y superficial de la zona puede comprometer la vascularización y cicatrización posterior.[1]

Mi recomendación es realizar la cirugía de revisión con el manguito de isquemia en la raíz del muslo, pero no inflarlo si no es estrictamente necesario, o sólo para la cementación de los componentes definitivos, si no se dispone de una pistola de lavado/succión a presión. De esta manera, se puede valorar durante todo el procedimiento el estado vascular de las partes blandas y el aspecto de los tejidos óseos y blandos de la rodilla. Otros autores también recomiendan realizar esta cirugía sin isquemia.[14]

No puedo recomendar la llamada «incisión de prueba» ni la utilización de expansores porque no tengo experiencia en su uso. Requieren una operación adicional y tampoco pueden asegurarnos al 100 % la capacidad de cicatrización de la herida.[12]

Engh[1] recomienda su utilización cuando existe riesgo aumentado de complicaciones en la cicatrización, ya que ambos procedimientos movilizan las cicatrices previas y mejoran la circulación cutánea pericicatricial, pudiendo valorar en su evolución la necesidad de otros tipos de cobertura cutánea, como los colgajos pediculados.

Los expansores están indicados cuando hay varias cicatrices previas que han creado zonas adheridas inmóviles y finas de piel y tejido celular subcutáneo. Su uso crea una capa de piel nueva y bien vascularizada y permite resecar las zonas de dermis comprometida de las cicatrices previas.[5]

Si la calidad de la piel o la cicatriz previa han presentado problemas de cicatrización en la cirugía primaria, se puede indicar la realización de un tiempo cutáneo previo para mejorar la calidad de la cobertura cutánea y reducir el riesgo de complicaciones de curación de la herida.

Pueden utilizarse injertos de piel, colgajos rotacionales locales, colgajos miocutáneos de gastrocnemio o incluso colgajos libres vascularizados, con sus ventajas e inconvenientes, sobre la estética del sitio donante, posibilidad de lesión de otras estructuras y la necesidad de esperar ocho semanas como mínimo para llevar a cabo la nueva cirugía, para que el colgajo se estabilice y realice sus conexiones vasculares con los tejidos circundantes.[12]

En resumen, hay que practicar la nueva incisión cutánea sobre la cicatriz previa si es central o escoger la cicatriz más lateral si hay varias, realizando una disección profunda a la fascia superficial y, si es necesario, ampliarla a proximal o distal si hay mucha tensión, para evitar la isquemia de las partes blandas durante el procedimiento (véase la figura 2).

Es más fácil el abordaje articular en flexión, ya que facilita la retracción de la piel por su propia elasticidad y si hay adherencias con los planos profundos se pueden liberar para permitir la retracción de dichos tejidos, exponiendo mejor la capa capsular.

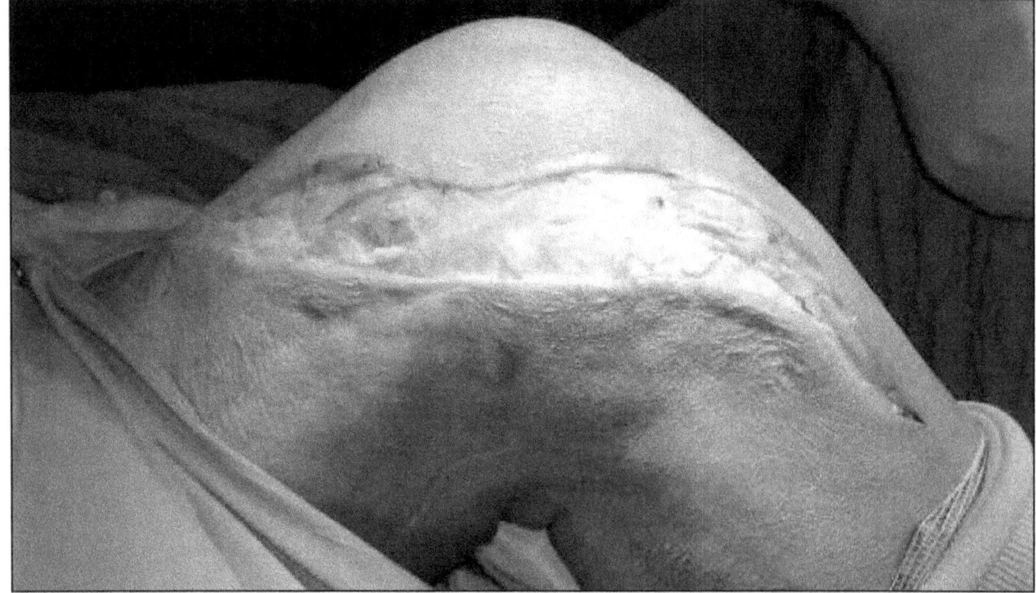

Figura 2. Abordaje de la articulación por la cicatriz más externa y en flexión.

Las vías de abordaje reducidas o tipo «MIS» no tienen cabida, a mi modo de ver, en este tipo de cirugía. Partimos, en general, de rodillas mas rígidas que en cirugía primaria y de la necesidad de movilizar el aparato extensor para extraer la prótesis aflojada y colocar la nueva prótesis, que puede utilizar vástagos endomedulares y suplementos; ello requiere espacio suficiente para realizar todos los tiempos quirúrgicos sin aumentar los problemas inherentes a la cirugía de revisión, tiempos que son muy difíciles de realizar correctamente por una vía limitada. De la misma forma, un abordaje *midvastus* o *subvastus* puede ser insuficiente, y la única posibilidad de ampliación del mismo será hacia distal, mediante la osteotomía de la TTA (tuberosidad tibial anterior).

La exposición amplia y completa reduce el tiempo quirúrgico, facilita la retirada de los componentes fallidos, el equilibrado de las partes blandas y la reconstrucción articular incluida la altura de la interlínea y el uso de suplementos y vástagos endomedulares de los componentes de revisión.

No hay que olvidar que estos pacientes tienen riesgo de padecer complicaciones en la cicatrización de la herida por la comorbilidad que presentan (pacientes inmunocomprometidos, artritis reumatoide, lupus eritematoso sistémico, vasculitis, pacientes sometidos a tratamiento inmunosupresor o corticoideo o bien pacientes diabéticos).

4 Abordaje capsular

El abordaje profundo en el plano cápsulo-ligamentoso se realiza a través de una incisión pararrotuliana medial estándar de Von Langenbeck modificada por Insall,[2] a través del tendón cuadricipital; este abordaje es más fácil con la rodilla en flexión.

Si hay cicatrices previas, la disección es más complicada y conviene comenzar en la zona pararrotuliana medial y prolongar la incisión hacia proximal y distal, medial a la inserción del tendón rotuliano para encontrar planos de disección no afectados por cirugías anteriores (véase la figura 3).

5 Limpieza de los recesos sinoviales medial y lateral y del fondo de saco subcuadricipital

El objetivo es liberar el tendón cuadricipital de las adherencias creadas y reproducir el fondo de saco subcuadricipital y los recesos medial y lateral, liberando las adherencias profundas entre las caras medial y lateral del

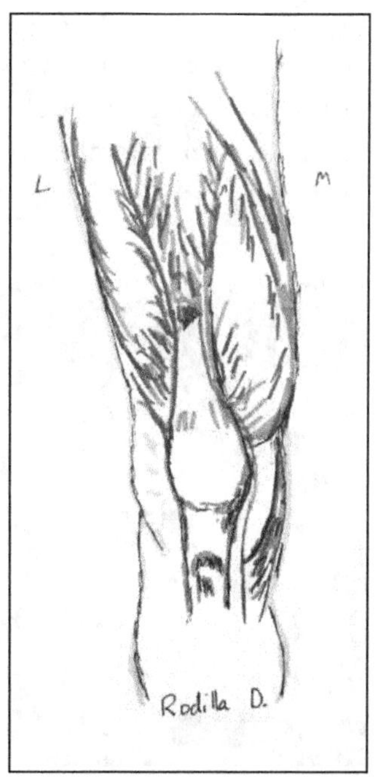

Figura 3. Abordaje estándar parapatelar medial.

fémur y los músculos vastos y sus expansiones, para permitir una flexión completa de la rodilla, y preservando las inserciones de los ligamentos colaterales en ambos epicóndilos.

Es conveniente fijar la inserción del tendón rotuliano en la TTA con una pinza de cangrejo o una aguja de Kirschner de 2 mm de diámetro, evitando la avulsión del mismo en una maniobra intempestiva durante la cirugía.[3] Engh recomienda la colocación de un *pin* o clavito desde el tercio medial del tubérculo tibial hacia el platillo tibial lateral para permitir la preparación e introducción de los vástagos y de la bayoneta centradora si se precisa, sin interferir en el procedimiento[1] (véase la figura 4).

Es recomendable, en este momento, resecar la fibrosis que habitualmente sustituye la grasa de Hoffa, que limita de forma importante la elasticidad y movilidad del tendón rotuliano y suele ser continuación del menisco fibroso perirrotuliano; con ello se consigue más espacio articular y se moviliza mejor el aparato extensor. Esta disección puede estar facilitada si se encuentra la capa grasa entre la capa fibrosa densa y el tendón rotuliano, sin lesionar éste.

Si con el espacio obtenido se puede desplazar la rótula al receso lateral sin necesidad de evertirla y se pueden abordar los componentes protésicos fracasados sin poner en riesgo la inserción del tendón rotuliano, puede ser suficiente como proponen Fhering y cols.[6] pero si observamos mucha dificultad en el desplazamiento lateral del aparato extensor o para la eversión de la rótula, habrá que valorar la ampliación del abordaje capsular para movilizarlo adecuadamente (véase la figura 5).

Éste es el momento de valorar la necesidad de realizar una liberación del alerón rotuliano externo o *lateral release,* que permitirá la movilización y eversión de la rótula.[15] Se realizará a un través de dedo del borde lateral de la misma, y se prolongará hacia distal hasta el borde del platillo tibial lateral y hacia proximal hasta la inserción del músculo vasto lateral en el tendón cuadricipital, pudiendo encontrar y preservar o cauterizar los vasos de la arteria geniculada superior.

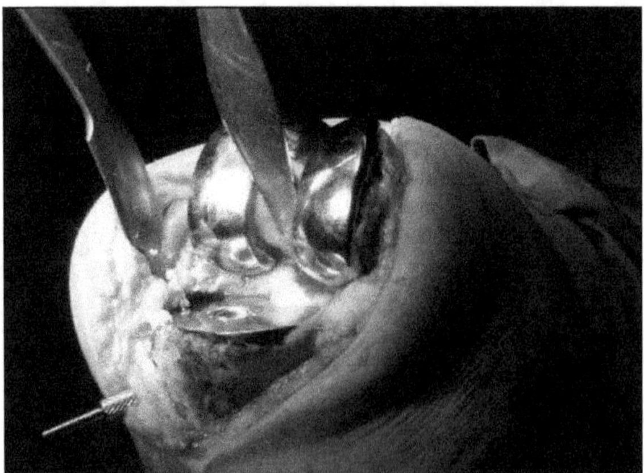

Figura 4. Clavito o pin *en tuberosidad tibial anterior.*

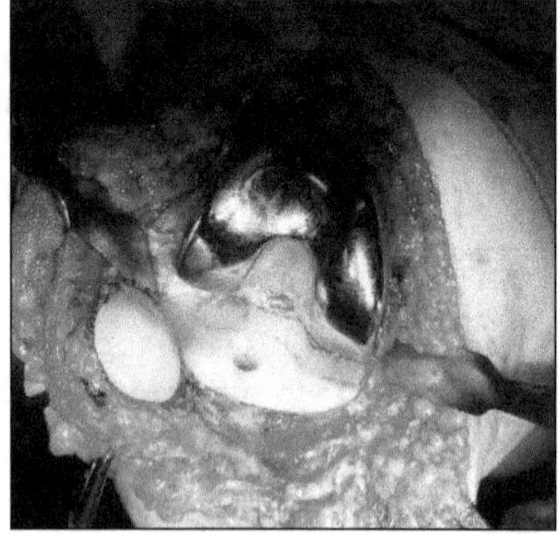

Figura 5. Deslizamiento de la rótula.

Cuando existe una «patela baja» el manejo del aparato extensor y la movilización de la rótula están comprometidos. Hay que valorar la prolongación de la vía de abordaje mediante una osteotomía de la tuberosidad tibial anterior, según veremos más adelante.

Si este tiempo de exposición está dificultado por la rigidez y poca movilidad del aparato extensor, es necesaria la ampliación de la vía de abordaje capsular en sentido proximal, realizando en el tendón cuadricipital tres posibles gestos: el abordaje del residente, el abordaje «clásico» de Insall, el tajo cuadricipital o *quad snip*, el abordaje en V o Y invertida de Coonse-Adams o su modificación, la eversión o el descuelgue del aparato extensor o *turn down* y la osteotomía larga de la tuberosidad tibial anterior.

5.1   *El abordaje del residente*

Consiste en ampliar la incisión del tendón del cuádriceps partiendo desde la zona proximal y medial de la artrotomía y prolongarla en oblicuo hasta la zona de inserción del músculo vasto externo, haciendo el mismo efecto que el corte del tendón cuadricipital[1] (véase la figura 6).

5.2   *El abordaje de Insall*

También puede ayudar a desplazar más fácilmente la rótula hacia lateral, separando las estructuras mediales de las laterales por una incisión que se encuentra en el tercio medial del aparato extensor y se despega del tercio medio de la rótula mediante disección aguda con bisturí, manteniendo la continuidad del retináculo medial.

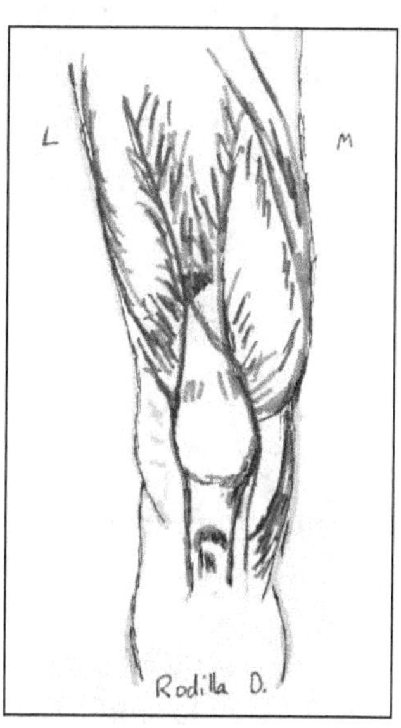

Figura 6. Abordaje del residente.

5.3   *El tajo o corte del tendón del cuádriceps,* **quad snip**

También fue descrito por Insall[7,8] para evitar las incisiones clásicas de V o Y que descuelgan la rótula quedando devascularizada. Consiste en un corte del tendón del cuádriceps a unos dos o tres centímetros del polo proximal de la rótula en dirección ascendente y externa, a unos 45º, procurando dejar insertado el músculo vasto externo y en continuidad con el aparato extensor; este puente del vasto externo mantiene los vasos geniculados superiores conservando la vascularización del tendón y de la rótula. Es quizá la forma de ampliar el abordaje capsular más utilizada por los cirujanos ortopédicos en el mundo. Inicialmente, lo denominó *rectus snip* y probablemente sea más definitorio para este corte del tendón cerca o en la inserción

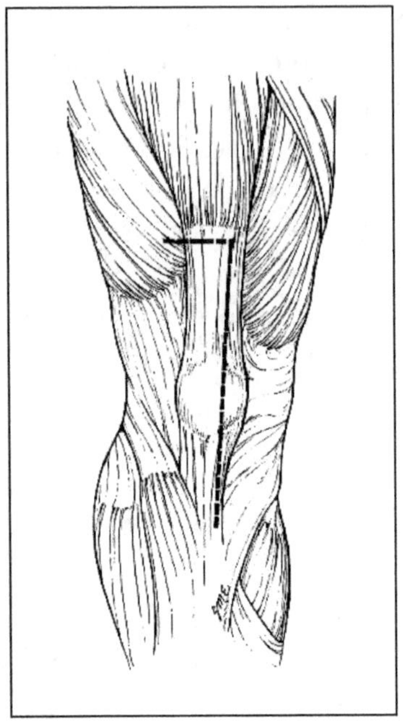

*Figura 7. Tajo del tendón
recto anterior,* rectus snip.

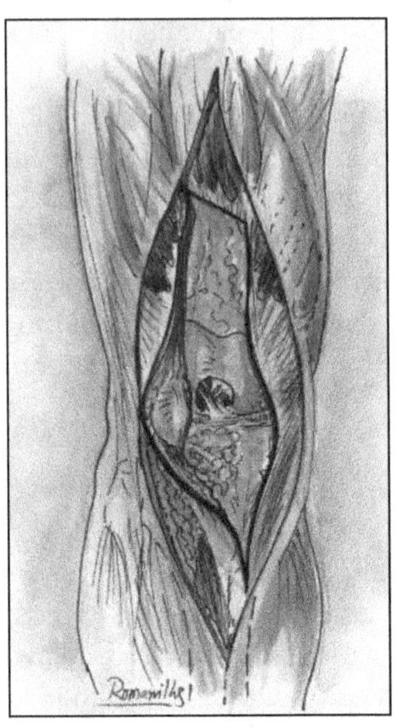

Figura 8. Tajo cuadricipital,
quadriceps snip.

músculo-tendinosa del músculo recto anterior. Evita la devascularización de la rótula, haciendo más fácil el cierre capsular y la reconstrucción del aparato extensor (véanse las figuras 7 y 8).

Se han realizado mediciones de isocinéticos que demuestran que son prácticamente iguales en las rodillas a las que se realizó un abordaje para patelar estándar y un tajo al cuádriceps, con unos resultados de satisfacción de los pacientes estudiados sin diferencias significativas en el seguimiento.[7]

5.4   El abordaje en V o Y de Coonse-Adams

Se realiza cuando hay una gran rigidez y fibrosis importante del aparato extensor,[1] o es la segunda o tercera revisión o en segundos tiempos de cirugía de revisión por un problema séptico.

Fundamentalmente, se utiliza cuando existe una gran fibrosis del músculo vasto externo y una fibrosis del receso lateral que impide la flexión de la rodilla. También Insall lo modificó, denominándolo *patellar turn down.*[7] Desvitaliza de forma importante el resto del tendón rotuliano, hueso incluido, y el paciente pierde potencia de extensión activa de la rodilla, ya que necesita inmovilización postoperatoria así como una rehabilitación progresiva de la flexo-extensión (véanse las figuras 9 y 10).

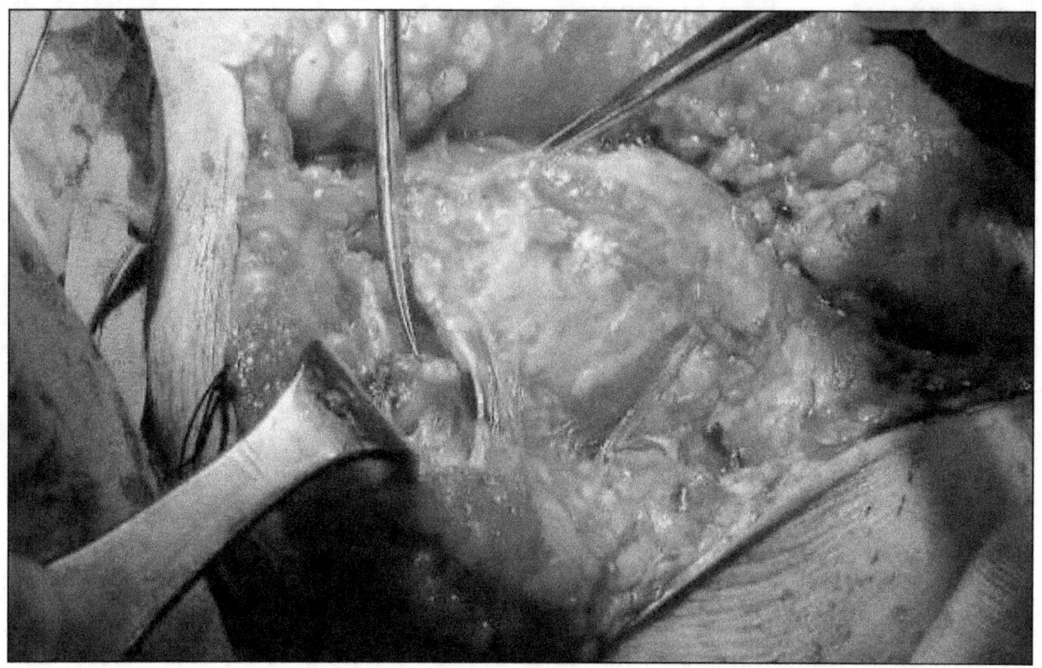

Figura 9. Abordaje en V o Y, Coonse Adams.

Se realiza haciendo un corte del tendón cuadricipital en V invertida que puede suturarse en Y, alargando el tendón cuadricipital y, por tanto, el aparato extensor. La diferencia está en el ángulo de ataque del corte y la distancia a la que se llega con el corte lateral.

El realizar un abordaje ampliado tipo V o *turn down* o decidirse por un tajo del tendón cuadricipital en la zona proximal y una osteotomía de la TTA cuando la flexión no se consigue de forma relativamente fácil, depende de si la fibrosis articular afecta principalmente al receso lateral o está además afectando el tendón rotuliano en su capa profunda.

Cuando hay peligro de avulsión del tendón rotuliano o existe una patela baja secundaria al procedimiento quirúrgico previo, puede ser aconsejable prolongar el abordaje capsular hacia distal, mediante la osteotomía larga de la TTA, según preconiza Whiteside.[10]

También debe ser utilizada si el componente tibial tiene vástago y está bien fijado, pues a través de la ventana anterior se puede acceder y despegar el mismo.[12]

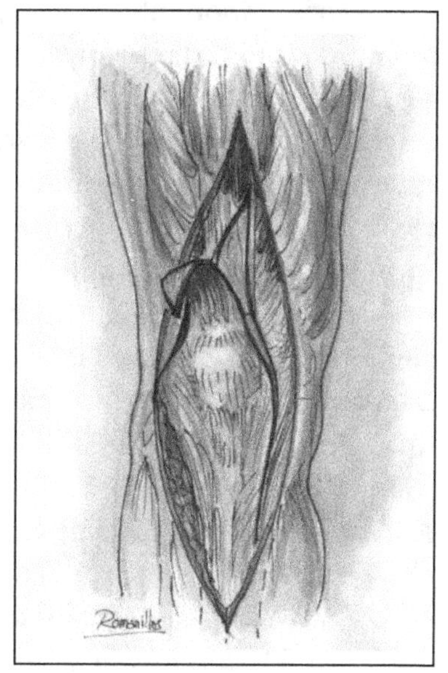

Figura 10. Patellar turn down.

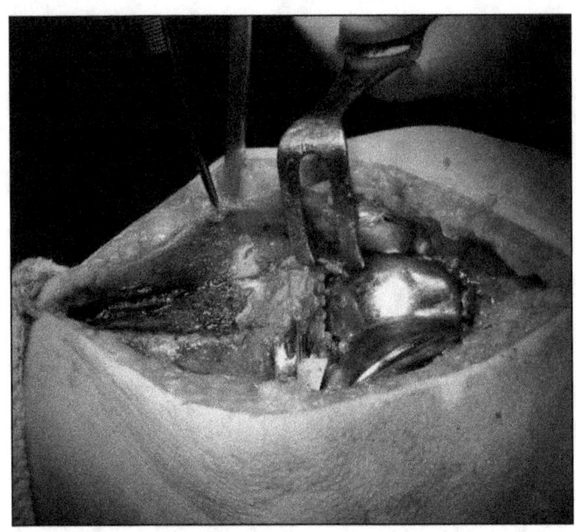

Figura 11. Osteotomía de la TTA.

5.5 La osteotomía de la TTA

Tal como la conocemos y realizamos en la actualidad, es una modificación de Whiteside a la técnica de Dolin,[9] que realizaba una osteotomía más corta y la reponía en su lugar con un tornillo de osteosíntesis a través del cemento periprotésico. Este autor publicó su serie de revisiones con esta técnica con buenos resultados, pero otros autores publicaron series con una alta incidencia de complicaciones.[13]

La técnica de Whiteside consiste en realizar una osteotomía de la TTA mucho más larga, entre seis y diez centímetros aproximadamente, de base un poco más ancha que la tuberosidad tibial, manteniendo las partes blandas y el periostio del lado externo como un fulcro donde evertir el aparato extensor; la tuberosidad tibial permanece en su sitio sin desplazarse hacia proximal y permite finalizar la limpieza de tejido fibroso del receso lateral, cara lateral proximal del platillo tibial y cara lateral de la rótula, lo cual facilita la movilidad del aparato extensor con mejor exposición de los componentes protésicos que hay que revisar (véase la figura 11).

Lo más importante es la reposición mediante cerclajes de alambre, quedando la osteotomía suficientemente estable como para permitir una rehabilitación inmediata.[10]

La exposición lograda con esta técnica es inmejorable para cirugías de revisión con gran rigidez preoperatoria, no compromete la vascularización del aparato extensor, mantiene en continuidad los músculos del mismo y permite una rehabilitación inmediata con mejor recuperación de la fuerza del cuádriceps si se compara con el corte cuadricipital.[1]

Cierto es que tiene riesgo de complicaciones, pues es una estructura subcutánea, aumenta el sangrado de la cirugía y tiene posibilidades de infección profunda si la cicatrización no es correcta, así como de fracturas, arrancamiento de la TTA o fracturas de la diáfisis tibial si la osteotomía es muy larga.[10,11]

Si con estas maniobras no se puede exponer la articulación correctamente, quedan las últimas técnicas de exposición, mucho más agresivas, que son:

a) Pelado del 1/3 distal de la diáfisis y epífisis del fémur.
b) Osteotomía de las eminencias epicondíleas externa o interna.

5.6　*El pelado femoral o* **femoral peel**

Consiste en exponer todo el tercio distal del fémur esqueletizándolo, creando a su alrededor una vaina de partes blandas mediante disección subperióstica de las mismas, dejando en dichas partes, los ligamentos colaterales medial y lateral y la cápsula posterior, que se despega de la cara posterior del fémur.

La indicación sería para pacientes con una limitación importante de la movilidad o que presentaran una anquilosis de la rodilla; también es útil en segundos tiempos de cirugía de revisión de rodillas sépticas. Casi siempre tiene como inconveniente la creación de un espacio mayor en flexión que en extensión, por lo que hay que utilizar implantes de revisión más estabilizados o charnelas rotatorias.[12]

En rodillas elásticas, el pelado femoral conlleva una gran inestabilidad, pero en estas indicaciones, la cápsula y demás partes blandas son bastante rígidas e inelásticas y su recolocación y sutura dan suficiente estabilidad. En ciertos casos, es una opción útil aunque no se haya planeado en el preoperatorio, sobre todo cuando en el acto quirúrgico no se puede flexionar la rodilla pese haber liberado de fibrosis la zona medial y el receso lateral.[1]

5.7　*Las osteotomías de las eminencias epicondíleas*

Pueden llevarse a cabo, tanto la medial como la lateral, aunque ésta es menos habitual de realizar, levantando el ligamento colateral correspondiente, con su inserción ósea en epicóndilo mediante una osteotomía del mismo de un centímetro de grosor, aproximadamente, en continuidad con las partes blandas y el periostio de la zona medial o lateral.[1]

La indicación de osteotomía del epicóndilo medial, en cirugía de revisión, es una flexión bloqueada sin una gran cicatriz o fibrosis de las partes blandas, que no ha cedido con la prolongación de la vía en el tendón cuadricipital.[1]

La osteotomía del epicóndilo medial inestabiliza la rodilla en flexión en el lado medial y permite la flexión de la rodilla en posición de cuatro con giro de la tibia respecto del fémur, luxando la tibia y el componente tibial hacia externo con exposición completa del mismo, permitiendo su extracción. Al finalizar el procedimiento, el epicóndilo se repone automáticamente en posición, y se estabiliza con un tornillo si es necesario.

Para Engh,[1] las indicaciones para la osteotomía de ambos epicóndilos son:

1. En reconversión de una artrodesis de rodilla en artroplastia.
2. Cuando se utiliza injerto masivo de banco en la reconstrucción de la extremidad distal del fémur.

En ambos casos, el reanclaje de los epicóndilos proporciona suficiente estabilidad y no es necesario utilizar implantes de charnela rotatoria.

6   Exposición de los componentes

La exposición de los componentes para su extracción debe comenzar liberando y exponiendo el platillo tibial desde la zona del LLI (ligamento lateral interno) hasta el tercio medio del platillo externo, que está cubierto por el tendón rotuliano y la cápsula, retináculo lateral y resto de Hoffa, con frecuencia fibrosados y más rígidos, lo que dificulta dicha exposición. Es mucho más fácil exponer la zona antero-medial de la tibia por disección subperióstica, despegando incluso el fascículo superficial del LLI, lo que permite rotar externamente en flexión el componente tibial.

Así se puede realizar una flexión progresiva y completa de la rodilla, protegiendo la inserción del tendón rotuliano en la tuberosidad tibial.

La zona posterior y escotadura se aborda y se limpia una vez extraído el polietileno si se trata de una prótesis modular, resecando el LCP si está presente, los restos meniscales y sinoviales que se encuentran detrás de cada cóndilo femoral.

El componente femoral, una vez flexionada la rodilla y liberado de las partes blandas que lo rodean, es mucho más fácil de extraer, como se verá en los próximos capítulos.

7   Conclusiones

Para tener éxito en una cirugía de revisión, hay que seguir estos pasos:

- Conocer el diagnóstico exacto de la causa del fallo.
- Planear la cirugía hasta los mínimos detalles, con sistemas de revisión que ofrezcan todas las soluciones técnicas para resolver los problemas que puedan surgir.
- Abordaje cutáneo:

  • En la incisión de piel, recordar que la línea media es la mejor.
  • Si hay incisiones previas, utilizarlas completamente o como parte del nuevo abordaje.
  • Podemos ignorar las incisiones previas de artrotomías limitadas medial o lateral.
  • Si existen varias incisiones longitudinales, escoger la más lateral, para evitar grandes colgajos con vascularización precaria.
  • Cuidado con las cicatrices dehiscentes con poco o nada de tejido celular subcutáneo. En cicatrices múltiples o situaciones complejas consultar previamente con un cirujano plástico.

- Abordaje capsular:

  • El abordaje estándar parapatelar medial es el más habitual y para desplazar el aparato extensor tras retirar la fibrosis perirrotuliana, valorar la necesidad de sección del alerón rotuliano externo.

- Realizar la prolongación de la vía en proximal con un corte o tajo cuadricipital o, si hay mucha rigidez, un abordaje en V o Y, o ampliarlo con una osteotomía del epicóndilo medial, y en caso extremo con un pelado femoral.
- Si hay retracción y fibrosis del tendón rotuliano o una rótula baja, prolongar la vía de abordaje hacia distal mediante la osteotomía larga de la TTA.
- Evitar una complicación muy habituales en esta cirugía protegiendo la inserción del tendón rotuliano en la TTA, con una pinza de campo o una aguja de Kirschner, con maniobras suaves; y si con el deslizamiento lateral del aparato extensor es suficiente, no evertir la rótula (véase la figura 12).

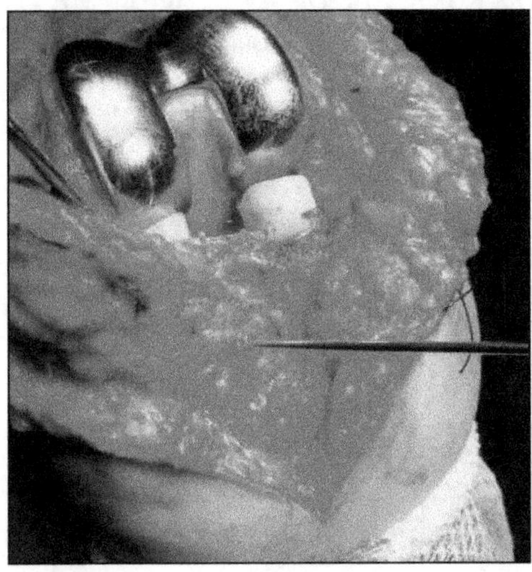

Figura 12. Aguja de Kirschner en la TTA.

Bibliografía

1. Engh GA. Exposure options for revision total knee arthroplasty. En: Bono JV, Scott RD editores Revision total knee arthroplasty. New York. Springer 2005; 63-75.
2. Scuderi GS. Abordajes quirúrgicos de la rodilla. Insall JN, Scott WN. Surgery of the knee. Madrid. Marban Libros 2006; 190-211.
3. Sánchez MM. Cirugía de revisión en artroplastia total de rodilla. Valladolid. Secretariado de publicaciones e intercambio editorial 2006; 91-9.
4. Masri BA, Campbell DG, Garbuz DS, *et al.* Seven specialized exposures for revision hip and knee replacement. Orthop Clin North Am 1998; 28: 219-40.
5. Gold DA, Scott SC, Scott WN. Soft tissue expansion prior to arthroplasty in the multiply operated knee. J. Arthroplasty 1996; 11: 512-21.
6. Fhering TK, Odum S, Griffin WL, *et al.* Patella inversion method for exposure in revision total knee arthroplasty. J. Arthroplasty 2002; 17: 101-04.
7. Garvin KL. Quadriceps snip. En: Surgical techniques in total knee arthroplasty. Scuderi GR, Tria AJ. New York. Springer-Verlag 2002; 149-54.
8. Garvin KL, Scuderi G, Insall JN. Evolution of the quadriceps snip. Clin Orthop Relat Res 1995; 321: 131-37.

9. Dolin M. Osteotomy of the tibial tubercle in total knee replacement: A technical note. J. Bone Joint Surg. 1983; 65A: 704-06.

10. Whiteside LA. Exposure in difficult total knee arthroplasty using tibial tubercle osteotomy. Clin Orthop Relat Res 1995; 321: 32-5.

11. Ritter MA, Carr K, Keatin M, *et al.* Tibial shaft fracture following tibial tubercle osteotomy. J. Arthroplasty 1996; 11: 117-19.

12. Rand JA, Ries MD, Landis GH, *et al.* Intraoperative assessment in revision total knee arthroplasty. Bone Joint Surg 2003; 85A(Suppl I):26-37.

13. Wolff AM, Hungerford DS, Krakow KA, *et al.* Osteotomy of the tibial tubercle during total knee replacement: a report of twenty six cases. J. Bone Joint Surg 1989; 71A: 848-52.

14. Van den Broek CM, Van Hellemondt GG, Jacobs WCH, *et al.* Step-cut tibial tubercle osteotomy for access in revision total knee replacement. The knee 2006; 13: 430-34.

15. Dennis DA. A Stepwise Approach to revision total knee arthroplasty. J. Arthroplasty 2007; 22 (Suppl 1): 32-8.

16. Meek RMD, Greidanus NV, McGraw RW, *et al.* The extensile rectus snip exposure in revision of total knee arthroplasty. J. Bone Joint Surg 2003; 85B: 1120-122.

Capítulo 3. Reconstrucción del aparato extensor

J. R. Amillo Jiménez,[1] J. Cabot Dalmau[2]

[1]Jefe Clínico de COT
Hospital de Viladecans
Viladecans, Barcelona
[2]Jefe Clínico de COT
Hospital Universitari de Bellvitge
L'Hospitalet de Llobregat, Barcelona

Dirección para correspondencia
Hospital de Viladecans
Dr. J. R. Amillo Jiménez
jr_amillo@hotmail.com

1 Introducción

La revisión de las prótesis totales de rodilla es cada vez más frecuente, tanto por el número mayor de implantes como por las deficiencias técnicas y quirúrgicas con las que fueron colocadas en el pasado.

Las complicaciones atribuidas al aparato extensor en las artroplastias de rodilla aparecen en la literatura con una frecuencia entre el 1,5 y el 12 %.[1] Para muchos autores[2] suponen la mayor causa de fracaso en las artroplastias totales de rodilla, pues son las responsables del 24 al 33 % de la cirugía de revisión.

Los principales problemas que afectan al aparato extensor son las fracturas de rótula, la inestabilidad rotuliana, así como las roturas del tendón rotuliano y cuadricipital.

De todos es conocida la trascendencia del aparato extensor en la biomecánica de la rodilla y del buen funcionamiento del mismo; así que entre otros factores, de él dependerá en gran parte el éxito o fracaso del implante. La asociación de áreas de contacto pequeñas, junto con la aplicación de grandes cargas fisiológicas cuando la rodilla está a 90° de flexión, o bien al subir escaleras, contribuyen a esta elevada tasa de complicaciones patelares.[1]

La pérdida completa del mecanismo extensor es una complicación poco frecuente, aunque incapacitante y de difícil solución. Esta circunstancia impide la deambulación y casi siempre justifica una reintervención quirúrgica, que puede incluso llegar a ser una artrodesis.

Las complicaciones del aparato extensor las podemos dividir en dos grupos: intraoperatorias y postoperatorias.

2 Complicaciones intraoperatorias

El arrancamiento del tendón rotuliano especialmente en su inserción tibial es una de las complicaciones más frecuentes, en cirugía de revisión, al realizar el abordaje quirúrgico de la rodilla. Por tanto, dependerá fundamentalmente de la técnica quirúrgica, y, como siempre, lo mejor será favorecer la prevención. El cirujano debe saber hasta qué grado puede flexionar la rodilla expuesta sin que se produzca la lesión del tendón rotuliano en su inserción, la liberación necesaria del aparato extensor distal y la suficiente sección alta del cuádriceps que nos permita la luxación lateral o eversión suave de la rótula, con poca tensión distal. Todo ello puede ser difícil por la fibrosis postquirúrgica, a veces asociado a una rótula baja.

Los factores de riesgo para una lesión del aparato extensor son: pacientes obesos o con un antecedente de realineación proximal previa, una marcada disminución del arco de movilidad y rótula baja.

En caso de riesgo o ante la avulsión parcial de la inserción distal del tendón rotuliano, optamos por la colocación de un *pin* de protección en la tuberosidad tibial anterior (véase la figura 1) y así evitamos la progresión del desgarro.

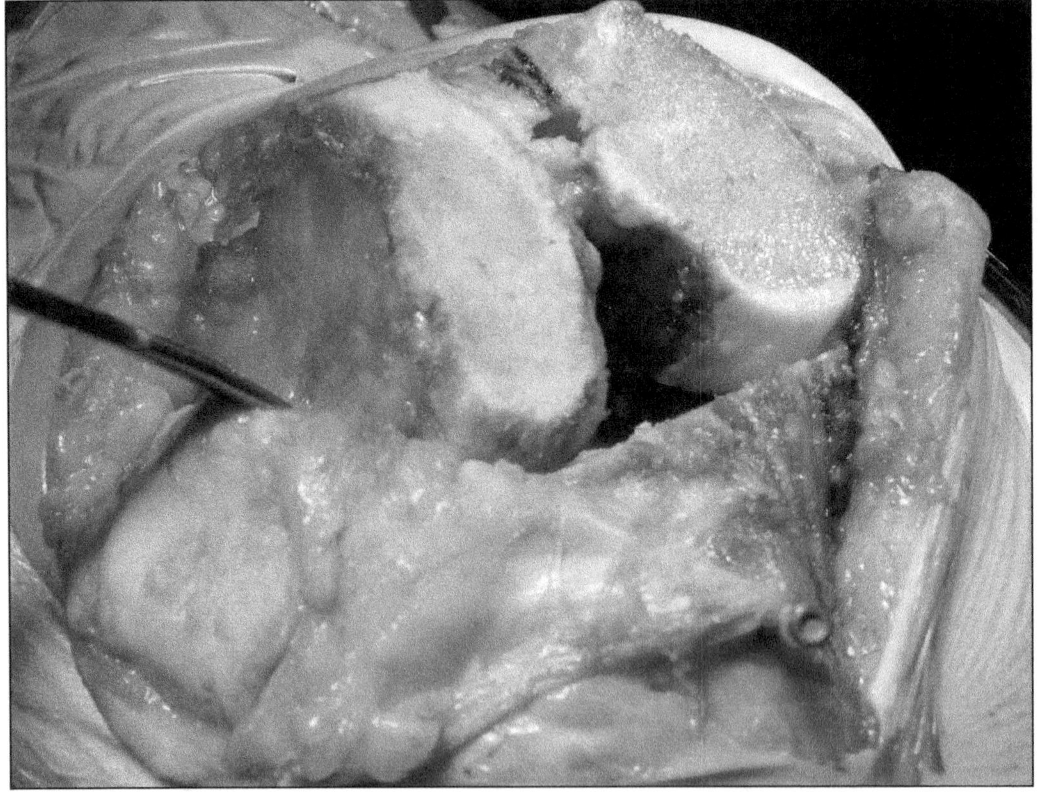

Figura 1. Pin *de protección para evitar la progresión del desgarro distal del tendón rotuliano*

Si a pesar de ello, tenemos una gran dificultad para lateralizar o evertir la rótula, antes de que se produzca una desinserción distal, podemos realizar una tenólisis del aparato extensor,[3] una osteotomía de la tuberosidad tibial anterior,[4,5] o un alargamiento de la artrotomía con sección del tendón cuadricipital en Y o en V invertidas, descrito por Coonse-Adams,[6-8] o el cuádriceps *snip*, sección oblicua del tendón del cuádriceps. Somos partidarios de realizar una osteotomía de la tuberosidad tibial anterior incompleta, de 8 a 10 cm de longitud, con una anchura de 2 cm, y un espesor de 1 cm, en hoja de libro, manteniendo el fulcro externo, lo que nos permite una exposición amplia de la rodilla para realizar la revisión de forma cómoda (véase la figura 2). Sintetizamos la tuberosidad mediante unos cerclajes alámbricos (véase la figura 3) que nos permite la rehabilitación y carga precoz, sin diferencias con la recuperación de una prótesis primaria. También nos facilita una elevación de la rótula de 1 a 2 cm, en caso de estar ante una rótula baja.

Cabe la posibilidad de que, en un momento dado, el tendón rotuliano pierda bruscamente su inserción distal. El tratamiento una vez establecida la lesión incluye diversas opciones:

- Abstención y vigilancia, en caso de lesión pequeña, parcial.
- Férulas de inmovilización.
- Fijación mediante sutura meticulosa de la artrotomía y de la desinserción, asociada o no con grapas, de las que no somos partidarios. Unido a una rehabilitación más lenta para conseguir la flexión de la artroplastia.
- Reconstrucción con plastia autóloga de semitendinoso.[9,10]
- Reconstrucción con plastia de una parte del cuádriceps, volteando sobre sí misma una lengüeta que se sutura sobre el tendón rotuliano.
- Reconstrucción con aloinjerto.[11]
- Reconstrucción con colgajo rotacional del gemelo interno.[12]
- Utilización de cerclaje alámbrico de descarga entre la tuberosidad tibial y la rótula. Ello nos evitará la inmovilización postoperatoria, sin poner en tensión la reparación realizada.

La fractura de rótula tienen una frecuencia de aparición entre el 0,1 y el 8,5 %. Es una posible complicación que puede ocurrir durante el acto quirúrgico, al luxarla, al intentar extraer el componente patelar o en la reimplantación del nuevo componente, en especial en las patelas que son muy delgadas.

Hay que ser muy cuidadoso con la extracción del componente patelar. Especialmente en los diseños no cementados con malla de titanio, como en los cementados con un grueso tapón central.

Las fracturas pueden ser transversales (con o sin pérdida de la integridad del aparato extensor) o verticales (que al conservar íntegro el aparato extensor no precisan estabilización). En la fractura transversal hay que comprobar su estabilidad en flexión y la osteosíntesis con agujas y cerclaje puede ser un excelente tratamiento.

   J.R. Amillo Jiménez, J. Cabot Dalmau

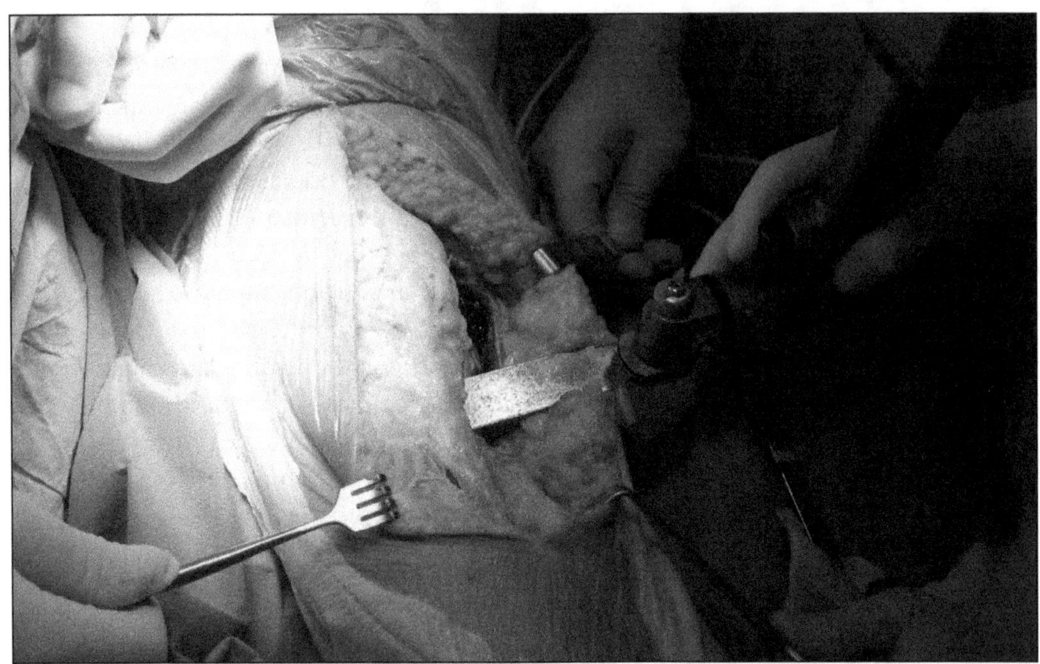

*Figura 2. Abordaje de la rodilla mediante
la osteotomía de la tuberosidad tibial anterior en hoja de libro, realizada con sierra oscilante.*

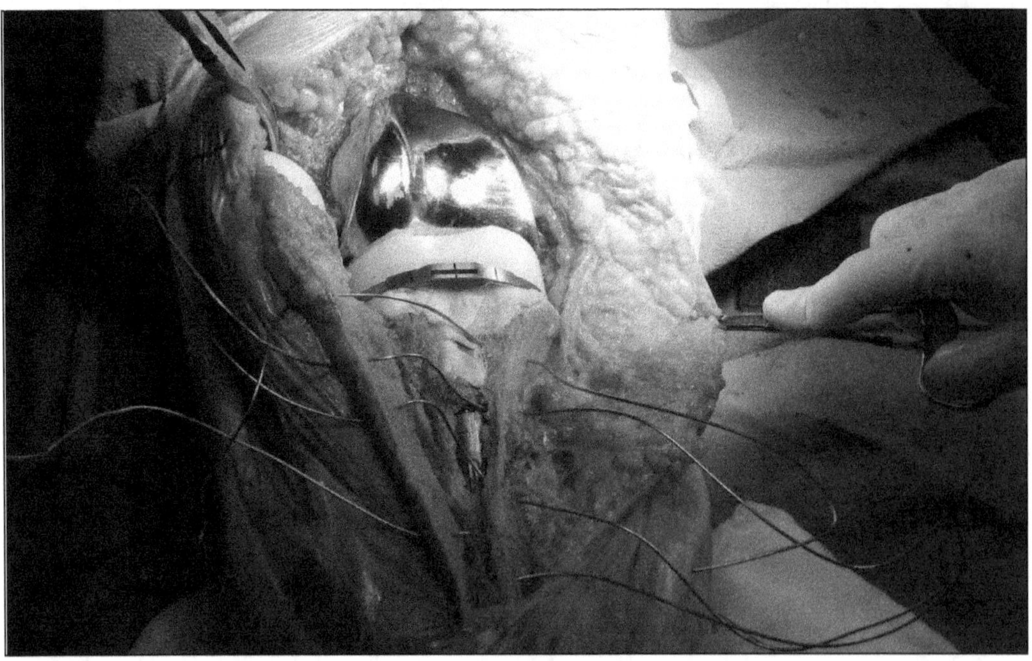

Figura 3. A) Osteosíntesis de la osteotomía de la tuberosidad tibial anterior mediante cerclajes alámbricos.

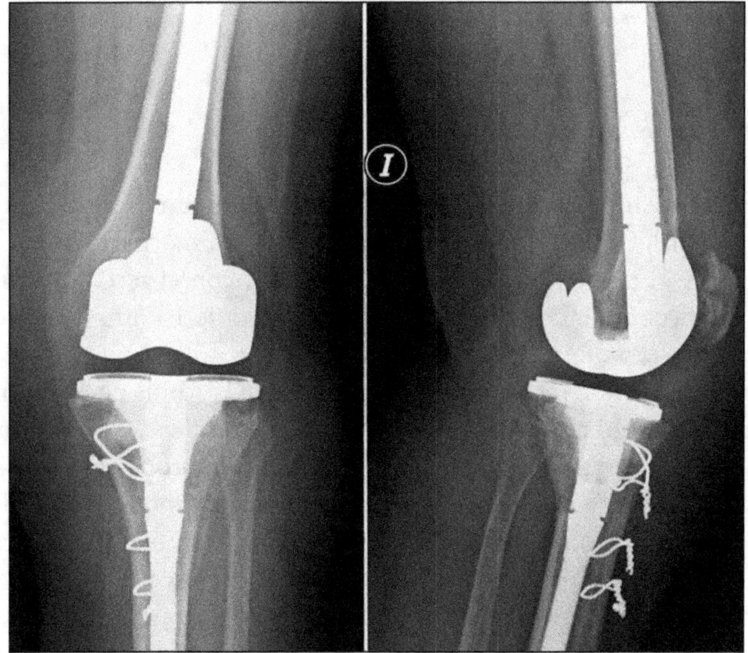

Figura 3. B) Control radiológico postquirúrgico.

Tras la retirada del antiguo implante, no resulta aconsejable colocar uno nuevo si el grosor remanente de la rótula es inferior a 8 mm, ya que puede favorecer la fractura posterior.

3   Complicaciones postoperatorias

Las podemos subdividir en:

- Específicas de la técnica que no utiliza componente protésico patelar, cuya complicación mayor es el dolor residual, difícil de explicar en muchas ocasiones y que no corresponde tratar en este capítulo.
- Específicas de la técnica que protetiza la rótula, por ejemplo: aflojamiento del componente rotuliano, rotura del componente patelar y usura del polietileno patelar.
- Comunes de ambas técnicas, por ejemplo: inestabilidad rotuliana, mala alineación femoropatelar, osteonecrosis de rótula, dolor y crepitación, fractura de rótula, rotura del tendón rotuliano y del tendón cuadricipital.

En este capítulo, trataremos la fractura patelar y la rotura del tendón rotuliano y obviaremos el resto de complicaciones.

3.1   Fracturas de rótula

3.1.1   Factores predisponentes

Hay múltiples elementos que pueden intervenir en la producción de una fractura de rótula tardía en cirugía de revisión[13] (véase la tabla 1). La mayoría de ellas se debe a la mala alineación y al aumento de fuerzas relacionadas con el recorrido femoropatelar inadecuado. De hecho, un corte incorrecto, por debajo de 15 mm de grosor, aumenta considerablemente el peligro de fractura;[14] así como la utilización de un componente femoral demasiado grande incrementa la presión sobre la rótula en el eje antero-posterior, y conlleva un riesgo mayor. A su vez, las rodillas con flexiones altas, más de 110º, producen también un mayor aumento de la presión femoropatelar. La osteonecrosis rotuliana, asociada o no a sección del alerón rotuliano externo, que produce una gran agresión vascular en la cirugía de revisión, puede afectar tanto al riego intraóseo como al extraóseo que se realiza por medio de un arco anastomótico peripatelar y en el polo inferior a través de la grasa de Hoffa. Chalidis,[15] en una revisión de la literatura, encuentra un 51,2 % de osteonecrosis asociadas a la sección del alerón rotuliano externo en cirugía de revisión.

El diseño del componente patelar, en especial con su o sus tetones de anclaje, puede influir, ya que cuanto mayores sean éstos, mayor es la posibilidad de fractura del componente patelar. Un gran tetón central rotuliano se ha citado como factor predisponente, así como el uso de cemento asociado a una necrosis térmica.

Factores relacionados con el paciente	
- Artritis reumatoidea	- Sexo masculino
- Osteoporosis	- Excesiva movilidad
Factores relacionados con el implante	
- Sustitución o no de la rótula	- Diseño del implante
- Tetón central	- Osteólisis
- Implante sin cementar	
Factores relacionados con la técnica	
- Inadecuada resección	- Necrosis térmica por el cemento
- Excesiva resección	- Alineación incorrecta
- Cirugía de revisión	- Inestabilidad rotuliana
- Perforación de la cortical anterior	- Pérdida de aporte sanguíneo

Tabla 1. Factores que predisponen a la fractura de rótula.

Tipo	Localización	Aparato extensor
I	Sin afectar interfaz prótesis-hueso	Función normal
II	Afectando interfaz prótesis-hueso	Sin función
III-a	Polo inferior	Con lesión tendón rotuliano
III-b	Polo inferior	Sin lesión tendón rotuliano
IV	Fractura-luxación	

Tabla 2. Clasificación de Goldberg y cols.

3.1.2 Tratamiento

Goldberg[16] clasificó las fracturas de rótula tras prótesis total de rodilla (véase la tabla 2) y consideró fundamentalmente dos grupos: fracturas que no involucran al componente protésico y fracturas que afectan al mismo, lo que dejará sin contacto óseo una parte mayor o menor de la prótesis.

El tratamiento de estas fracturas sigue siendo en gran medida conservador, se ordena una inmovilización en extensión o en ligera flexión de cuatro a seis semanas ante implantes estables, con mecanismo extensor conservado y en fracturas con escaso desplazamiento o en trazos verticales.

El tratamiento quirúrgico estaría indicado en implantes inestables, con mecanismo extensor alterado, o ante fracturas con desplazamientos superiores a dos centímetros.

Además, hay que analizar la calidad del hueso remanente, las características personales y la presencia de factores desencadenantes de la fractura, sin cuya resolución el tratamiento sería insuficiente.

En el caso de la fractura que no afecta al componente, la síntesis o la extirpación del fragmento no se diferencia de una fractura de rótula normal. Cuando atañen al componente protésico patelar, se trata de una grave complicación de difícil solución y que, en ocasiones, exige la realización de una patelectomía con todo lo que ello significa cuando se hace sobre una rodilla protetizada. La osteosíntesis de la rótula es de difícil realización y consolidación por el escaso remanente óseo.

Cuando hay un gran fragmento anclado sólidamente en el aparato extensor la opción será la patelectomía parcial. Si la fractura es conminuta y el implante está aflojado, la patelectomía total será la opción.

Hay que tener en cuenta que los resultados de las fracturas periprotésicas de rótula son mejores si no precisan de tratamiento quirúrgico.

Insall[2,17,18] define los siguientes tipos de fracturas: horizontal, vertical, conminuta y desplazada.

Las fracturas horizontales generalmente se separan en dos fragmentos, uno contiene el componente patelar, y el otro se subluxa externamente; esto se debe a un mal deslizamiento patelar con tendencia a la subluxación. El tratamiento quirúrgico con reposición del fragmento mayor, con o sin ablación del componente protésico y escisión del fragmento menor, será el tratamiento recomendado. Al mismo tiempo, se tendrá que asociar el gesto quirúrgico necesario para recentrar el aparto extensor y lograr un correcto deslizamiento rotuliano, que puede ir desde la sección de alerón externo a la medialización de la tuberosidad tibial anterior.

Las fracturas verticales sin afectación del funcionamiento del aparato extensor presentan poca sintomatología y no requieren ningún tratamiento.

Las fracturas conminutas y desplazadas son las más frecuentes y presentan una combinación de roturas verticales y horizontales. La sintomatología suele ser escasa, sin afectación de la funcionalidad del aparato extensor, por lo que no requieren ningún tratamiento, salvo que se produzca un aflojamiento del componente patelar, que, en este caso, debe ser extraído.

Los resultados suelen ser buenos o excelentes en las fracturas asintomáticas o en las que es posible realizar un tratamiento conservador; en cambio, suelen ser pobres en las roturas intervenidas quirúrgicamente. Por ello, como norma debe evitarse la cirugía si el mecanismo extensor está intacto funcionalmente.[19] Las condiciones para obtener un buen resultado tras el tratamiento quirúrgico serían: conseguir una reparación estable del mecanismo extensor, con una altura y alineación rotuliana correctas, evitando así la patelectomía.

Chalidis[15] estableció un algoritmo de tratamiento en función del desplazamiento de la fractura y de la estabilidad del implante (véase la figura 4).

Como conclusiones podemos decir que una correcta planificación preoperatoria de la cirugía de revisión, no sólo debe valorar los componentes femoral y tibial, sino también, y muy especialmente, la rótula y no relegarla a un plano secundario, ya que sus complicaciones pueden representar el fracaso de la cirugía de revisión. El objetivo del tratamiento es devolver al paciente a la situación previa a la fractura de rótula buscando la recuperación funcional de la articulación.

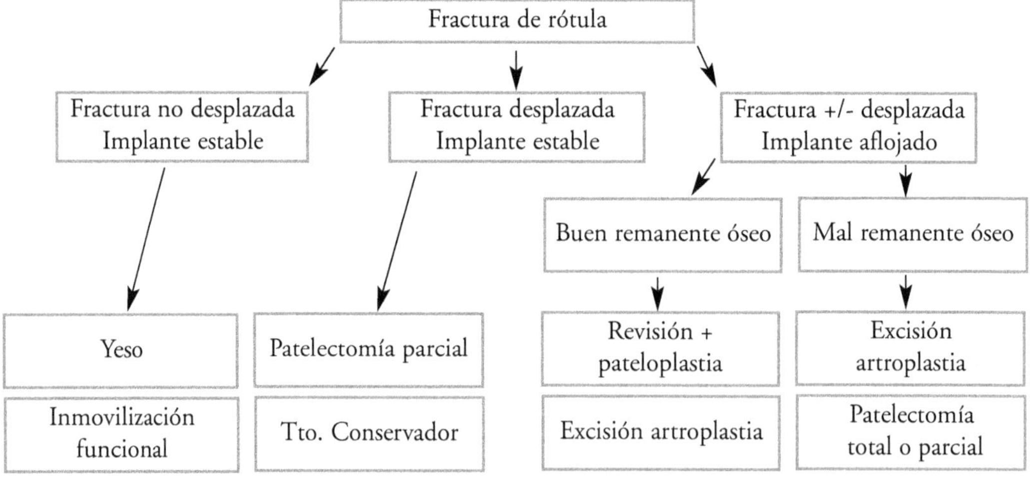

Figura 4. Algoritmo en el tratamiento de las fracturas de rótula. Chalidis

3.2 *Roturas crónicas del tendón rotuliano*

La incidencia de esta rotura en cirugía de revisión representa el 2,06 % en un estudio multicéntrico realizado por NAKAR, North American Knee Arthroplasty Revision.[20]

La rotura crónica del tendón rotuliano está asociada a un tendón anormal, generalmente, ocasionado por las cirugías previas, y representa una de las complicaciones más difíciles de tratar.

3.2.1 *Tratamiento*

Ante estas lesiones se tienen que solventar dos problemas: por un lado, la ascensión rotuliana con la consiguiente retracción del aparato extensor; y por otro, la propia reparación o reconstrucción del tendón rotuliano.

Para solventar el inconveniente de la ascensión y retracción del aparato extensor, Siweck[21] propone la tracción continua transrotuliana durante quince días, y Filipe,[22] entre otros, realiza peroperatoriamente el descenso del aparato extensor mediante la liberación de los dos alerones rotulianos y del fondo del saco subcuadricipital, para conseguir llevar a la rótula a su posición normal.

Para reparar el del tendón rotuliano se han descrito múltiples técnicas:

- Resección del tejido fibroso y sutura primaria.
- Plastia semitendinosa asociada al recto interno,[23] o no.[24]
- Plastia de fascia lata.[21]
- Desdoblamiento del tendón del cuádriceps.[25]
- Plastias rotacionales.
- Transferencias musculares.[12]
- Uso de injertos: auto o aloinjertos.

A todas ellas se les puede asociar la protección del aparato extensor mediante un cerclaje alámbrico transitorio entre rótula y tuberosidad tibial anterior,[26] o cerclaje con hilo,[25] o con fibra sintética, tipo Leeds Keio o Dacron.[27]

Al utilizar aloinjertos para reconstruir la rotura del tendón rotuliano, se puede utilizar el tendón de Aquiles, o un aloinjerto completo del aparato extensor: tendón cuadricipital, rótula, tendón rotuliano y pastilla ósea de tuberosidad tibial anterior.

Nosotros utilizamos injerto completo de aparato extensor, pero no en todo su espesor, sino en una cintilla de 10 mm de anchura (véase la figura 5), según la técnica descrita por Déjour.[28] Por lo tanto, el injerto está compuesto de: pastilla ósea de tuberosidad tibial - tendón rotuliano - pastilla ósea rotuliana - tendón cuadricipital.

Empezamos por encastrar la pastilla ósea rotuliana del injerto en la cara anterior de la rótula tras preparar un lecho, ya que si la rótula no está protetizada es más fácil,

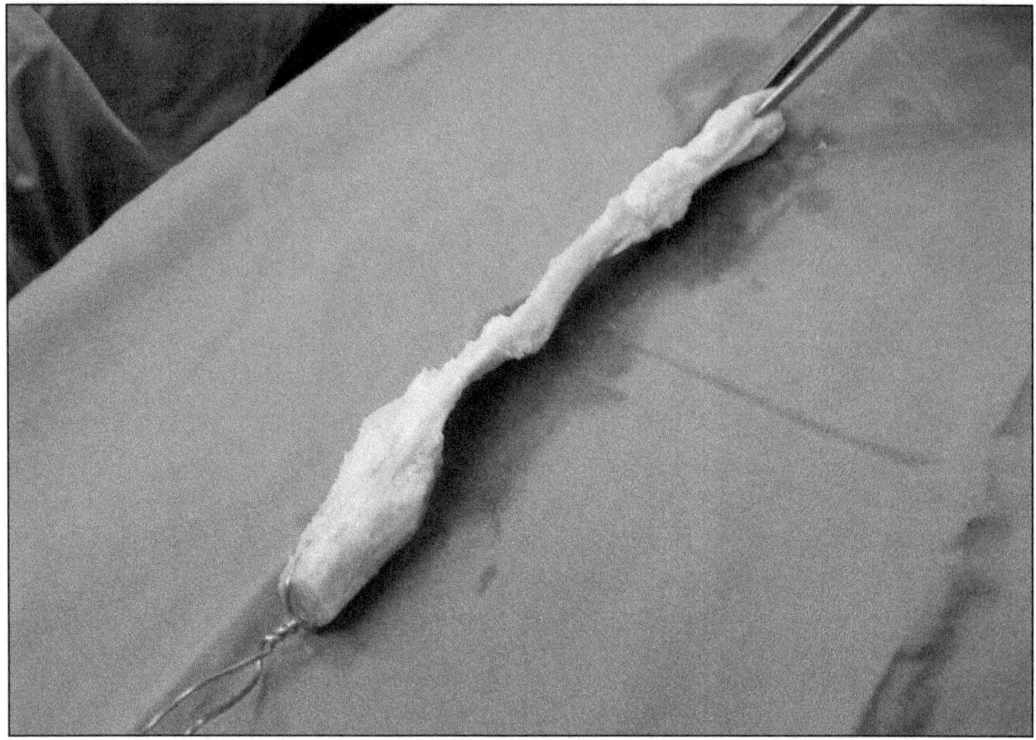

Figura 5. Aloinjerto de aparato extensor en cintilla, compuesto por: tendón cuadricipital -pastilla ósea rotuliana-tendón rotuliano-pastilla ósea de tuberosidad tibial anterior.

y la fijamos con cerclajes alámbricos. Posteriormente, sujetamos de la pastilla ósea en la tuberosidad tibial de forma temporal, para realizar una radiografía de perfil de la rodilla con el fin de confirmar la altura correcta. Tras ello, realizamos la fijación definitiva con cerclaje distal y grapa. Después, procedemos a la sujeción proximal del tendón cuadricipital en el resto de tejido fibroso mediante puntos de sutura. Esto lo realizamos en extensión de la rodilla y la sutura podemos hacerla con o sin tensión.

Para Burnett,[29] es imprescindible realizar la sutura del injerto en extensión y con máxima tensión para evitar el déficit de extensión activa. En cambio, Déjour[28] lo efectuaba sin tensión, sin por ello aportar déficits importantes de extensión activa.

En el postoperatorio colocamos una ortesis en extensión para la deambulación con carga de dicha extremidad, y realizamos flexo-extensión suave pasiva de la rodilla durante las primeras cuatro semanas.

Dado que la rotura del tendón rotuliano supone una complicación grave en la cirugía de revisión, el uso de este aloinjerto de aparato extensor en cintilla nos ha proporcionado excelentes resultados.

En casos más afectados, con un remanente rotuliano de mala calidad, optamos por el transplante masivo del aparato extensor mediante aloinjerto de parte de tibia-tendón rotuliano-rótula-tendón cuadricipital.[29] Se procura obtener un aloinjerto de dimensiones similares al receptor.

Una vez extirpados los restos del aparato extensor del receptor, resecando una pastilla tibial de 3 x 2 cm, se retoca el injerto donante buscando una altura rotuliana adecuada y modelando una pastilla tibial que se adapte bien al nicho receptor (véase la figura 6-C).

Se implanta el injerto, que se fija en la tibia con dos tornillos de cortical o esponjosa divergentes para no contactar con la prótesis y a nivel cuadricipital introduciendo el tendón dador entre las dos porciones horizontales del dador en boca de

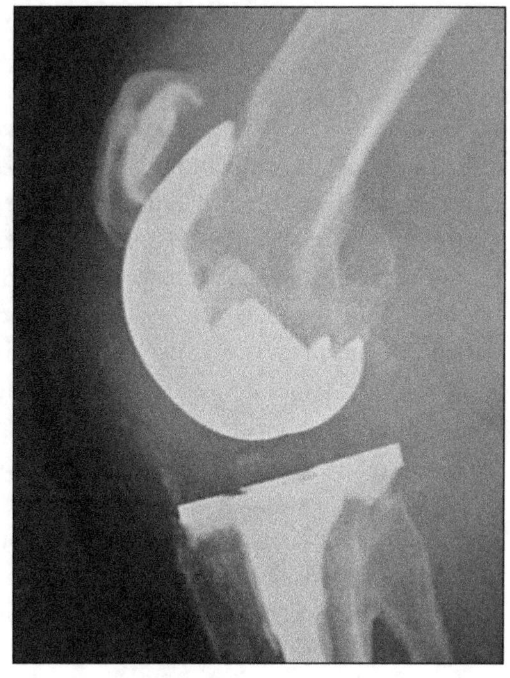

Figura 6. A) Radiología preoperatoria de una ruptura crónica del tendón rotuliano en PTR.

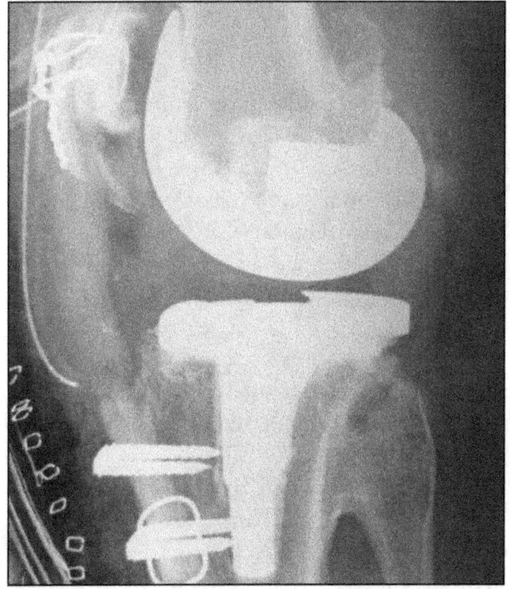

Figura 6. B) Radiología postoperatoria después de la reconstrucción con cintilla completa de aparato extensor.

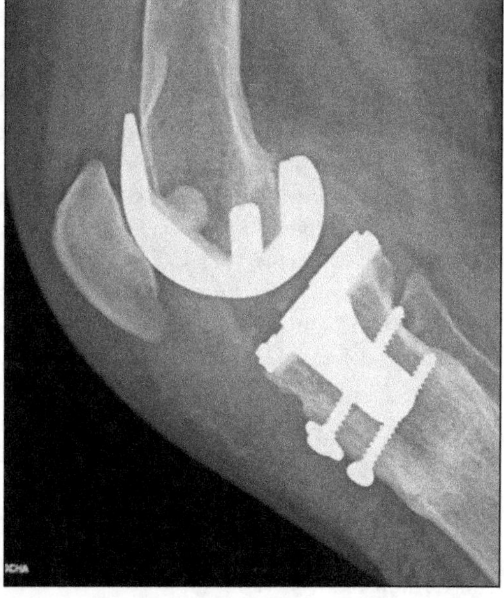

Figura 6. C) Radiología postoperatoria después de la reconstrucción con aparato extensor completo.

pez. Se cose con suturas reabsorbibles de Vicryl del 2, y a continuación, se refuerza con fibra de PDS del 5.

Estos pacientes se inmovilizan con férula de extensión ortopédica, permitiéndose la carga parcial y la movilización pasiva mecanizada de 0 a 30 grados. A las seis semanas se incrementa progresivamente la movilidad, la carga y se inician ejercicios activos.

Se han efectuado cuatro intervenciones de estas características con un seguimiento superior a los 18 meses. Todas con buen resultado: no dolor, flexión de más de 90 grados y extensión activa aceptable. En los dos primeros casos quedó un déficit de extensión activa de 20 grados; en los otros, se tensó el aparato extensor como recomienda Burnett,[29] y se obtuvo una extensión activa entre 0 y 10 grados.

Este aspecto mejoró desde que se refuerza la sutura cuadricipital con PDS. En la tibia siempre ha existido una buena incorporación del injerto.

El uso de injerto del aparato extensor completo tanto en forma de cintilla como de su espesor total, son dos buenas opciones para el tratamiento de las rupturas crónicas del tendón rotuliano, a pesar de persistir un cierto déficit en la extensión activa. Pero conseguimos transformar una rodilla funcionalmente muy afectada e invalidante en una articulación útil para la actividad cotidiana.

Quizás la ventaja de usar de la cintilla radica en que se puede obtener un autoinjerto de la rodilla contralateral, en caso de no disponer de banco de tejidos, siempre y cuando se trate de una rodilla no operada.

BIBLIOGRAFÍA

1. Rand, JA. The patellofemoral joint in total knee arthroplasty. J. Bone Joint Surg 1994; 76(A): 612-20.

2. Insall JN, Ranawat CS, Agietti P, *et al.* A comparison of four models of total knee replacement prosthesis. J Bone Joint Surg 1976; 58(A): 754-65.

3. Sharkey PF, Homesley HD, Shastri S, *et al.* Results of revision total knee arthroplasty after exposure of the knee with extensor mechanism tenolysis. The Journal of arthroplasty 2004; 19: 751-56.

4. Dolin MG. Osteotomy of the tibial tubercle in total knee replacement. J Bone Joint Surg Am 1983; 65: 704.

5. Whiteside, L. Exposure in difficult total knee arthroplasty using a tibial tubercle osteotomy. Clin Orthop 1995; 321: 32-40.

6. Coonse K, Adams JD. A new operative approach to the knee joint. Surg Gynecol Obstet 1943; 77: 344.

7. Peters PC. Surgical exposure for revision total knee arthroplasty. En Engh GA, Rorabeck CH (eds): Revision total knee arthroplasty. Philadelphia: Williams & Wilkins 1997; 195-204.

8. Younger ASE, Duncan CP. Surgical exposures in revision total knee arthroplasty. J. Am. Ac Orthop Surg 1998; 6: 55-64.

9. Cadambi A, Engh CA. Use of a semitendinosus tendon autogenous graft for rupture of the patellar ligament after total knee arthroplasty. A report of seven cases. J Bone Joint Surg 1992; 74(A): 974-79.

10. Rand JA, Morrey BF, Bryan RS. Patelar tendon rupture after total knee arthroplasty. Clin Orthop 1989; 244: 233-38.

11. Emerson RH, Head W, Malinin TI. Extensor mechanism reconstruction with an allograft after total knee arthroplasty. Clin Orthop 1994; 303: 79-85.

12. Jaureguito JW, Dubois CM, Smith SR, *et al.* Medial gastrocnemius transposition flap for the treatment of disruption of the extensor mechanism after total knee arthroplasty. J Bone Joint Surg 1997; 79(A): 866-73.

13. Brick GW, Scott RP. The patellofemoral component of total knee arthroplasty. Clin Orthop 1986; 208: 205-14.

14. Tria AJ Jr, Horword DA, Alicea JA, *et al.* Patellar fractures in posterior stabilized knee arthroplasty. Clin Orthop 1994 ; 299: 131-39.

15. Chalidis BE, Tsiridis E, Tragas AA, *et al.* Management of periprosthetic patellar fractures. A systematic review of literature. Injury Int J Care 2007; 38: 714-24.

16. Goldberg VM, Figgie HE III, Ingis AE, *et al.* Patellar fracture type and prognosis in condylar total knee arthroplasty. Clin Orthop 1988; 236: 115.

17. Insall JN, Lachiewicz PF, Burstein AH. The posterior stabilized condylar prosthesis: a modification of the total condylar design: two to four year clinical experience. J. Bone Joint Surg (Am) 1982; 64: 1317.

18. Insall J. Surgical approaches. En: Insall J, Windsor R, Scott W (ed.). Surgery of the knee. Nueva York, EE.UU. Churchill Livingstone 1993; 135.

19. Lotke PA. Management of extensor mechanism complications. Orthopedics 1998; 21: 1046-047.

20. Schoderbek RJ Jr, Brown TE, Mulhall KJ, *et al.* Extensor mechanism disruption after total knee arthroplasty. Clin Orthop 2006; 446: 176-85.

21. Siwek C, Rao J. Ruptures of extensor mechanism of the knee joint. J Bone Joint Surg (Am) 1981; 63: 932-37.

22. Filipe G. Les ruptures du tendon rotulien. Ann. Chir 1997; 31: 489-93.

23. Ecker M, Lotke P, Glazer R. Late reconstruction of the patellar tendon. J Bone Joint Surg (Am) 1979; 61: 884-86.

24. Kelikian H. Restoration of quadriceps function in neglected tears of the patellar tendon. Surg Gynecol Obstet 1957; 104: 200.

25. Van Dale P, Oodecam P. Réparation du tendon rotulien: technique modifiée. Acta Orthop Belg 1976; 42: 454-58.

26. Mac Laughlin. Operative repair of injuries to the quadriceps extensor mechanism. Ann J Surg 1956; 91: 651.

27. Levy M, Goldstein J, Rosner M. A method of repair for quadriceps tendon or patellar ligament (tendon) ruptures without cast inmobilitation. Clin Orthop 1987; 218: 297-301.

28. Dejour H, Denjean S, Neyret P. Treatment of old or recurrent ruptures of the patellar ligament by contralateral autograft. Rev Chir Orthop Reparatrice Appar Mot 1992; 78(1): 58-62.

29. Burnett SJ, Berger RA, Della Valle CJ, *et al.* Extensor mechanism allograft after total knee arthroplasty. J Bone Joint Surg 2005; 87(A): 175-94.

Capítulo 4. Técnicas de extracción de los componentes protésicos

E. CASTELLET FELIU

Coordinador Unidad de Rodilla
Hospital Universitari Vall d'Hebron
Universitat Autònoma de Barcelona
Barcelona

Dirección para correspondencia
Hospital Universitari Vall d'Hebron
Dr. E. Castellet Feliu
encastel@vhebron.net

1. Introducción

Si bien existe bastante literatura en relación a la extracción de implantes en cirugía de cadera, existe muy poca en relación a la extracción de implantes en la revisión de una prótesis de rodilla. Sin embargo, los métodos usados en este último caso son de suma importancia, pues mantienen una relación directa con la conservación de estructura ósea.

La pérdida ósea que encontramos en una revisión de artroplastia de rodilla es, en muchos casos, superior a la prevista en las exploraciones anteriores; si a esta pérdida imprevista le añadimos la que se produce en el curso de la extracción de los componentes (véase la figura 1) podemos hallarnos ante una situación mucho más difícil de tratar que la esperada antes de iniciar la intervención. Partiendo, pues, del conocimiento de que la conservación de la estructura ósea nos facilitará la reconstrucción de la articulación, debemos aplicar unos métodos que nos permitan extraer la totalidad del cemento y de los componentes minimizando la pérdida ósea.

Todas las técnicas que se describen en el presente capítulo no son conclusiones basadas en la evidencia científica, pues no existen estudios que permitan extraer conclusiones de esta categoría. Están basadas en la poca literatura que existe al respecto y, fundamentalmente, en la propia experiencia enriquecida por la experiencia transmitida de muchos colegas.

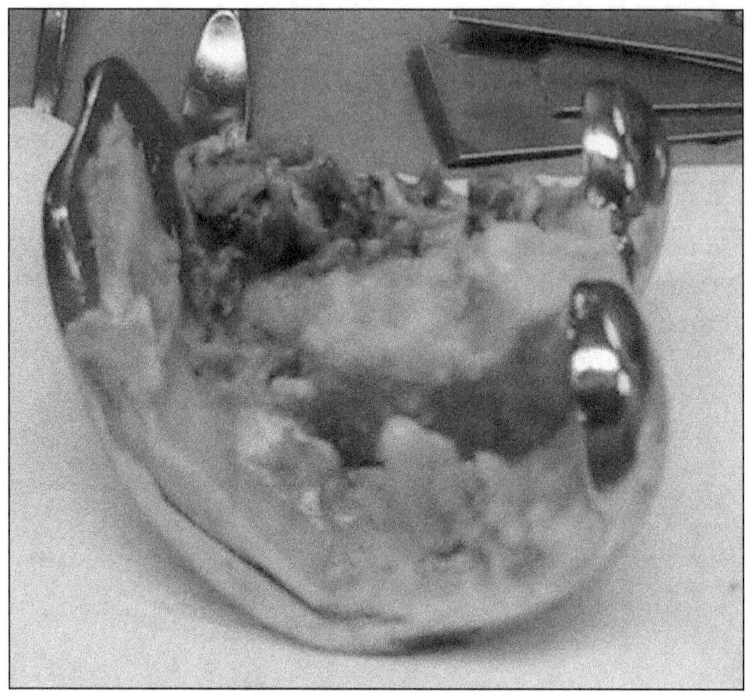

Figura 1. Pérdida ósea en la extracción protésica.

2. Planificación preoperatoria

2.1 Conocimiento de la prótesis que hay que retirar

En ocasiones, se trata de prótesis colocadas por el propio cirujano, pero en otros casos, son implantes realizados en otros centros y, la mayoría de ellos, son modelos antiguos. Este hecho implica enfrentarnos con frecuencia a la retirada de prótesis que desconocemos. Una conducta correcta, en este sentido, es ponerse en contacto, si está a nuestra disposición, con la compañía proveedora del implante. Son diversas las ventajas que podemos obtener al proceder de esta manera, ya que algunas prótesis poseen instrumentos específicos para extraer los componentes, lo cual facilitará la cirugía y repercutirá en una menor perdida ósea y en un acortamiento del tiempo quirúrgico.

En la figura 2 observamos un extractor específico para retirar un determinado componente femoral.

Debemos realizar una planificación de la extracción protésica. El tipo de polietileno, en ocasiones fijado con tornillos; la cementación o no de la quilla tibial; la longitud de la misma, que va a condicionar la mayor o menor luxación tibial; obviamen-

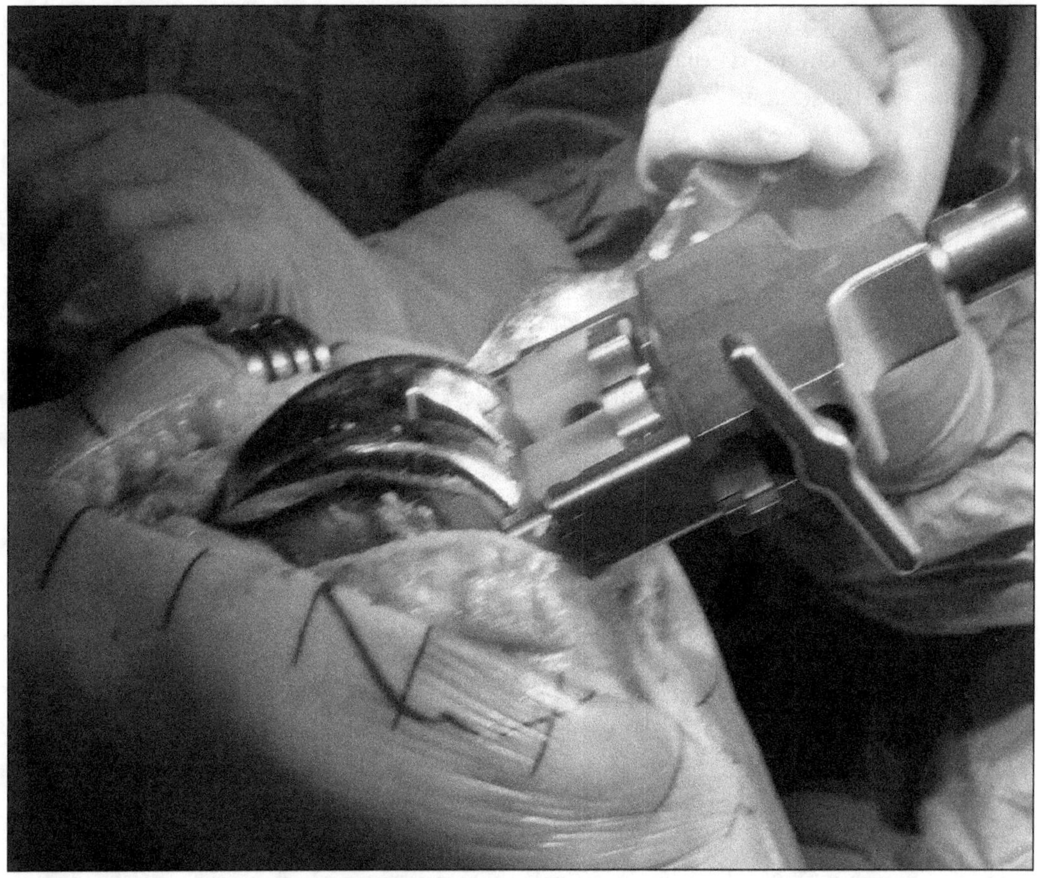

Figura 2. Dispositivo de extracción del componente femoral.

te, la presencia de vástagos y las características de los mismos y, finalmente, la presencia de desplazamiento *offset* en alguno de ellos.

2.2 Instrumentos de extracción

Ante la retirada de una prótesis debemos proveernos de los instrumentos adecuados para desarrollar con éxito nuestro propósito. Una herramienta muy útil por su eficacia y por la capacidad de no lesionar el hueso, especialmente necesaria en el componente femoral, es la sierra de Gigli.

También debemos disponer de sierras oscilantes de distintas características de longitud y anchura, de osteotomos delgados que nos permitan introducirnos en la interfase prótesis-cemento causando la menor afectación ósea posible. Además, necesitamos equipos de brocas y de fresas de distintas medidas.

Otros instrumentos menos habituales que pueden sernos útiles en algún momento son las sierras circulares de diamante, que nos facilitan la sección de los componentes metálicos, en el caso poco habitual de que sea necesario, e instrumentos específicos de extracción, como ya se ha comentado anteriormente, de los que dispongan los componentes que deseamos retirar.

No puede faltarnos un equipo de escoplos de descementación como el que se observa en la figura 3: en una retirada de prótesis primarias nos será útil para extraer el cemento de la quilla tibial, y en una prótesis de revisión, serán absolutamente necesarios en caso de presentar vástagos cementados.

Finalmente, otros instrumentos que pueden ser necesarios, usados previamente en la extracción de componentes en cirugía de cadera, son los dispositivos de ultrasonido. Éstos pueden ayudar a introducirse en la interfase cemento-prótesis, a retirar el cemento una vez extraído el implante e, incluso, se han mostrado útiles en la retirada de componentes no cementados.

Se ha discutido acerca de las altas temperaturas que se producen con la utilización de estas herramientas. Basándose en que el cemento tiene gran capacidad de absorción de energía y baja conductividad, estos instrumentos convierten la energía eléctrica en mecánica, y ésta se aplica al material produciendo cambios termodinámicos en la interfase cemento-hueso, facilitando así la retirada. Estudios[1] en cadáveres han evaluado estas temperaturas y han observado que no son superiores a las producidas por las brocas de alta velocidad.[2] La temperatura nunca excede los 60 ºC cuando se combina con irrigación de suero salino y desciende por debajo de 40 ºC, un minuto después de desactivar el aparato. Este dato es importante, pues el umbral de viabilidad ósea es superior a 47 ºC durante un minuto y temperaturas superiores a 56 ºC desnaturalizan la fosfatasa alcalina.[3] Otro debate en relación con estos dispositivos es que derriten el cemento y pueden dificultar la extracción del mismo si se introduce en el intersticio óseo. En consecuencia, existe la duda de que en caso de infección o de sospecha de la misma puedan estar contraindicados.

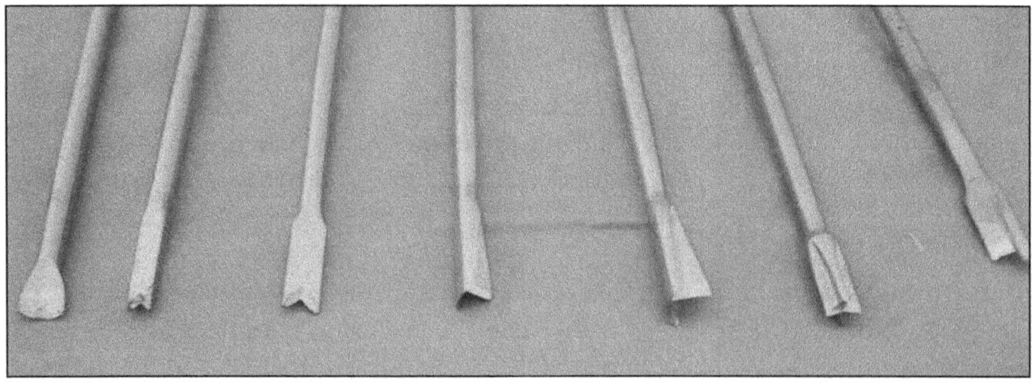

Figura 3. Escoplos de descementación.

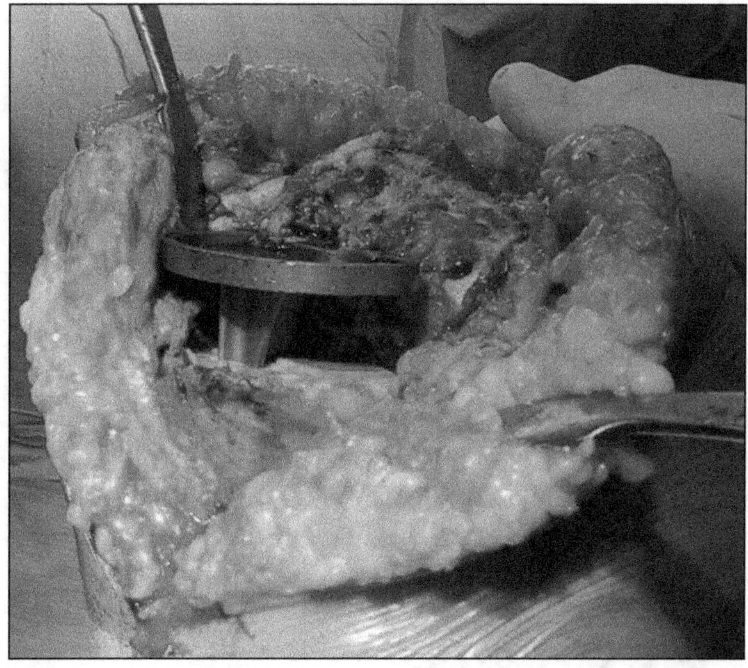

Figura 4. Luxación femoro-tibial para la tracción axial que precisa el componente tibial.

3. Abordaje quirúrgico

La extracción del implante precisa más amplitud de abordaje que la colocación del mismo, en consecuencia, debemos realizar el abordaje que nos demande la extracción sin poner en riesgo las estructuras adyacentes. En este sentido, conviene ser muy cautos ante los intentos de extender los abordajes mínimamente invasivos al recambio protésico. La extracción del componente tibial precisará una tracción axial (véase la figura 4) y, en consecuencia, la luxación femoro-tibial. En ocasiones, como se comentará más adelante, será preciso realizar osteotomías de la tuberosidad anterior de la tibia.

4. Extracción de implantes

El orden para la extracción de implantes aconsejado es el siguiente:

1. Componente de polietileno.
2. Componente femoral.
3. Componente tibial.
4. Componente rotuliano.

4.1 *Extracción del componente de polietileno*

Se aconseja retirar, en primer lugar, el componente de polietileno porque su retirada reduce la tensión de los ligamentos colaterales y permite trabajar con más comodidad para seguir con la extracción posterior. Asimismo, su retirada no exige el grado de luxación tibial a que obliga la retirada del componente tibial y, por tanto, se puede realizar con facilidad. Existen componentes de polietileno que refuerzan su fijación mediante un tornillo; esta situación debe estar prevista antes de la intervención para disponer del destornillador adecuado para su extracción. Otros componentes (véanse las figuras 5 y 6) están reforzados mediante una ánima metálica y, en consecuencia, precisan mayor grado de luxación tibial. Un caso especial es la presencia de un componente tibial constituido de polietileno en su totalidad, en cuyo caso no existe un elemento aislado que podamos extraer. Esta posibilidad se comenta más adelante. Actualmente, todavía retiramos implantes denominados *monobloc*, en los cuales el componente de polietileno forma una unidad con el tibial. Éstos deberán ser extraídos de manera análoga al componente tibial.

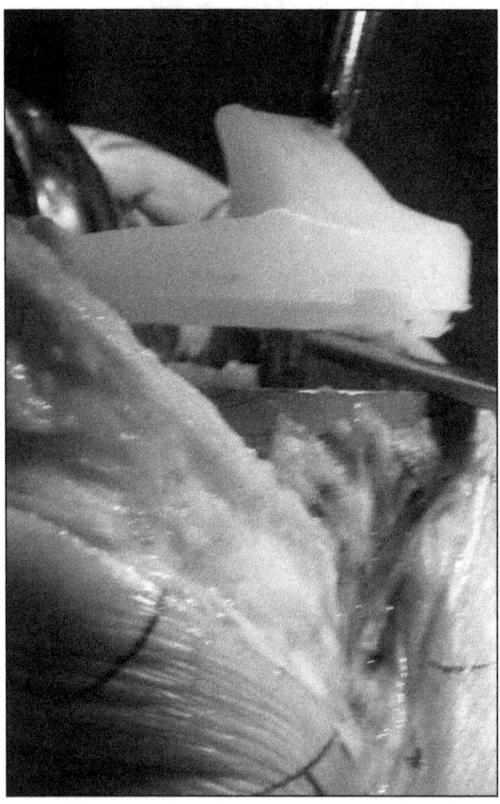

Figura 5. Componente de polietileno
con ánima central metálica.

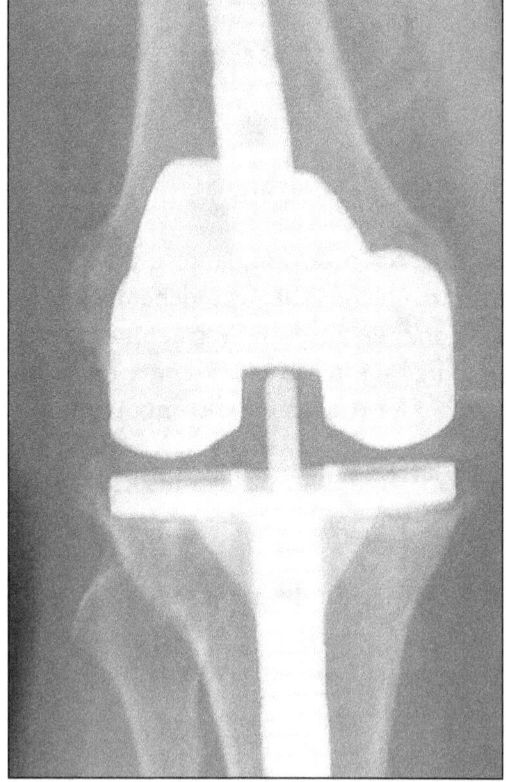

Figura 6. Radiografía de componente de polietileno
con ánima metálica.

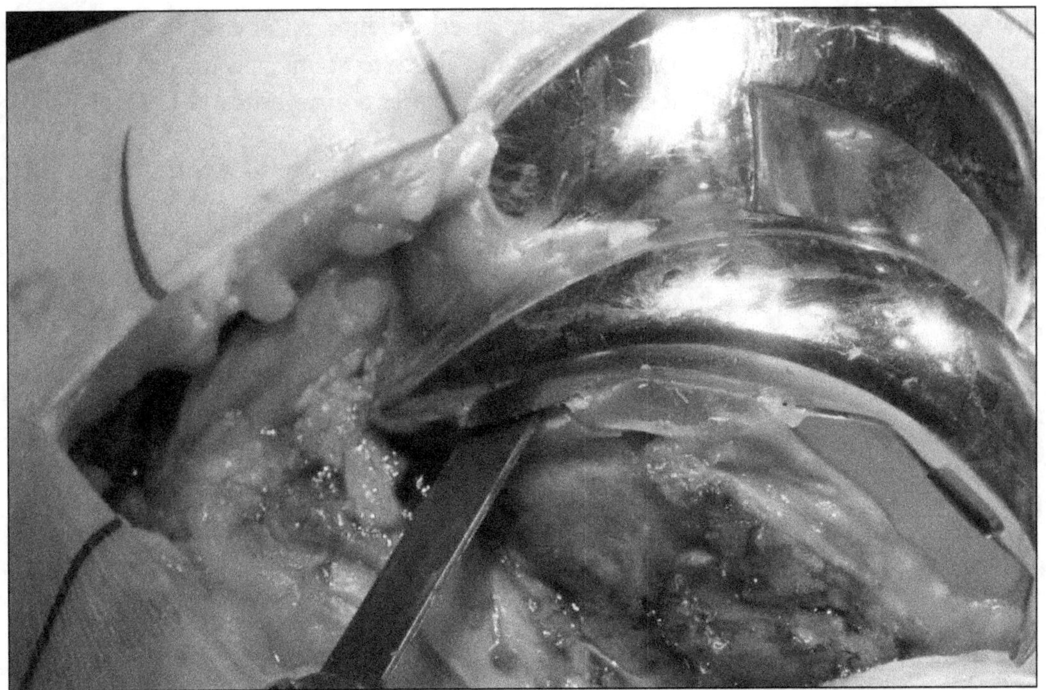

Figura 7. La interfase prótesis-cemento es la zona de acceso más segura.

4.2 Extracción del componente femoral primario

La justificación para extraer en primer lugar al componente femoral es que en términos generales es más fácil el acceso a la parte distal del componente femoral que a la parte proximal del componente tibial en las fases iniciales de la intervención.

En los implantes cementados debemos acceder, en primer lugar, a la interfase entre la prótesis y el cemento debido a que es más seguro para respetar el hueso subyacente.[4] La figura 7 muestra un escoplo incidiendo en esta interfase.

Una acción previa a la colocación de cualquier instrumento de extracción es la resección del tejido fibroso que nos dificulta el acceso a la interfase. El método más útil y practicado para la extracción del componente femoral es la aplicación de escoplos. Éstos deben ser delgados y aplicados de manera paralela al implante y, ligeramente, en dirección al mismo. Es aconsejable aplicarlos desde el lado medial y lateral y al mismo tiempo incrementar la superficie de extracción o bien colocarlos superpuestos con el fin de incrementar la fuerza, por efecto de cuña, como se muestra en las figuras 8 y 9. Para zonas específicas conviene aplicar los escoplos adecuados (por ejemplo, curvos).

Otro método utilizado, del cual nosotros no tenemos experiencia, es la aplicación de una hoja de sierra. En este caso, y debido a la alta temperatura que se genera, hay que tener en cuenta (como se ha apuntado anteriormente, en el caso de los ultrasonidos) la posibilidad de que parte del cemento disuelto se interponga en el intersticio del hueso y, en consecuencia, este método estaría contraindicado si se sospecha de infección.

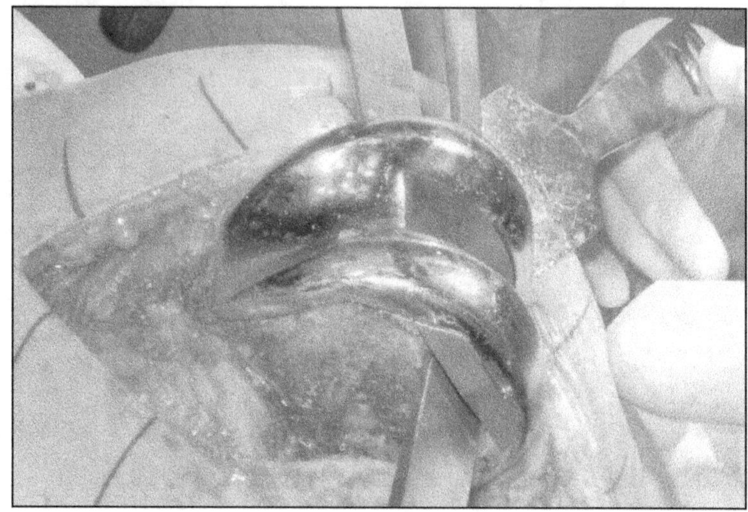

Figura 8. Es aconsejable aplicar escoplos desde el lado medial y lateral al mismo tiempo para incrementar la superficie de extracción; o bien aplicarlos superpuestos para incrementar la fuerza por efecto de cuña.

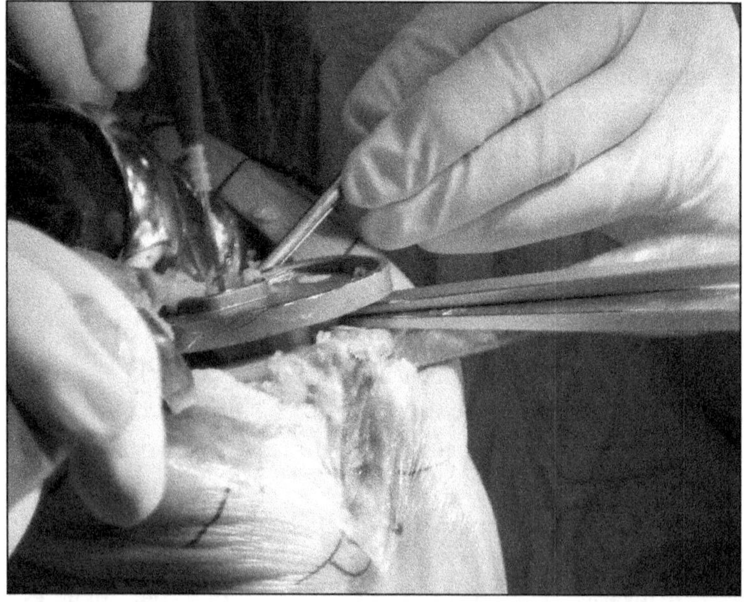

Figura 9. Es aconsejable aplicar escoplos superpuestos para incrementar la fuerza por efecto de cuña.

En los implantes no cementados el procedimiento es muy similar Nosotros utilizamos en la mayoría de ocasiones la sierra de Gigli aplicándola en dirección al implante, como se observa en las figuras 10 y 11. A nuestro entender, es el instrumento que respeta más la estructura ósea. En ocasiones, precisamos la ayuda de un osteotomo para

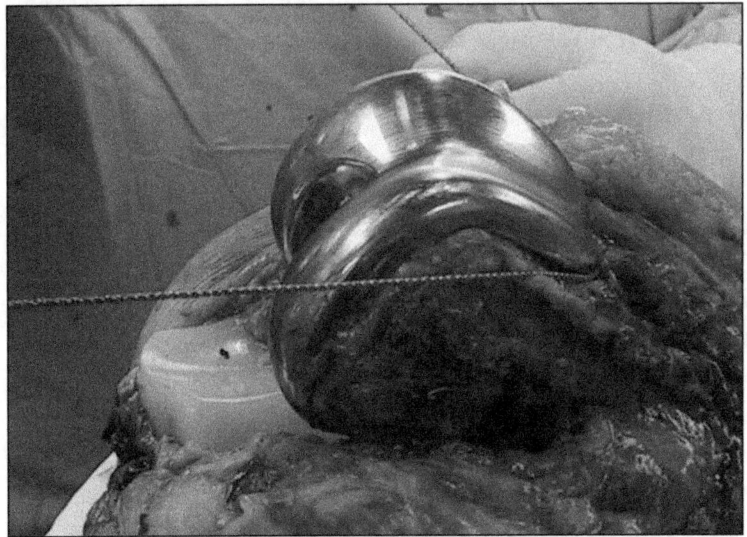

Figura 10. Aplicación de la sierra de Gigli en ligera dirección hacia el implante.

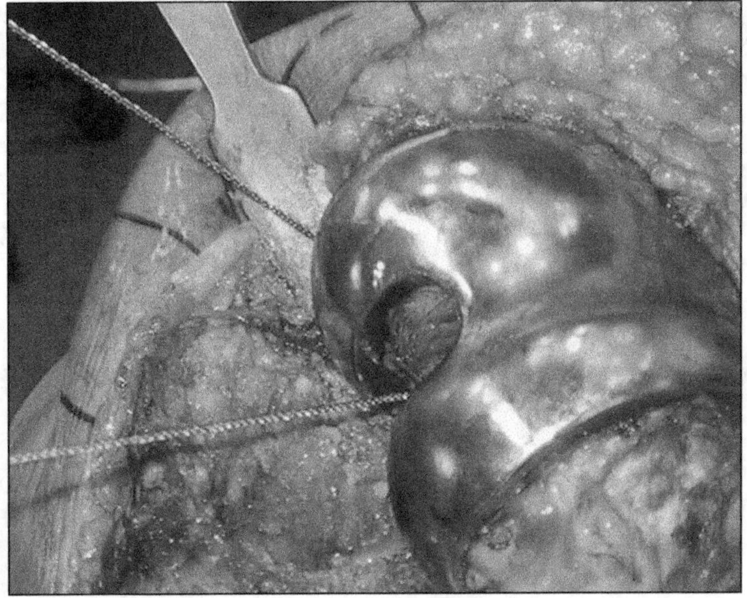

Figura 11. Aplicación de la sierra de Gigli en los cóndilos posteriores.

iniciar el camino a la colocación de la sierra de Gigli. En la parte posterior también es posible colocar dicha herramienta a pesar de presentar ciertas dificultades. Firestone[5] ha descrito una técnica adecuada para casos que presentan dificultad al colocar la sierra; ésta se basa en la aplicación de una broca fina que realiza un orificio a través del cual podemos introducirla.

Un punto de dificultad en la extracción del componente femoral puede ser la presencia de los clavos o tetones que lo anclan al fémur para ofrecer estabilidad suplementaria. Es aconsejable tener un conocimiento preoperatorio de la naturaleza de los mismos. Algunos de ellos se integran al hueso y son difíciles de extraer sin sacrificar el hueso circundante (véase la figura 12). Unos escoplos curvos de pequeño tamaño o incluso unas trifinas pueden sernos útiles.

Una vez aplicados los sistemas de extracción descritos y si no conseguimos retirar el componente femoral, puede ser necesario aplicar un extractor axial. Debemos ser muy cautos al utilizar un dispositivo de esta naturaleza, puesto que, en ocasiones, pueden existir puentes óseos residuales y si se produjera una tracción enérgica podría provocarse una importante pérdida ósea.

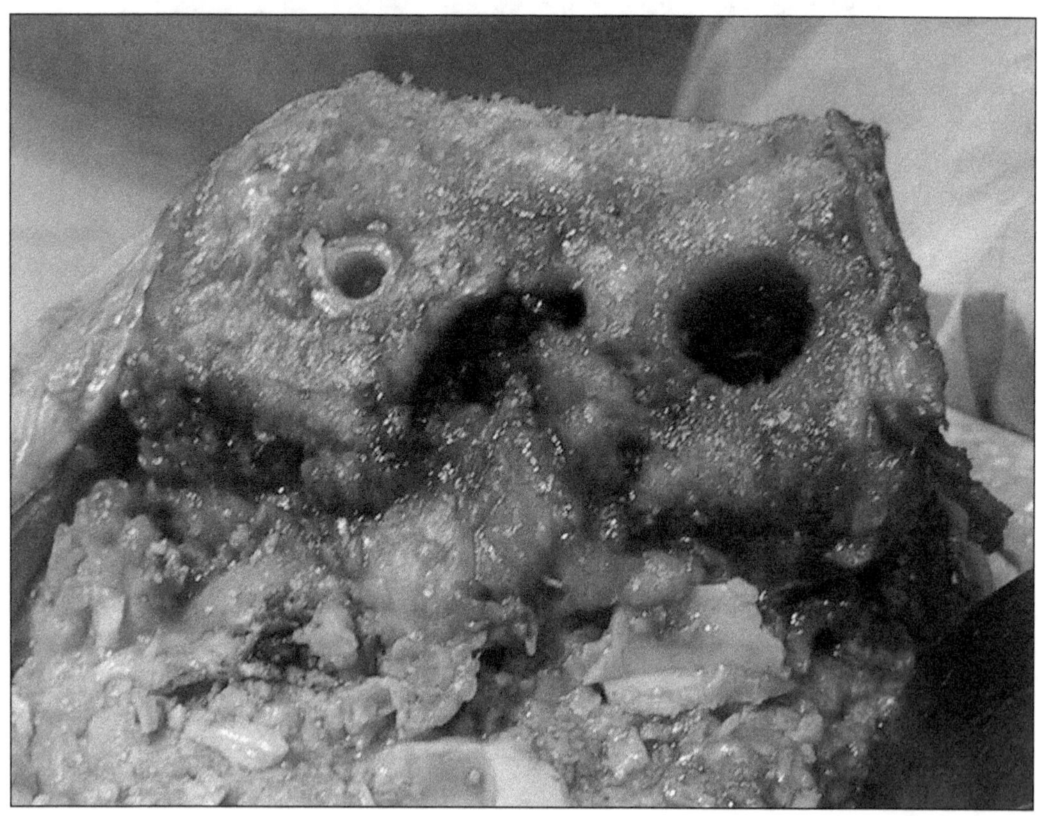

Figura 12. Defectos óseos creados por tetones de plástico, de fijación del componente femoral.

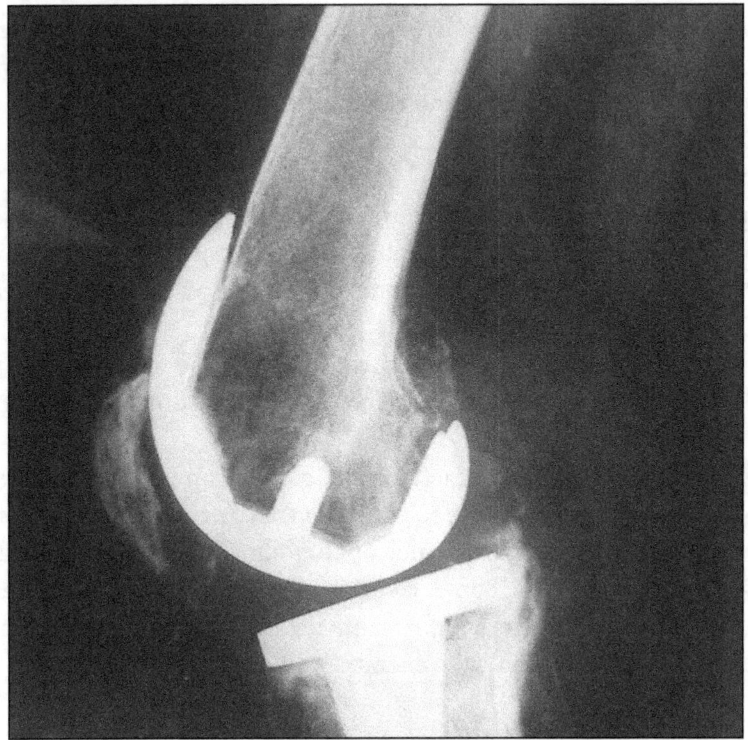

Figura 13. Foco de osteopenia subyacente al componente femoral.

Un factor que hay que tener en cuenta ante toda extracción de implante femoral es la posible presencia de una zona de osteopenia debida al efecto protector de la carga *stress shielding*. Este hecho nos obliga a ser extremadamente cuidadosos con cualquier gesto porque esta fragilidad puede favorecer una pérdida ósea significativa o, incluso, una fractura. En la figura 13 observamos un caso demostrativo.

Una vez extraído el implante procedemos a retirar el cemento, en aquellos casos en que esté presente, con los instrumentos habituales, fraccionándolo para facilitar la extracción.

4.3   Extracción del componente tibial primario

La retirada del componente tibial nos presenta dos dificultades. En primer lugar, debemos conseguir una completa luxación femorotibial para poder realizar la extracción aplicando fuerza axial. En segundo lugar, la dificultad de acceso a la zona posteroexterna. Aquí se justifica la amplitud del abordaje que hemos comentado anteriormente. Debemos visualizar completamente la superficie tibial y para ello necesitamos también una completa luxación de la rótula. La rotación externa de la tibia nos facilitará la visión.

De manera similar al componente femoral, en caso de existir cemento —en la tibia de manera generalizada— debemos acceder a la interfase entre la prótesis y el cemento. Aconsejamos la aplicación de escoplos finos y anchos para ampliar la zona liberada. También es aconsejable el uso simultáneo de más de un escoplo para ampliar más la zona en aras de repartir la zona de fuerza.

Para componentes sin cemento puede utilizarse una hoja delgada de sierra con las limitaciones que representa la presencia de la quilla protésica. Puede finalizarse la liberación mediante escoplos. En el caso de la tibia consideramos que el uso de un hoja de sierra es menos arriesgado que en el componente femoral.

El componente tibial suele tener más cemento que el femoral debido a la presencia de cemento en la zona de la quilla el cual extraemos con los instrumentos de descementación habituales.

Debe tenerse en cuenta la posibilidad de encontrarnos con un componente tibial compuesto completamente de polietileno y, en consecuencia, un componente grueso de un solo bloque. En estos casos para trabajar con mayor comodidad podemos seccionar el componente tibial a nivel de la interfase con el cemento o hueso mediante la aplicación de una hoja de sierra y proceder a la extracción restante del polietileno de la manera similar a la técnica utilizada para la extracción del cemento.

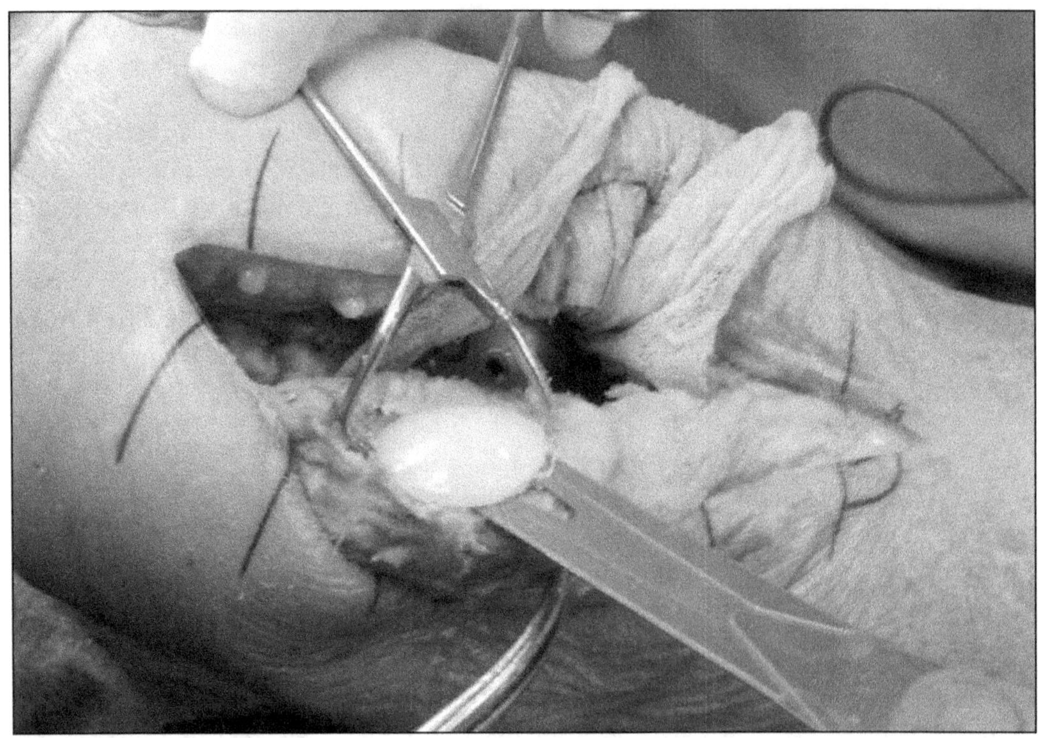

Figura 14. Aplicación de una hoja de sierra entre el implante rotuliano y el cemento.

4.4 Extracción del componente rotuliano

La extracción del componente rotuliano es difícil por la usual existencia de poco remanente estructural óseo, que puede lesionarse fácilmente con las maniobras para la extracción del mismo.

Por ello, se exige sumo cuidado para la extracción. En primer lugar, procedemos a resecar el tejido fibroso que habitualmente existe alrededor, que puede incluso ocultar el componente rotuliano.

Es importante limpiar y delimitar bien los bordes del componente para la colocación de instrumentos. Primero, evaluamos el grado de fijación del componente con escoplos finos. En muchas ocasiones, podemos extraer el implante de esta manera, pero si tenemos dificultades, ante la posibilidad de lesionar el hueso si apalancamos, debemos intentar realizar la extracción mediante una hoja de sierra (véase la figura 14) que aplicamos entre el componente y el cemento o el hueso.

Posteriormente, deberemos retirar los tetones de anclaje de la rótula que han quedado incrustados en el hueso, ayudándonos con brocas o fresas de punta fina.

En el caso de un componente con bandeja metálica que se resista a la extracción, Dennis[6] describe un método de sección mediante una sierra circular que se aplica entre el implante y el hueso; si los tetones metálicos restantes presentan muchas dificultades para ser retirados, y en caso de que no haya infección, el citado autor sugiere la implantación del nuevo componente sin necesidad de retirarlos.

4.5 Extracción de componente femoral con vástagos

Cuando debemos retirar componentes con vástagos, ya sean femorales o tibiales, podemos encontrarnos ante tres situaciones en función de las características del vástago:

1. Vástagos lisos que actúan como estabilizador secundario encajados a presión *press-fit.*
2. Vástagos cementados.
3. Vástagos porosos diseñados para integrarse en el hueso.

4.5.1 Extracción de componente femoral con vástagos encajados a presión

En este caso, la extracción no difiere mucho de la realizada en los componentes sin vástagos aplicando una fuerza axial. Por supuesto, ante todo componente con vástago, debemos descartar la presencia de un dispositivo de desplazamiento *offset*, que podría dificultar o impedir realizar una tracción axial.

4.5.2 *Extracción de componente femoral con vástagos cementados*

Aquí podemos encontrarnos ante tres situaciones:

a) Conseguimos retirar el implante y permanece el cemento: procedemos a retirarlo con un equipo de escoplos de descementación de manera análoga a como se realiza la extracción de este material del componente femoral en los implantes de cadera. Conviene tomar algunas precauciones: no debemos apalancar, ni aplicar torsión porque el cemento tiene una consistencia más dura que el hueso. Los escoplos biselados interiormente son preferibles para incidir en el implante, aunque pueden desviarse hacia el hueso. Por su parte, los escoplos biselados exteriormente deben utilizarse con precaución, porque realizan cierto apalancamiento, pero se desvían menos fácilmente hacia el hueso. Se ha descrito una técnica, sobre la cual no tenemos experiencia, que consiste en añadir cemento nuevo y, antes de fraguar, insertar extractor con paso de tuerca. Después, se retira basándose en que la unión cemento-cemento es superior a la unión cemento-hueso. También disponemos de otra alternativa, que consiste en aplicar los aparatos de ultrasonidos basados, como ya se ha apuntado anteriormente, en que el cemento tiene gran capacidad de absorción de energía y baja conductividad.

b) Retiramos el implante y el cemento conjuntamente: ésta es quizá la mejor situación porque será probablemente la que comporte menos tiempo quirúrgico. Sin embargo, debemos tener una precaución importante en este caso: el efecto de cuña que puede provocar la presencia del cemento. Puede que la colocación de cemento no hubiera sido uniforme y el grosor de cemento pueda ser mayor proximalmente que distalmente. Si distalmente se ha creado hueso, la extracción del cemento puede provocar un estallido óseo por efecto cuña (véase la figura 15).

c) No conseguimos extraer el implante: en el caso poco probable de que no se pueda disociar el componente protésico del manto de cemento, Mason[4] propone seccionar el implante con brocas capaces de cortar metal para separar la porción articular del implante del vástago y, posteriormente, proceder a retirar el cemento que hay alrededor del vástago con los escoplos, con trifinas o mediante ultrasonido. Una última posibilidad es crear una ventana o un sarcófago en el fémur, cuyos detalles serán descritos cuando hablemos de vástagos de integración ósea.

4.5.3 *Extracción de componente femoral con vástagos de integración*

Ésta es la situación más difícil con la que podemos enfrentarnos. Por ello, creemos que la colocación de vástagos de integración debe ser un recurso utilizado sólo en

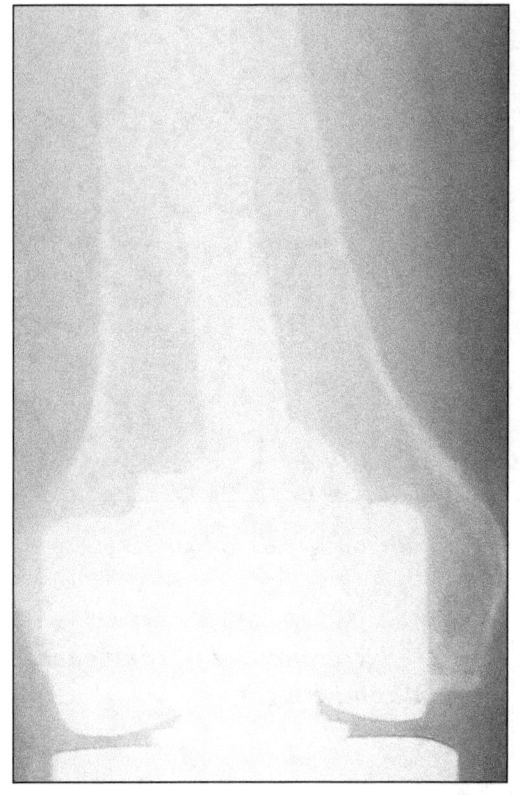

Figura 15. Si distalmente al vástago se ha creado hueso, la extracción del cemento puede provocar un estallido óseo por efecto cuña.

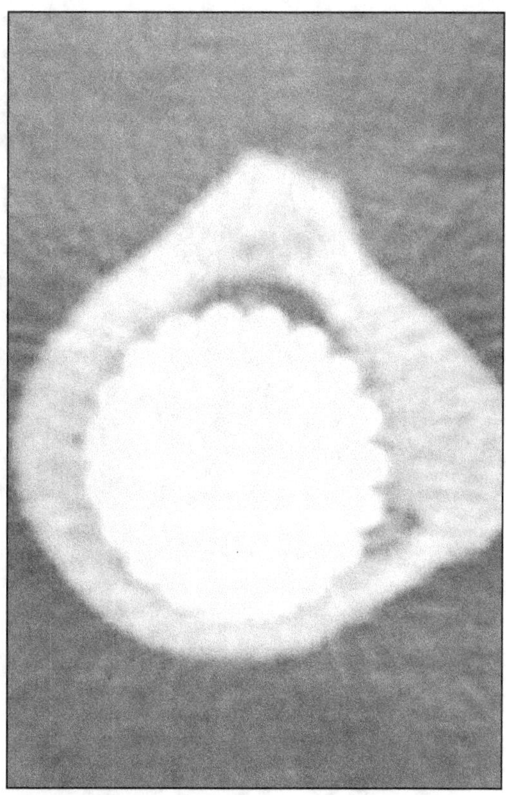

Figura 16. La íntima integración ósea que se produce en vástagos de integración es visible en una tomografía computerizada.

aquellos casos donde realmente no exista otra alternativa. Debido a la integración ósea (véase la figura 16) que se produce en estos vástagos, en esta situación es muy probable que la única posibilidad de extraer el implante sea la realización de una osteotomía transfemoral, comúnmente conocida como *sarcófago* en la cortical anterior del fémur. Este sarcófago debe abarcar los dos tercios anteriores de la cortical femoral. Si abarca más perímetro debilitamos excesivamente el fémur y si es inferior la extracción del implante será más dificultosa. En cuanto a la longitud del sarcófago, es aconsejable que abarque hasta el límite del vástago. Posteriormente, deberemos sobrepasar el extremo de la osteotomía con el nuevo vástago. Esta técnica de extracción condiciona la colocación y la viabilidad de un nuevo vástago, pudiendo incluso imposibilitar la colocación del mismo.

Otra posibilidad sería la sección del implante, como ya se ha descrito, y posteriormente la extracción del vástago podría realizarse mediante la aplicación de trifinas con un diámetro 0,5 mm más amplias que el vástago para despegarlo del hueso (véase la figura 17).

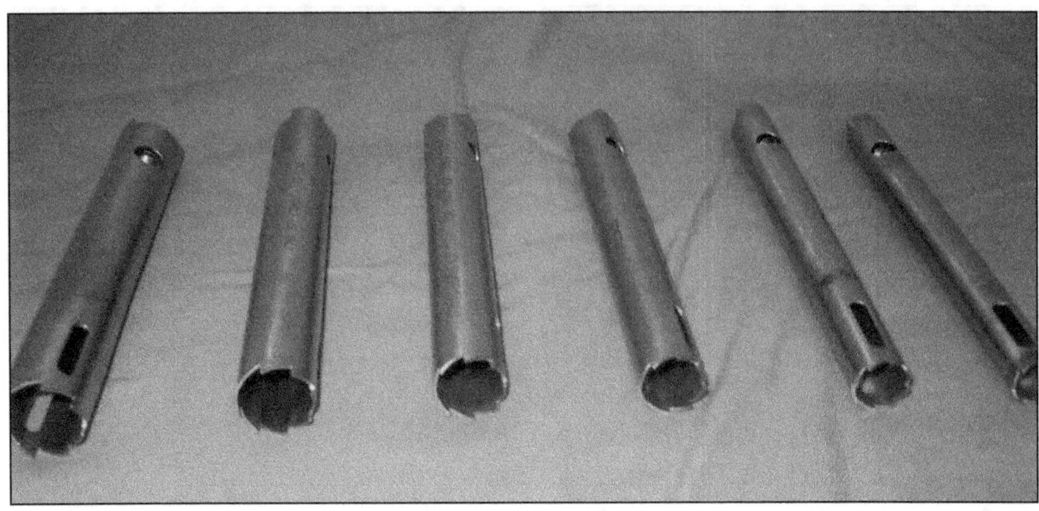

Figura 17. Trifinas con un diámetro 0,5 mm más amplias que el vástago para separarlo del hueso.

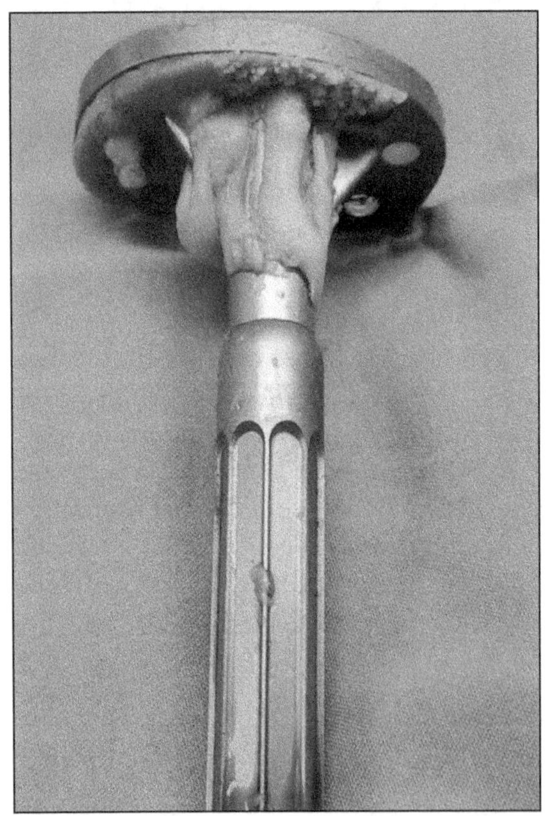

Figura 18. En ocasiones, existe cemento en la zona proximal del vástago que puede dificultarnos la extracción.

4.6 Extracción de componente tibial con vástagos

4.6.1 Encajados a presión

Se realiza de manera similar a los componentes primarios, teniendo que realizar una completa luxación femoro-tibial por la necesidad de aplicar tracción axial del componente. En ocasiones, existe cemento en la zona proximal del vástago (véase la figura 18) que puede dificultarnos la retirada. En estos casos, puede ser útil la creación de una ventana ósea (véase la figura 19) para ayudar a la tracción axial.

La presencia de un vástago con desplazamiento *offset* puede requerir la realización de una osteotomía, que se describe más adelante cuando hablemos de vástagos tibiales de integración.

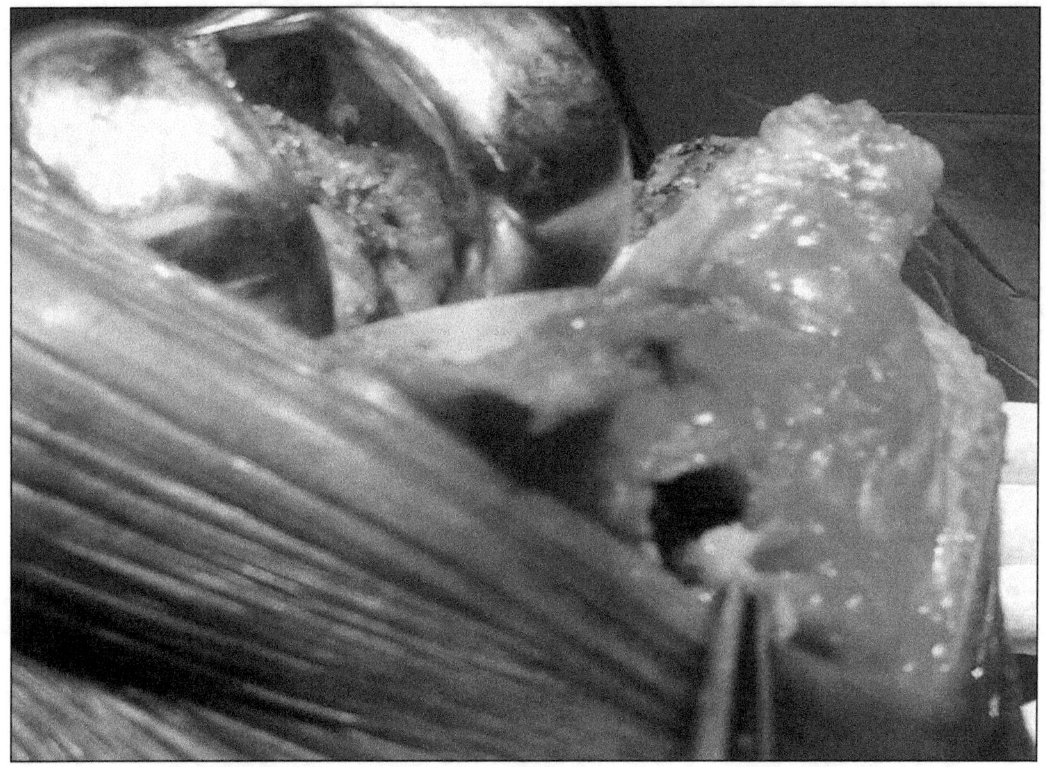

Figura 19. En ciertos casos, puede ser útil la creación de una ventana.

4.6.2   Cementados

De manera similar al fémur podemos encontrarnos ante tres supuestos:

a) Conseguimos retirar el implante y permanece el cemento. En esta situación, retiraremos el cemento de la manera ya comentada: con los escoplos de descementación.

b) Retiramos el implante y el cemento conjuntamente; éste puede representar un obstáculo para extraer con tracción axial el componente femoral por el ya descrito efecto de cuña (véase la figura 20). En estos casos, la creación de una ventana ósea en la epífisis tibial puede ayudar a la extracción.

c) No conseguimos extraer el implante. Ante esta situación tenemos dos posibilidades: es probable que la más practicada sea la realización de una osteotomía de la tuberosidad tibial anterior, mostrada en la figura 21. También en este caso el nuevo vástago deberá sobrepasar el límite de la osteotomía (véase la figura 22). Otra opción es la sección de la base del implante tibial mediante sierras y la extracción de éste, permaneciendo el vástago dentro del canal óseo. Esta alternativa resulta menos lesiva para el hueso.

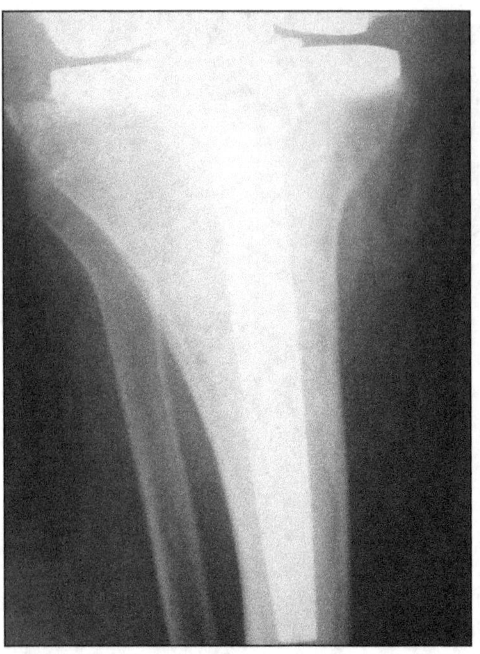

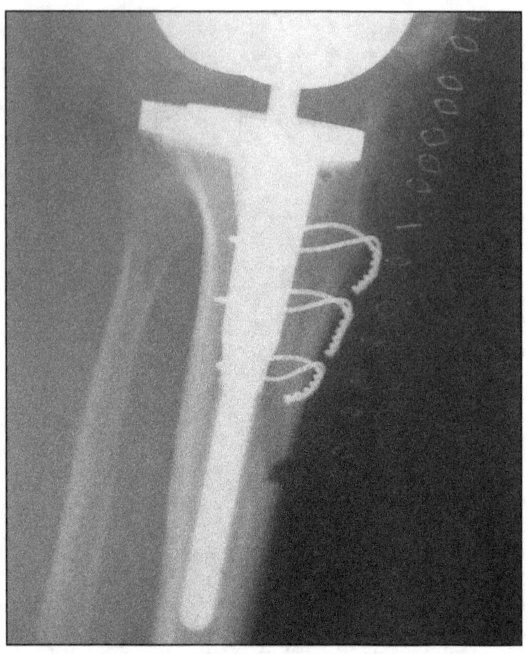

Figura 20. Si el implante no se separa del cemento, éste puede obstaculizar la salida de la prótesis.

Figura 22. El nuevo implante deberá sobrepasar distalmente la osteotomía para conseguir fijación.

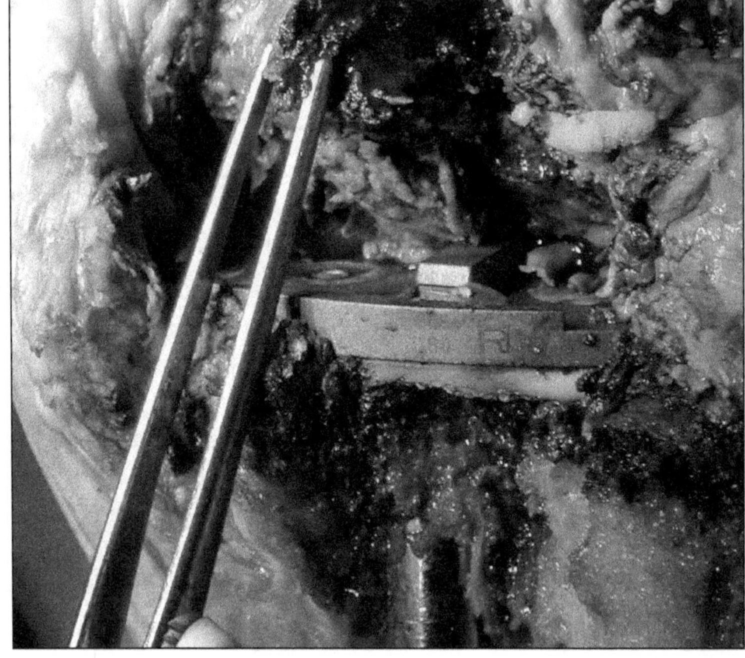

Figura 21. Realización de una osteotomía en la tibia.

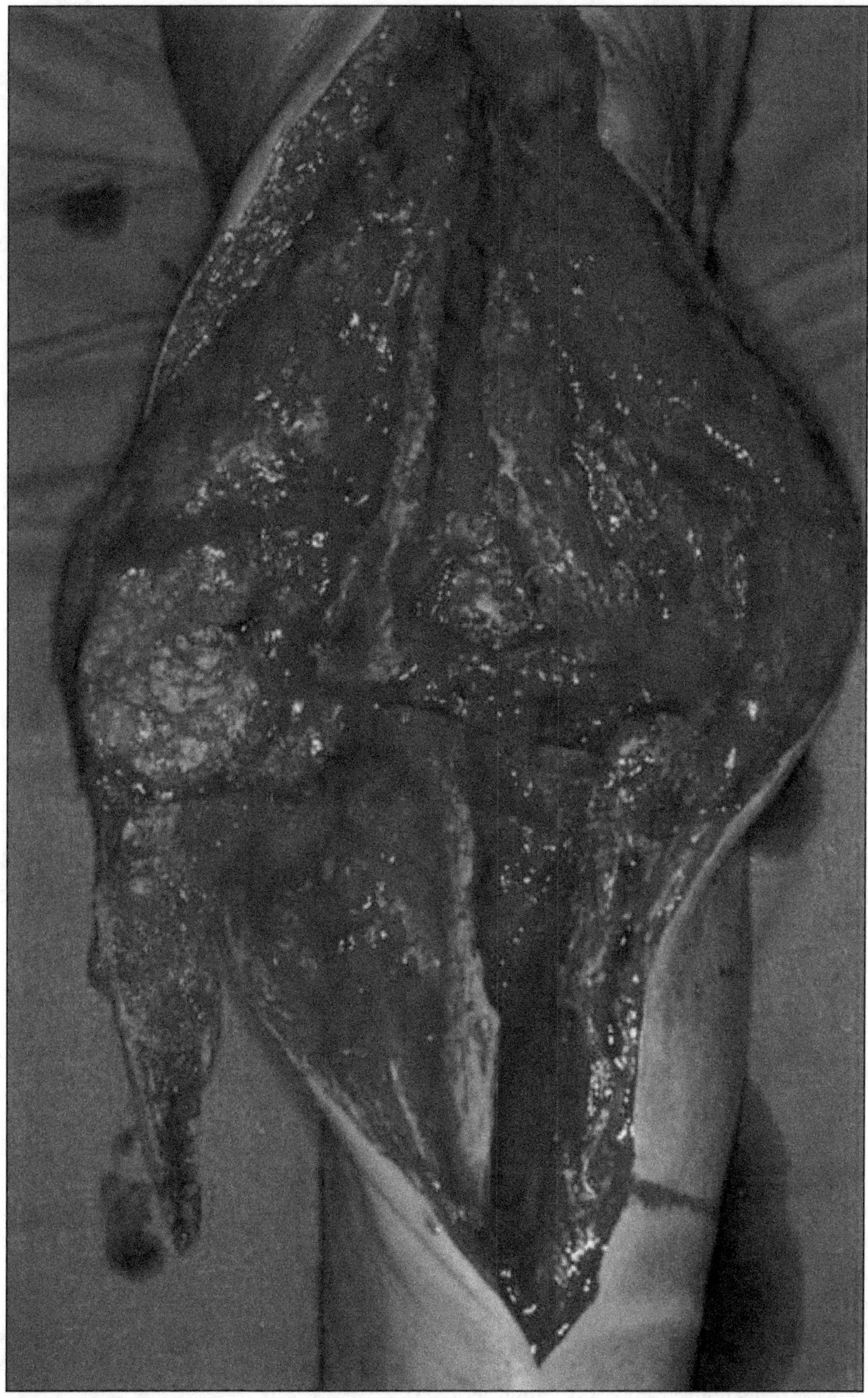

Figura 23. Realización de un sarcófago femoral y tibial. Esta técnica debe aplicarse sólo en caso de suma necesidad, ya que compromete la colocación de un nuevo implante. (Foto cedida por el doctor X. Flores).

4.6.3 *Extracción de componente tibial con vástagos de integración*

Aquí volvemos a enfrentarnos con la situación más difícil en la extracción del componente tibial con vástago. Una posibilidad sería la sección del implante, como ya se ha descrito previamente y, después, la extracción del vástago podría realizarse mediante la aplicación de trifinas con un diámetro 0,5 mm más amplias que el vástago para despegarlo del hueso. Una última posibilidad es la realización de una osteotomía tipo *sarcófago*. Se trata de una osteotomía más amplia que la osteotomía de la tuberosidad tibial anterior y su realización debe limitarse a casos extremos, pues condiciona en gran medida la posibilidad de colocar un nuevo vástago. En la figura 23 vemos un caso donde será muy difícil colocar otros implantes.

5. Conclusiones

La extracción de los componentes protésicos debe ser planificada con antelación para evitar situaciones imprevistas durante la cirugía, bien sean derivadas de los implantes o bien de su fijación al hueso y que, en consecuencia, pueden comportar un alargamiento del tiempo quirúrgico o la aparición de complicaciones. De la técnica escogida para la extracción depende en gran medida que la estructura ósea se mantenga, lo que va a condicionar la colocación del nuevo implante. Además, es importante disponer de todo el arsenal de instrumentos necesario para la extracción.

Para finalizar queremos subrayar que, ante la colocación de un determinado implante, debemos prever siempre cómo se podrá efectuar su extracción. Los vástagos de integración ósea comprometen de manera extrema la colocación de uno nuevo e, incluso, pueden imposibilitar una posterior implantación.

Bibliografía

1. Brooks AT, Nelson CL, Stewart CL, *et al.* Effect of an ultrasonic device on temperatures generated in bone and on bone-Cement structure. J Arthroplasty 1993; 8(4): 413-18.

2. Matthews LS, Hirsch C. Temperatures measures in cortical bone when drilling. J Bone Joint Surg 1972; 54(A)(2): 297-308.

3. Ericsson AR, Albreksson T. Temperature threshold levels for heat-induced bone tissue injury: a vital-microscopic study in the rabbit. J Prosthet Dent 1983; 50: 101.

4. Mason JB, Fehring TK. Removing well-fixed total knee arthroplasty implants. Clin Orthop 2006; 446: 76-82.

5. Firestone TP, Krackow KA. Renoval of femoral components during revision knee arthroplasty. J Bone Joint Surg 1991; 73(B)(3): 514.

6. Dennis DA. Removal of well-fixed cementless metal-backed patellar components. J Arthroplasty 1992; 7: 217-20.

Capítulo 5. Manejo de los defectos óseos femorales

J. A. Hernández-Hermoso

Jefe de Servicio de COT
Director de Ámbito Quirúrgico
Consorcio Sanitario de Terrassa
Profesor Universitat Ramón Llull
Barcelona

Dirección para correspondencia
Consorcio Sanitario de Terrassa
Dr. J. A. Hernández-Hermoso
jahernandez@cst.cat

1. Introducción

Como veíamos en el capítulo anterior, la frecuencia de cirugía de revisión de prótesis de rodilla ha ido en constante aumento en los últimos años. El registro de artroplastias canadiense[1] recoge la frecuencia de prótesis primarias y de revisión por 100.000 habitantes en diferentes países durante el año 2004 y la sitúa entre 62,6 y 116,7 las prótesis primarias y entre 6,7 y 13 las de revisión. En España no hay estadísticas oficiales, pero según datos oficiosos de la industria, en 2002 se realizaron aproximadamente 33.000 prótesis primarias y 660 de revisión y en 2005, 46.000 primarias y 1.668 de revisión, lo que supone un incremento del 39 y del 152 %, respectivamente.

Uno de los problemas más importantes al que se puede enfrentar el cirujano en la cirugía de revisión protésica de rodilla es la pérdida de la estructura ósea. Ésta puede estar ocasionada, de forma primaria, por las causas más frecuentes de revisión, como son: el aflojamiento aséptico, el desgaste del polietileno, la inestabilidad o la infección, o por una fractura periprotésica conminuta no reconstruible. También puede estar originada, de forma secundaria, durante la cirugía por las maniobras de extracción de la prótesis.

Los defectos en la estructura ósea comprometen el soporte de los componentes del implante de revisión. La calidad del hueso que queda suele ser mala, tanto para permitir la penetración y el anclaje del cemento óseo como para favorecer la integración de los injertos. Por tanto, uno de los objetivos de la cirugía de revisión de la prótesis de rodilla es preservar la estructura ósea el máximo posible y reconstruirla para proporcionar un soporte mecánico o biológico adecuado y duradero al nuevo implante que se va a colocar.

Esto permitirá alcanzar el objetivo final de la cirugía de revisión: conseguir una rodilla estable, no dolorosa y con un balance articular suficiente.

La reconstrucción de la estructura ósea para restablecer la interlínea articular en su posición original permite utilizar implantes de revisión menos constreñidos manteniendo la estabilidad, con una cinemática que se asemeja más a la rodilla normal y un índice de complicaciones inferior. La reconstrucción de los defectos del hueso se puede conseguir con cemento óseo (con o sin tornillos), con implantes metálicos (modulares, a medida o trabeculares) y con aloinjertos (estructurales o impactados). Cada cirugía de revisión supone una serie de retos únicos que exigen conocimiento y experiencia de las múltiples técnicas existentes para solucionar los defectos óseos.

La falta de un sistema de ordenación que, de manera uniforme y reproductiva, clasifique los defectos óseos y la ausencia de estudios comparativos con un número suficiente de casos y un tiempo de seguimiento largo, impiden evaluar de forma precisa los resultados obtenidos con las diferentes opciones de tratamiento, por lo que no disponemos de evidencia científica suficiente para establecer cuál es la mejor opción de tratamiento.

2. Clasificación de los defectos óseos femorales

Existen diferentes sistemas de clasificación que se basan en el hueso afectado: fémur o tibia; la localización interna, la forma, la simetría y el tamaño del defecto. Según la ubicación, se denomina a un defecto óseo continente (cuando respeta la cortical del hueso) o no continente (cuando afecta a la cortical y la destruye). Un defecto es simétrico cuando atañe por igual a los dos cóndilos femorales o mesetas tibiales. Los defectos de menos de 1 cm suelen clasificarse de grado 1; de 1 a 2 cm, de grado 2 y de más de 2 cm de grado 3.

De los diferentes métodos de clasificación, el más utilizado es el Anderson Orthopaedic Research Institute (AORI),[2] en que los defectos óseos se dividen en tres tipos según el tamaño y la zona del hueso afectada. La clasificación de Rand[3] tiene en cuenta no sólo el tamaño, sino también la integridad de las inserciones ligamentosas. La clasificación de Clatworthy y Gross[4] distingue el tamaño y si éste es continente o no, así como circunferencial o no. Clasificaciones más actuales diferencian los defectos por su forma y tamaño en quísticos, epifisarios, cavitarios y segmentarios;[5] o suman a la clasificación de AORI la existencia de una lesión ligamentosa o del aparato extensor.[6] Todas estas clasificaciones, a su vez, intentan proporcionar una guía de la complejidad quirúrgica, el tipo de tratamiento y el pronóstico.

La clasificación AORI se realiza inicialmente en el preoperatorio sobre la imagen radiográfica y después se confirma o cambia intraoperatoriamente una vez se ha realizado la extracción de la prótesis. En ocasiones, resulta difícil clasificar el defecto óseo y puede ser necesario valorar el aspecto radiográfico postquirúrgico para establecerlo de forma definitiva.

En la clasificación AORI se distinguen tres tipos de defectos óseos femorales y tibiales. Los primeros son:

- Tipo F1 (hueso metafisario INTACTO). Defectos óseos menores que no comprometen la estabilidad del implante. En la radiografía preoperatoria el componente femoral está bien alineado, la altura de la interlínea es correcta en relación con la distancia del epicóndilo, del peroné o de la rótula y en los cóndilos posteriores no se aprecia pérdida ósea.
- Tipo F2 (hueso metafisario LESIONADO). Pérdida ósea esponjosa metafisaria que puede ocurrir en un cóndilo femoral, tipo F2A, o en ambos cóndilos femorales, tipo F2B. En la radiografía se aprecia osteólisis que no sobrepasa los epicóndilos y migración proximal del componente femoral con una mala alineación del mismo, que ocasiona un ascenso de la interlínea articular y, en la proyección lateral, el cóndilo posterior del componente protésico sobrepasa el del paciente. En un defecto óseo que sólo afecta a un cóndilo femoral, F2A, la posición de la interlínea en el cóndilo no afectado no está alterada, la existencia de pequeños defectos óseos en este cóndilo no modifica el tipo en la clasificación.
- Tipo F3 (DÉFICIT de un SEGMENTO óseo metafisario). Pérdida ósea que afecta la mayor parte de uno, tipo F3A, o ambos cóndilos femorales, tipo F3B, en ocasiones asociada con desinserción de los ligamentos colaterales. En la radiografía se aprecia importante osteólisis que alcanza los epicóndilos, puede haber gran migración proximal del componente femoral.

3. Planificación preoperatoria del defecto óseo

La valoración radiográfica preoperatoria de los defectos óseos es difícil e inexacta en la mayoría de los casos,[7] especialmente, la de los defectos óseos femorales con prótesis tipo estabilizado posterior, debido a la superposición de la imagen metálica del cajetín femoral de la prótesis y la estructura ósea. Mulhall *et al,*[8] en un estudio comparativo, predijeron de forma adecuada el tipo de defecto óseo mediante la radiográfica preoperatoria y la clasificación de AORI al compararlo con el defecto intraoperatorio en un 67 % de los defectos femorales y un 82 % de los tibiales. Para mejorar la exactitud de la evaluación radiográfica de los defectos óseos es necesaria una proyección lateral estricta, que se consigue colocando toda la pierna del paciente sobre el plano de la mesa de radiología y la rodilla flexionada a 90°. Pueden ser útiles, y mejorar la valoración del defecto óseo, las proyecciones oblicuas.[9]

La resonancia magnética (RM) y la tomografía computarizada (TC) con protocolos de supresión de artefactos metálicos pueden ayudar a valorar mejor que la radiografía los defectos óseos.[10,11] Se recomiendan sólo en casos seleccionados en que hay discordancia entre la clínica y la imagen radiográfica o cuando la extensión de la osteólisis requiere un examen más preciso que el que proporciona la imagen radiográfica para delimitar mejor el tamaño y la forma del defecto óseo. La tomografía computerizada tridimensional es un método sofisticado que permite evaluar de forma precisa el verdadero volumen de una lesión osteolítica.[12]

La RM también es útil para valorar la partes blandas que rodean la prótesis[13] y que pueden ser causa de dolor, sobre todo en aquellos casos en que se plantea el diagnóstico diferencial de una prótesis de rodilla dolorosa sin alteraciones radiográficas.

4.   Factores que influyen en la decisión de tratamiento

Los elementos más importantes que el cirujano debe tener en cuenta al planificar y decidir la mejor técnica quirúrgica son: el tipo de defecto óseo, la edad o esperanza de vida del paciente, el grado de actividad y la existencia o no de antecedentes de infección.[14,15]

Por lo que se refiere al primer factor, el tipo de defecto óseo, cabe señalar que el tamaño del mismo y su forma son dos variables que se incluyen en la mayoría de las clasificaciones y a partir de las cuales se intentan sugerir dificultades técnicas, posibles soluciones y pronóstico. Los defectos pequeños de menos de 0,5 cm o incluso de hasta 1 cm, tipo F1, suelen tratarse mediante relleno con cemento o injerto óseo. Los defectos entre 1 y 3 cm, tipo F2A y F2B, se pueden reparar con un suplemento metálico o aloinjerto óseo triturado o estructural y los defectos de más de 3 cm, tipo F3A y F3B, requieren para su relleno un segmento de aloinjerto estructural o de implante metálico a medida o tumoral.

Cuando se utiliza aloinjerto óseo triturado en casos no continentes es necesario colocar el soporte de una malla metálica. La utilización de conos metálicos de relleno es más adecuada cuando los defectos óseos son circunferenciales o simétricos; en los asimétricos, la utilización de estos conos provoca la pérdida de hueso no afectado.

El segundo factor que hay que valorar es la edad del paciente. En los jóvenes, con una esperanza de vida prolongada, es preferible reconstruir la estructura ósea mediante la utilización de aloinjertos estructurales o triturados, con la idea de restaurar la estructura ósea ante la posibilidad de que sea necesaria una nueva revisión del implante. Mientras que en pacientes de edad avanzada, con una esperanza de vida inferior a diez años, la sustitución por suplementos metálicos del defecto óseo es quizá la mejor solución.

El siguiente elemento que conviene tener en cuenta es la actividad. Cuanto mayor es la demanda funcional del paciente, más importante es restaurar la interlínea articular a su nivel, mediante el uso de suplementos metálicos o injertos, y utilizar un dispositivo protésico de menor constricción que permita una mayor libertad de movimiento articular. El relleno de los defectos óseos con segmentos metálicos y el empleo de sistemas protésicos constreñidos están más indicados en pacientes con baja demanda funcional.

Por último, cabe valorar la posibilidad de infección, ya que cuando existe el antecedente, es mejor usar suplementos metálicos y cemento con antibiótico en vez de aloinjertos.

Teniendo en cuenta estos factores, hemos desarrollado el siguiente algoritmo de tratamiento de los defectos óseos femorales, que también se podría aplicar a los tibiales (véanse las figuras 1, 2 y 3).

5. Opciones de tratamiento de los defectos óseos femorales

Independientemente del tipo de técnica que se utilice para solucionar los defectos óseos existentes y del modelo de prótesis de revisión de rodilla que se elija, es aconsejable utilizar siempre vástagos de extensión intramedulares, cementados o no, para aumentar la fijación a nivel diafisario y disminuir la transmisión de cargas a la interfase implante hueso.

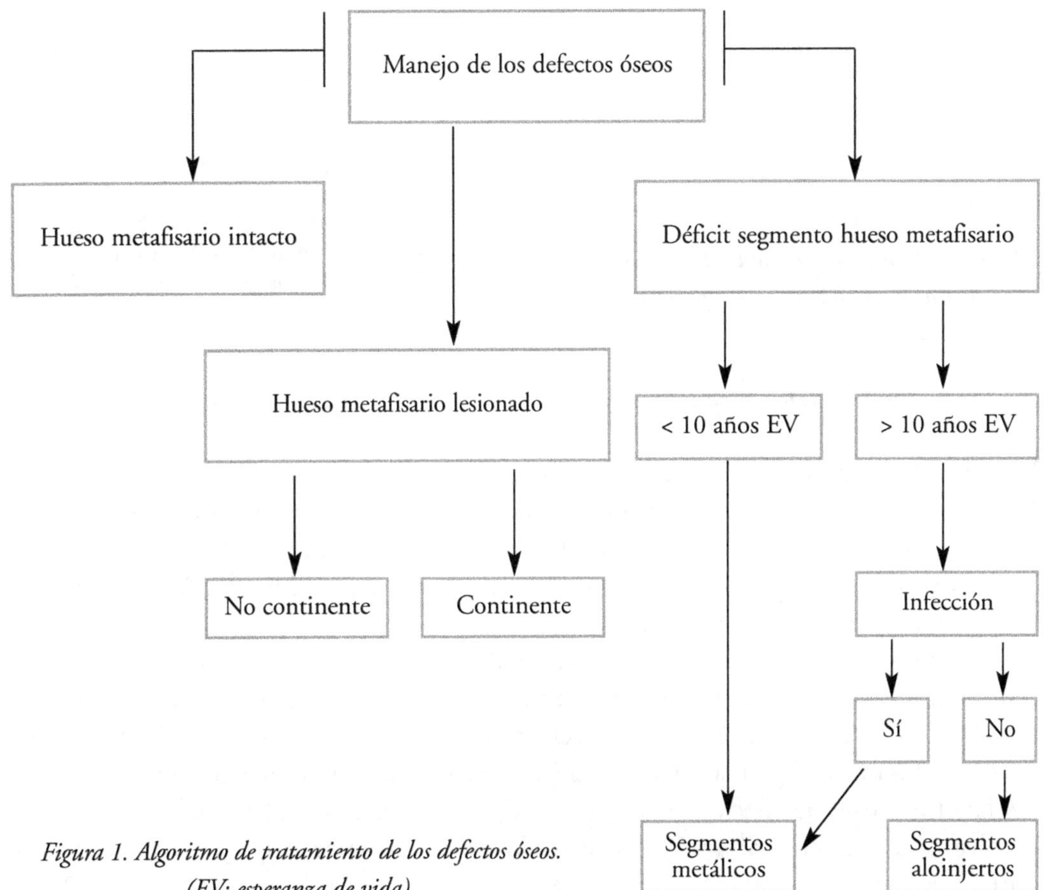

Figura 1. Algoritmo de tratamiento de los defectos óseos. (EV: esperanza de vida).

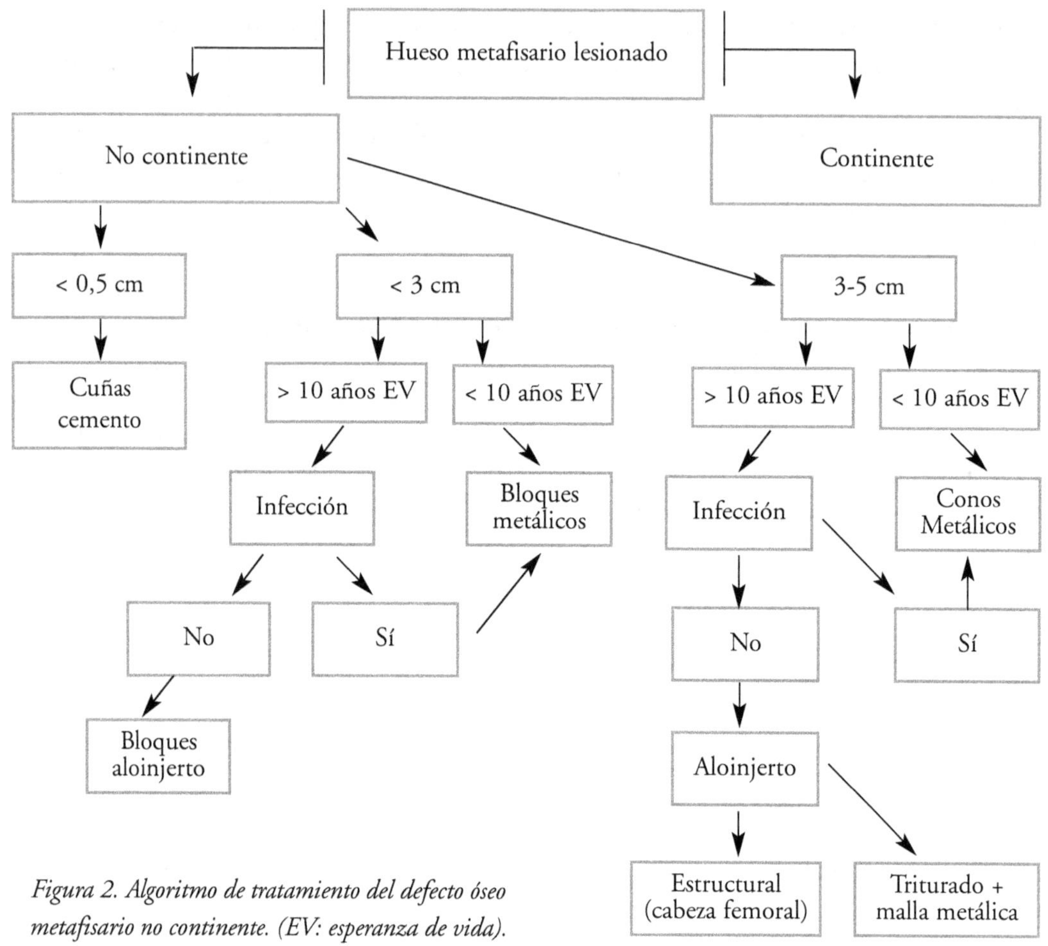

Figura 2. Algoritmo de tratamiento del defecto óseo metafisario no continente. (EV: esperanza de vida).

5.1   Relleno del defecto con cemento

Para el tratamiento de defectos de hasta 1 cm se puede utilizar el relleno del mismo con cemento solo o reforzado con tornillos.[15] Los resultados que se han obtenido con esta técnica en los defectos óseos tibiales han sido satisfactorios,[16] aunque es frecuente observar radiolucencias no progresivas en la interfase del cemento con el hueso. A nivel femoral no hay trabajos específicos al respecto.

El cemento también se ha utilizado para rellenar defectos óseos metafisarios tipo F2, continentes, sobre todo cuando se utilizan implantes con vástagos cementados para su fijación. Los resultados de los vástagos cementados y no cementados a medio plazo son similares, aunque a largo plazo parece que los primeros presentan mayor supervivencia.[17] No hay trabajos específicos de la evolución de esta técnica de relleno del defecto óseo; no obstante, se le ha atribuido la posibilidad de fractura por fatiga y necrosis térmica ósea, lo cual podría aumentar el riesgo de infección.

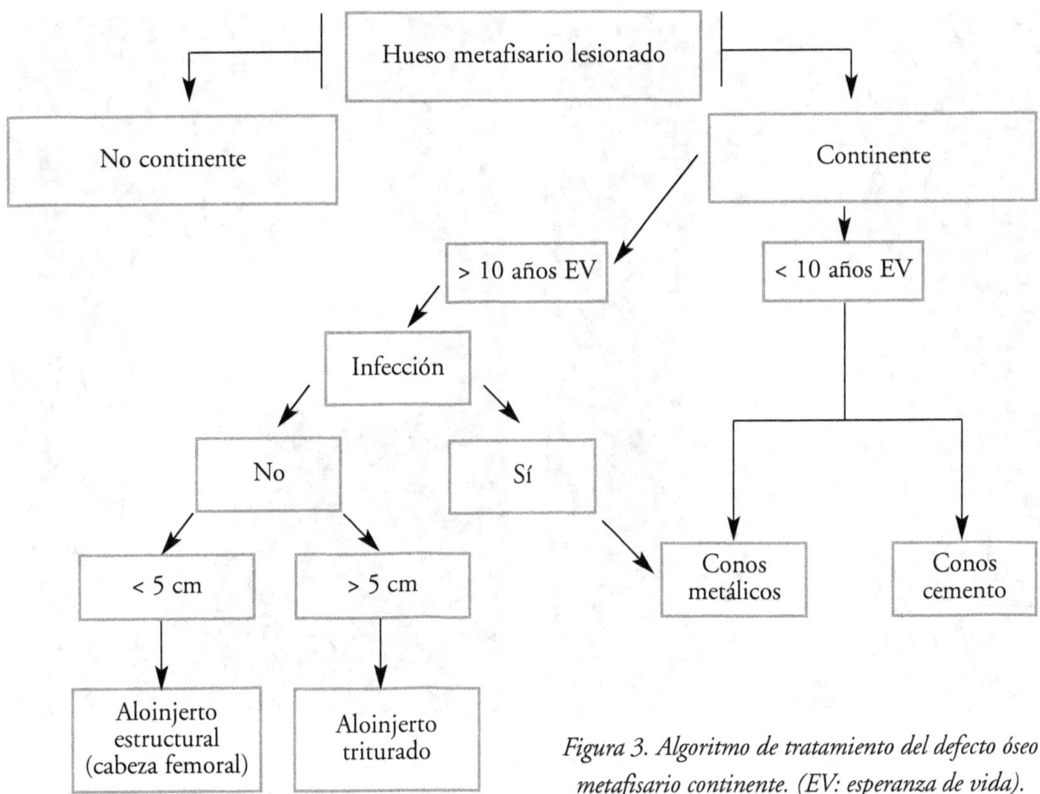

Figura 3. Algoritmo de tratamiento del defecto óseo metafisario continente. (EV: esperanza de vida).

5.2 Suplementos metálicos

La mayoría de los sistemas de revisión disponen de suplementos metálicos intercambiables de diferentes formas y tamaños y varían en el tipo de material, las conexiones y la instrumentación.

Los suplementos metálicos en cuña o en bloque rectangular pueden solucionar defectos óseos de hasta 3 cm. Es un sistema simple y rápido de rellenar el defecto óseo y de restaurar la altura de la interlínea articular (véanse las figuras 4, 5 y 6), que no requiere incorporación al huésped. En su contra, su utilización aumenta el coste y la zona de unión con la prótesis puede ser origen de partículas metálicas. Para su colocación se requiere un corte preciso que permita el contacto directo con el hueso sin realizar una excesiva resección ósea, el problema es que cada defecto es diferente y para ajustar bien el suplemento metálico puede ser necesario aumentar la resección ósea o colocar cemento. La fijación al hueso de dicho suplemento subyacente puede ser problemática; sin embargo, la estabilidad intrínseca del montaje prótesis-suplemento es suficiente para realizar una transmisión directa de la carga al hueso y permitir la marcha. Wedge *et al.*[18] presentan resultados a corto plazo (37 meses) muy satisfactorios en el tratamiento de defectos óseos de 3 cm con suplementos femorales distales, sin evidencia radiográfica de aflojamiento.

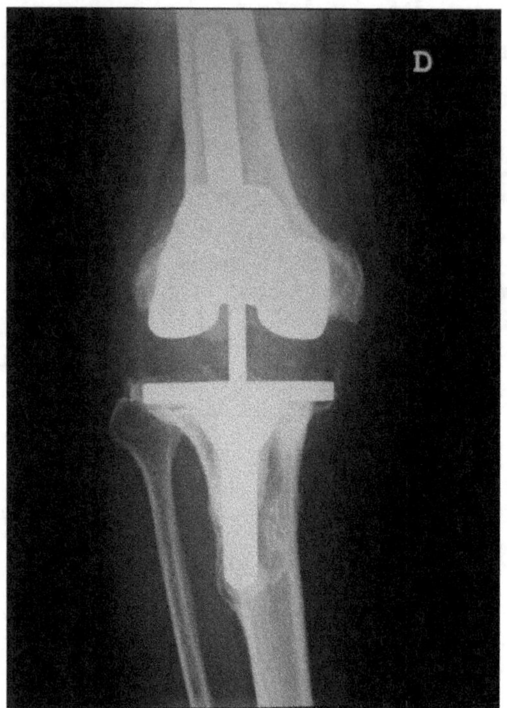
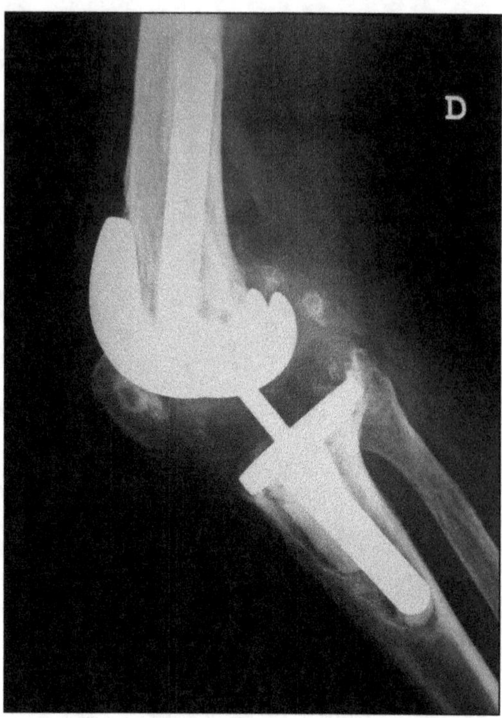

Figura 4. Radiografía antero-posterior y lateral de una prótesis de rodilla aflojada. Imágenes líticas debajo del implante tibial y en la metáfisis, desplazamiento en varo del componente y remodelación de la cortical externa de la tibia. Componente femoral ascendido con disminución de la altura de la interlínea articular.

Los defectos óseos de mayor tamaño que afectan a la metáfisis (tipo F2-3 de AORI) (con o sin preservación de la cortical; simétricos o no) pueden ser rellenados con suplementos metálicos en forma de cono, modulares, que rellenan la metáfisis proporcionando anclaje en la misma. Estos sistemas (S-ROM. De Puy Orthopaedics, Warsaw, IN) han demostrado ausencia de signos de aflojamiento o radiolucencias a los 49 meses, con un balance articular medio de 110º.[19]

Los suplementos segmentarios de metal poroso pueden estar indicados en la reconstrucción de defectos tipo F2 y 3, especialmente de tipo no continente. Se pueden fabricar de diferentes formas y tamaños, aunque debe adaptarse el defecto a la forma del suplemento, preferentemente, utilizando fresas de alta velocidad. La prótesis se fija al metal poroso con cemento y la unión con el hueso se deja libre de este material y se coloca aloinjerto triturado para permitir la incorporación biológica. El tántalo poroso es biocompatible y resistente a la corrosión, tiene una alta resistencia y baja rigidez que se mantiene en el tiempo; además, su porosidad permite el crecimiento óseo y le confiere un coeficiente de fricción elevado contra el hueso, lo que aumenta su estabilidad inicial. Radnay y Scudery[20] han utilizado con éxito estos materiales, sin apreciar evidencia de hundimiento o radiolucencias a los diez meses.

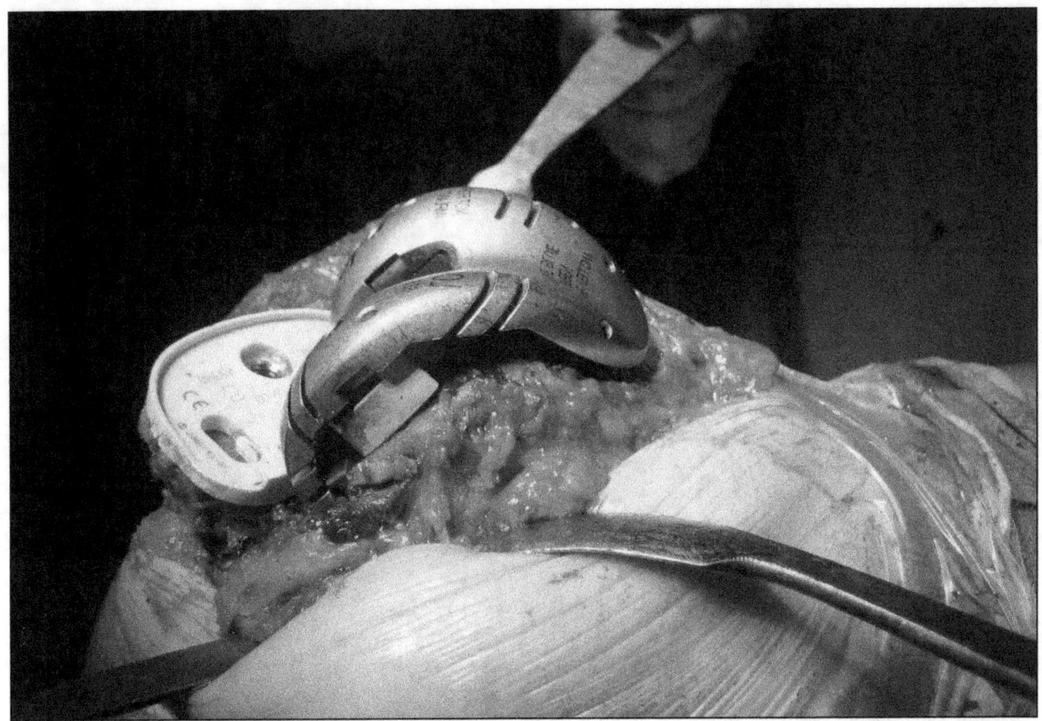

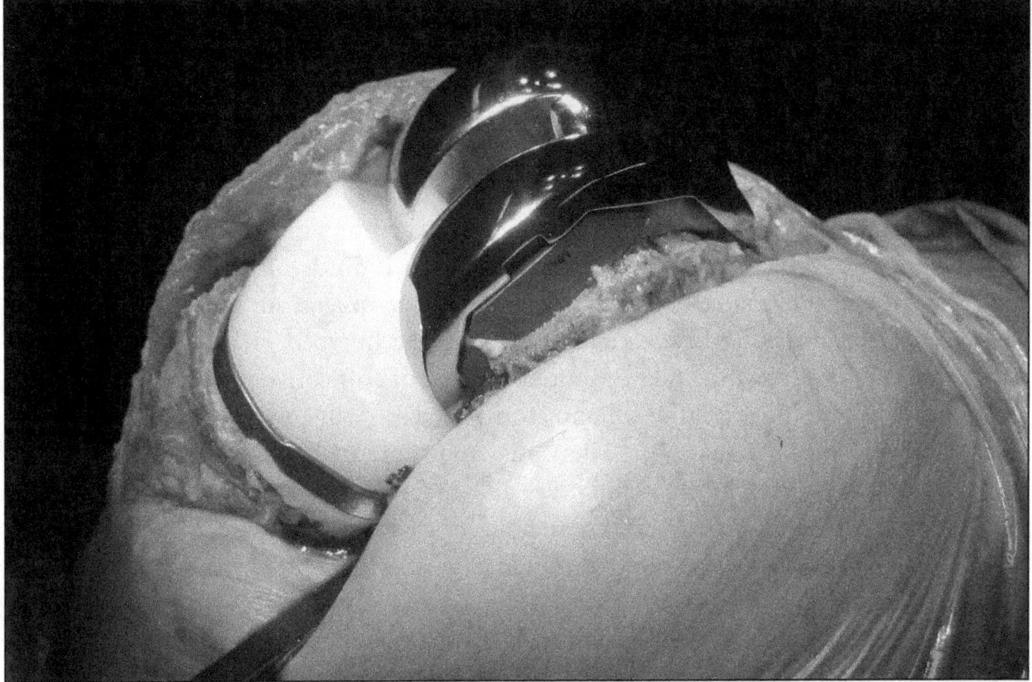

Figura 5. Aspecto postoperatorio de los suplementos distales y posteriores femorales, con el implante de prueba y una vez colocado el implante y suplementos metálicos definitivos.

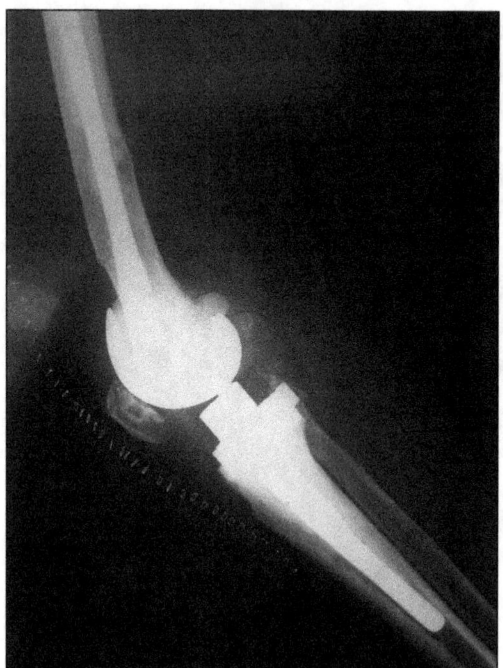
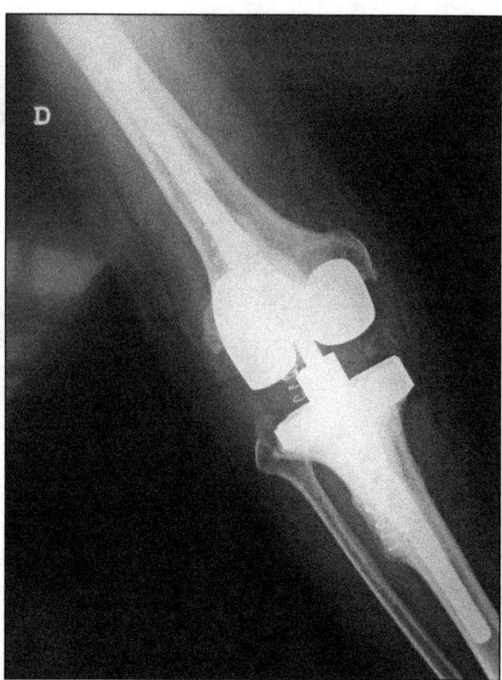

Figura 6. Radiografía antero-posterior y lateral una vez realizado el recambio del caso de la figura 4. Se han utilizado aumentos femorales distales y en la porción medial de la tibia. Vástagos con cementación híbrida y desplazamiento lateral offset, para centrar los componentes femoral y tibial.

5.3 Injertos óseos (estructurales-triturados)

Los aloinjertos óseos estructurales o triturados suelen estar indicados en defectos óseos tipo F2 o 3 de la clasificación de AORI en pacientes con una mayor esperanza de vida a los que se quiere reconstruir la estructura ósea en previsión de una futura revisión. Son versátiles, ya que el cirujano puede darles la forma que quiera, sin necesidad de resecar hueso sano. Tienen el potencial de incorporarse al hueso huésped y remodelarlo y su coste es inferior a las prótesis a medida o tumorales. Tienen el inconveniente de que la resistencia del aloinjerto puede variar de uno a otro paciente y que presentan riesgo de fractura tardía por fatiga; en cuanto a la transmisión de enfermedades bacterianas o víricas, hay que decir que ocurre muy raramente. Se debe diferir la carga hasta que se produce la incorporación del injerto, especialmente, en los casos en que se tratan defectos óseos no continentes y se añade una malla metálica para soportar el aloinjerto triturado.

Las contraindicaciones a la utilización de aloinjertos son similares a las de colocación de cualquier implante e incluyen la existencia de una infección crónica, ausencia de aparato extensor y artropatía neurógena. Contraindicaciones específicas incluyen situaciones médicas no favorables a la incorporación de aloinjertos como alteraciones metabólicas óseas, inmunosupresión severa y necrosis ósea postirradiación.[21]

Los aloinjertos estructurales más utilizados son la cabeza del fémur y la porción distal de éste o proximal de la tibia. Se debe intentar el tipo de aloinjerto que encaje mejor con el defecto óseo y que permita una orientación de las trabéculas paralela a las líneas de fuerza; si el defecto óseo es pequeño son preferibles las cabezas femorales, porque tienen mayor resistencia mecánica que el fémur distal. Cabe señalar que son preferibles los aloinjertos congelados por sus superiores características mecánicas.

En los casos de defectos óseos tipo F2 de hasta 5 cm, en que se pueden utilizar cabezas femorales, la técnica de colocación consiste en fresar el lecho del hueso huésped con una fresa acetabular y la cabeza del aloinjerto femoral con un contra fresa del mismo tamaño, de forma que se consiga un encaje perfecto y una buena fijación a presión. Si ésta no es posible, se realiza una fijación temporal con agujas de Kirshner y definitiva con tornillos a compresión. En ocasiones, no se puede fresar el lecho del defecto óseo por ser de hueso muy escleroso con riesgo de fractura; en estos casos, se puede cruentar el lecho con una fresa de alta velocidad y modelar la cabeza del fémur en la mesa operatoria para darle forma y adaptarla al defecto óseo (véanse las figuras 7, 8 y 9).

Cuando se utiliza un aloinjerto estructural masivo, la zona de unión entre éste y el hueso huésped se realiza con un corte escalonado en una zona de hueso sano para proporcionar mayor estabilidad rotatoria y superficie de contacto para su incorporación.

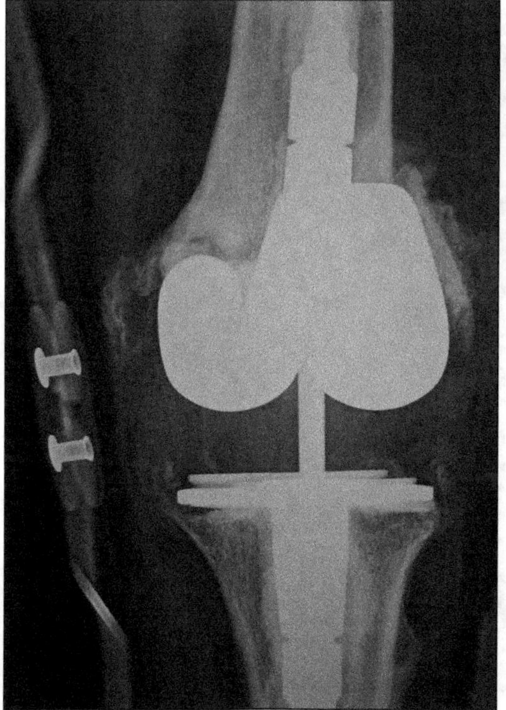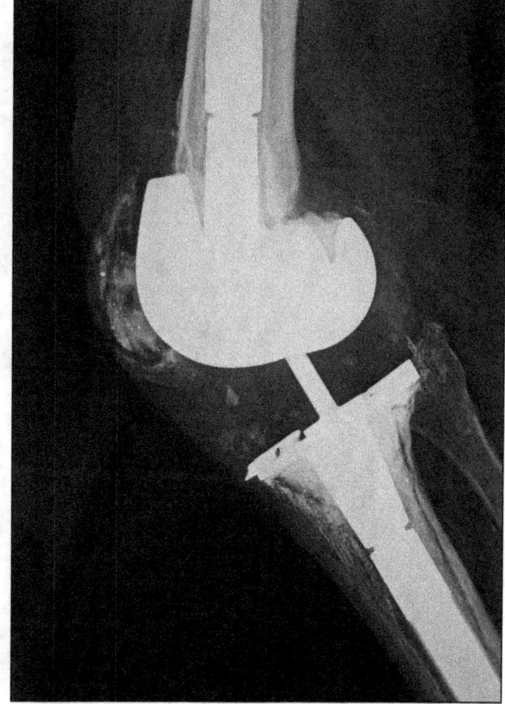

Figura 7. Radiografía antero-posterior y lateral de una prótesis de revisión con aflojamiento del componente femoral; imagen osteolítica por encima de los cóndilos femorales y fractura de la cortical externa femoral.

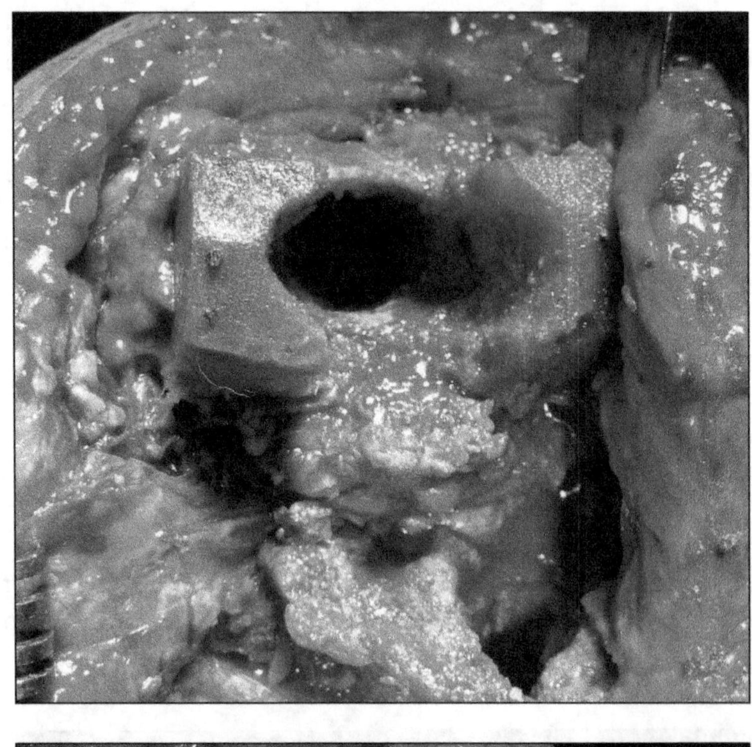

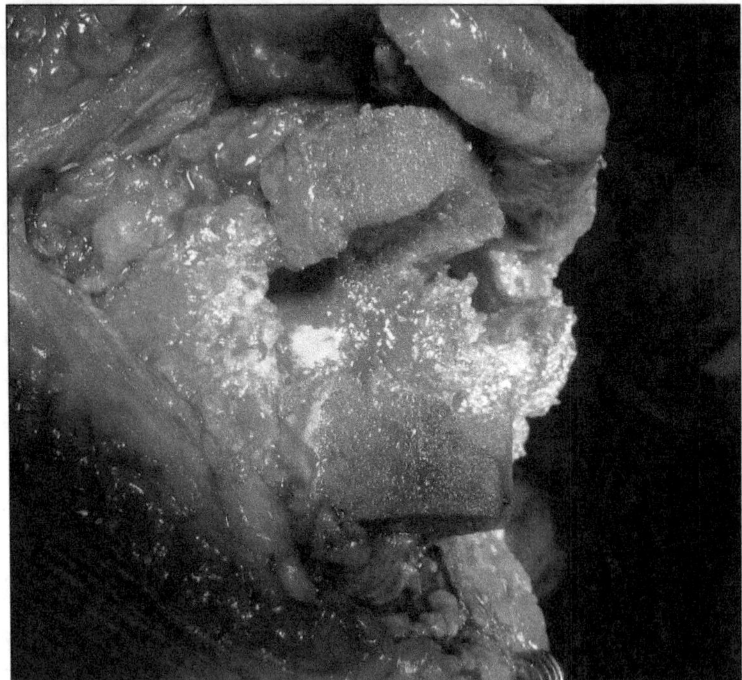

Figura 8. Aspecto peroperatorio del defecto óseo femoral distal, en una visión de frente y craneal una vez reconstruido con dos cabezas femorales fijadas a la diáfisis con agujas de Kirschner, sobre las que se han realizado los cortes femorales y el fresado del canal medular.

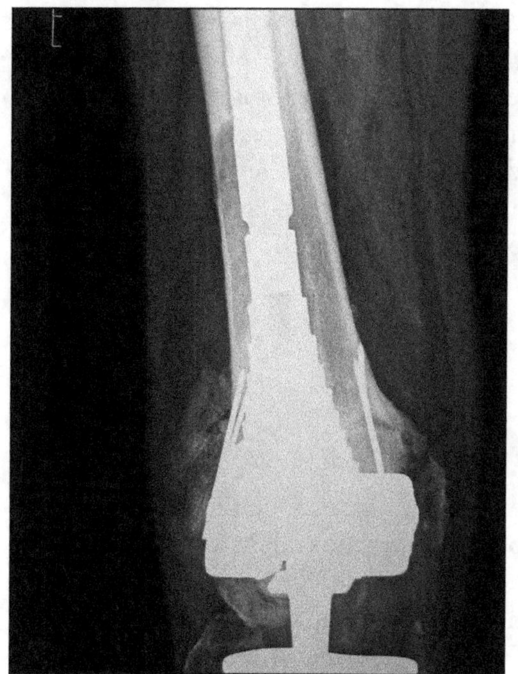 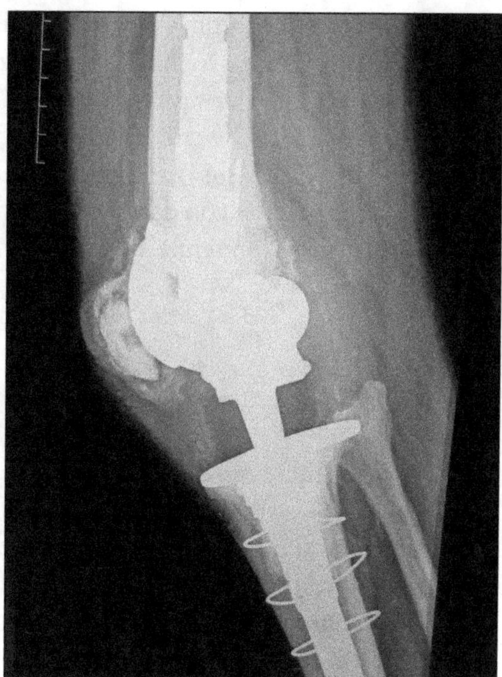

Figura 9. Radiografía antero-posterior y lateral del control radiográfico del caso de las figuras 6 y 7.
Se ha utilizado una prótesis de bisagra rotatoria con vástagos y conos metálicos metafisarios que aumentan
la fijación y estabilidad rotatoria inicial.

En ocasiones, se puede utilizar una placa unicortical para proporcionar mayor estabilidad rotatoria al aloinjerto. Se debe colocar un implante con un vástago que sobrepase la zona del injerto al menos dos veces el diámetro de la medular. Es conveniente respetar la estructura ósea de las uniones ligamentosas del huésped para realizar técnicas de unión hueso a hueso con el injerto; la sutura directa de los ligamentos colaterales al aloinjerto suele fracasar y ocasionar inestabilidad. La unión del aloinjerto a la prótesis debe cementarse, ya que no se producirá incorporación biológica del mismo.

A medio plazo (50 meses), los resultados de esta técnica son satisfactorios en el 77-92 % de los casos,[21-23] pero se reduce a un 72 % a los diez años.[24] En un porcentaje de casos de hasta el 8 % puede producirse infección o reabsorción y colapso del injerto. Hockman *et al.*[25] consideran que la utilización de aloinjertos aumenta la supervivencia de la prótesis comparado con suplementos metálicos sin aloinjerto.

Es muy importante conseguir una fijación rígida del aloinjerto al hueso huésped para obtener su unión biológica.[21] Histológicamente, el aloinjerto estructural no se revasculariza o incorpora al huésped sino que permanece intacto y sólo aparece hueso nuevo en la periferia del injerto.[26]

La técnica de impactación de injertos óseos triturados, aunque no hay resultados a largo plazo, se ha utilizado con éxito en el tratamiento de todo tipo de defectos óseos femorales y tibiales de tipo 1 a 3 en la escala AORI. Tienen la ventaja de que se adaptan bien al defecto óseo, sin necesidad de realizar cortes adicionales. Se pueden mezclar con autoinjerto para mejorar sus propiedades osteoinductivas, pero no hay evidencia de que la mezcla con factores de crecimiento osteoinductivos mejore los resultados. El implante puede fijarse con o sin cemento. Whiteside[27] describe buenos resultados en el tratamiento de 56 pacientes con defectos óseos femorales o tibiales con esta técnica. Las zonas de aloinjerto suelen presentar un incremento de la densidad entre el primer y segundo año de la cirugía.[28,29]

5.4   Prótesis a medida o tumorales

Cuando la pérdida ósea es tan grande que la fijación debe realizarse en la diáfisis (tipo F3), además de los aloinjertos estructurales se pueden utilizar segmentos metálicos fabricados a medida o modulares, que se empleaban inicialmente en los sistemas de prótesis de resección tumoral. En estos casos, se debe comprobar que el hueso diafisario restante es suficiente para soportar las cargas y, durante la cirugía, hay que prestar atención a la longitud y rotación de la extremidad. Estos implantes transfieren directamente la carga

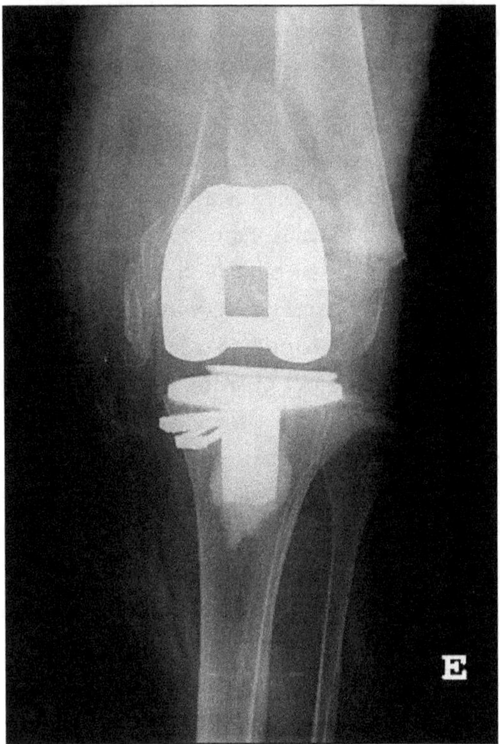
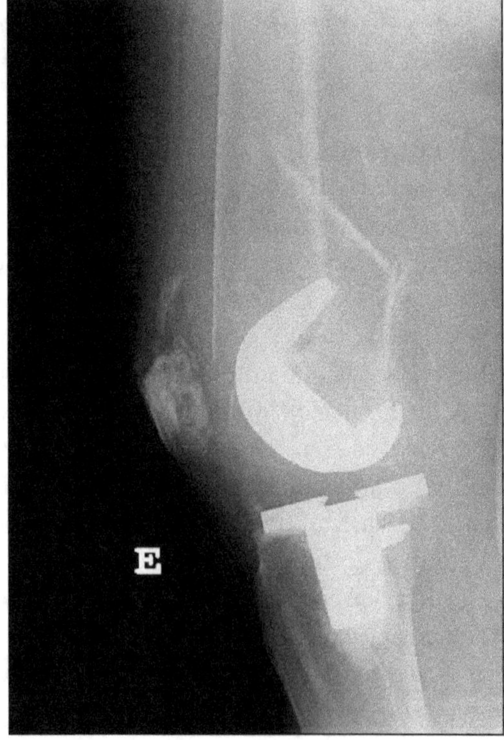

Figura 10. Radiografía antero-posterior y lateral de una fractura periprotésica conminuta.

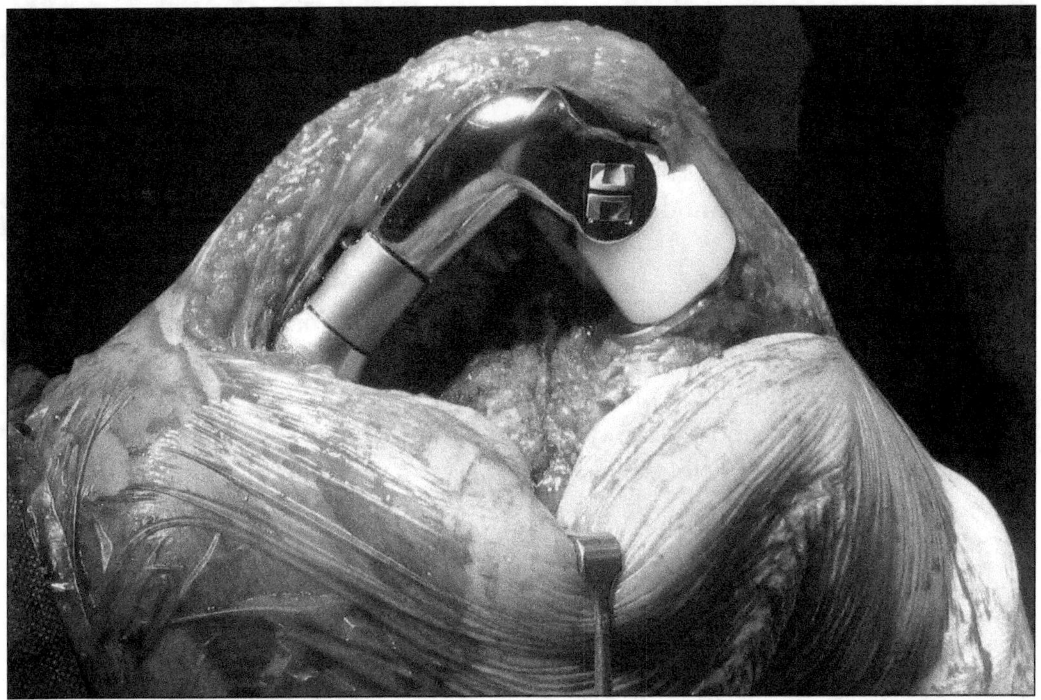

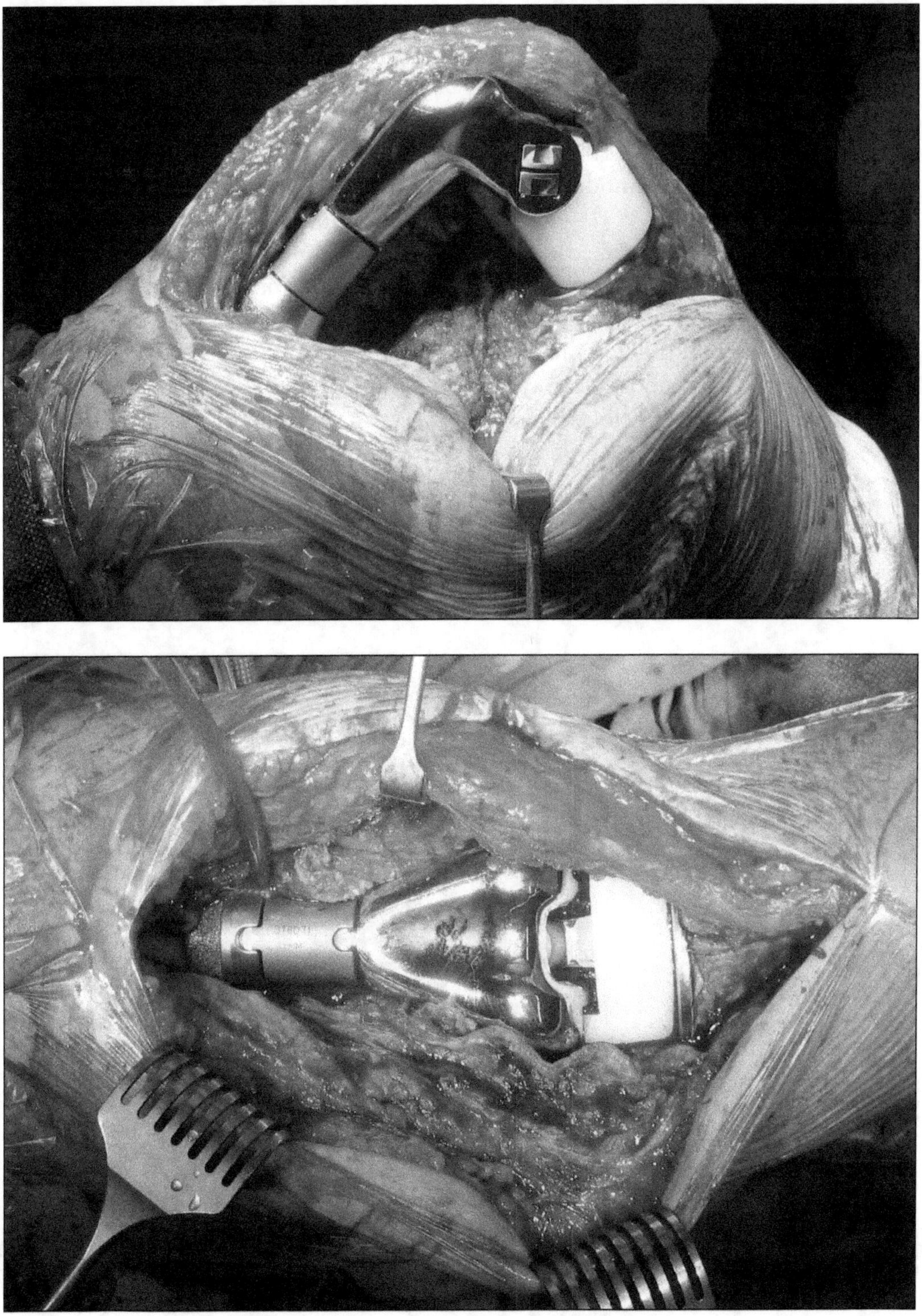

Figura 11. Aspecto peroperatorio antero-posterior y lateral de la prótesis tumoral implantada.

al hueso y proporcionan un estabilidad inmediata, lo que permite iniciar la marcha con apoyo precoz de la extremidad.

En este tipo de prótesis tumorales (véanse las figuras 10, 11 y 12), con un alto grado de constricción, son más frecuentes complicaciones como el aflojamiento femoral o tibial, las radiolucencias aisladas no progresivas o la infección. Los nuevos diseños rotacionales de estos implantes modulares han mejorado la supervivencia al reducir las complicaciones.[30] Springer *et al.*[31] trataron 26 rodillas con un sistema de prótesis tumoral de bisagra rotatoria (Howmedica, Rutherford, NJ) por defectos óseos femorales no tumorales, en cuatro rodillas primarias y 22 cirugías de revisión; a los 59 meses, dos fémures y dos tibias presentaban aflojamiento radiográfico; 11 rodillas, radiolucencias no progresivas; además, se produjo una fractura de la bisagra a los 101 meses de evolución y cinco infecciones profundas. Harrison *et al.,*[30] en una revisión de la literatura publicada sobre el tratamiento de defectos óseos femorales distales con prótesis modulares, concluyen que son útiles en la cirugía de revisión en pacientes con una estructura ósea alterada e inestabilidad ligamentosa, o bien en sujetos que presentan fracturas supracondileas de fémur complejas, periprotésicas o no, especialmente en pacientes de edad avanzada con una escasa demanda funcional.[1]

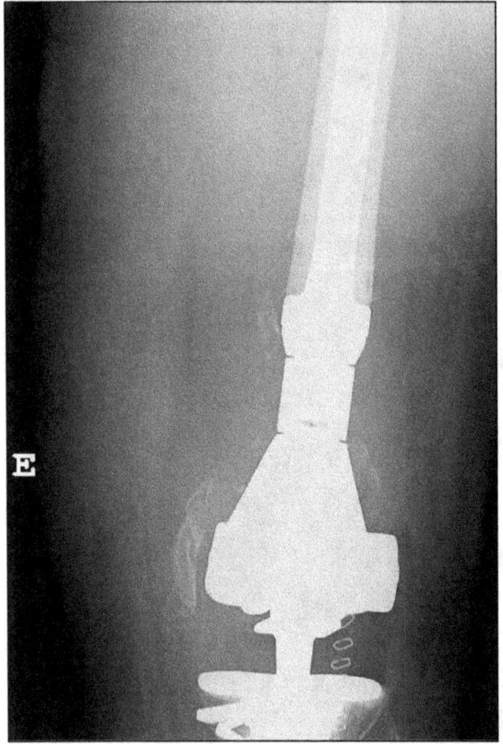

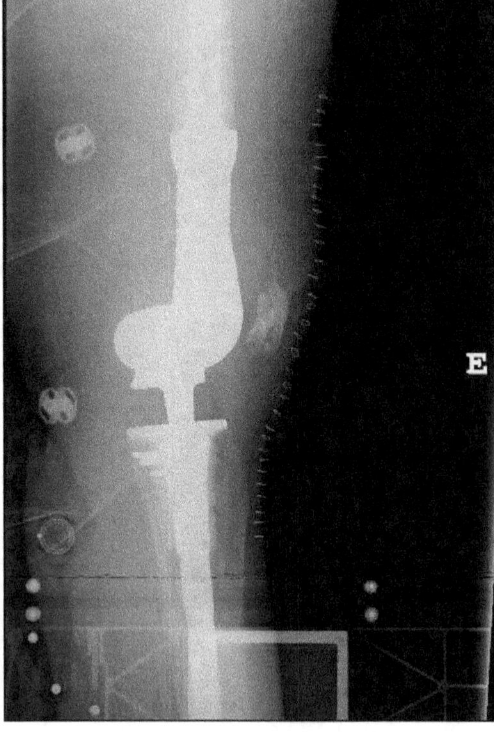

Figura 12. Radiografía antero-posterior y lateral de la prótesis tumoral implantada.

BIBLIOGRAFÍA

1. 2006 Report. Hip and knee replacement in Canada. Canadian joint replacement registry. Ottawa: Canadian institute for health information 2006.

2. Engh GA. Bone defect classification. En: Revision total knee arthroplasty. Engh GA, Rorabeck CH (eds). William and Wilkins, Baltimore 1997; 63-120.

3. Rand J. Bone deficiency in total knee arthroplasty. Use of metal wedge augmentation. Clin Orthop 1991; 271: 63-71.

4. Clatworthy M, Gross AE. Management of bony defects in revisión total knee replacement. In: Callagham JJ, Rosenberg AG, Rubasch HE, Simonian PT, Wickkiewicz TL, eds. The adult knee. Philadelphia PA: Lippincott, Williams and Wilkins 2003; 1455-463.

5. Huff TW, Sculco TP. Management of bone loss in revision total knee arthroplasty. J Arthroplasty 2007; 22(Suppl 3): 32-6.

6. Saleh KJ, Maculay A, Radosevich DM, *et al.* The knee society of index severity for failed total knee arthroplasty. Clin Orthop 2001; 392: 166-73.

7. Naudie DD, Ammeen DJ, Engh GA, *et al.* Wear and osteolysis around total knee arthroplasty. J Am Acad Orthop Surg 2007; 15: 53-64.

8. Mullhall KJ, Ghomrawi HM, Engh GA, *et al.* Radiographic prediction of intraoperative bone loss in knee arthroplasty revisión. Clin Orthop 2006; 446: 51-8.

9. Nadaud MC, Fehring TK, Fehring K. Understimation of osteolysis in posterior stabilized total knee arthroplasty. J Arthroplasty 2004; 19: 110-15.

10. Puri L, Wixon RL, Stern SH, *et al.* Use of helicoidal computed tomography for assessment of acetabular osteolysis after total hip arthroplasty. J Bone Jt Surg 2002; 84A: 609-14.

11. Vesseley MB, Frick MA, Oakes D, *et al.* Magnetic resonance imagin with metal suppression for evaluation of periprostetic osteolysis after total knee arthroplasty. J Arthroplasty 2006; 21: 826-31.

12. Fehring TK, Christie MJ, Lavernia C, *et al.* Revision arthroplasty: Planing, management and controversies. En Duwelius PJ, Azar FM (Eds). Instructional Couse Lectures. Rosemont, IL: AAOS 2008; 341-63.

13. Sofka CM, Potter HG, Figgie M, *et al.* Magnetic resonance imagin of total knee arthroplasty. Clin Orthop 2003; 406: 129-35.

14. Busch JL, Wilson JB, Parker Vall T. Management of bone loss in revision total knee arthroplasty. Clin Orthop 2006; 452: 186-92.

15. Cuckler JM. Bone loss in total knee arthroplasty. Graft augment and options. J Arthroplasty 2004; 19: 56-8.

16. Ritter MA. Screw and cement fixation of large defects in total knee arthroplasty. J Arthroplasty 1986; 1: 125-29.

17. Fehring TK, Odum S, Olekson C, *et al.* Stem fixation in revision total knee arthroplasty: a comparative analysis. Clin Orthop 2003; 416: 217-24.

18. Wedge JR, Goodman SB, Imrie SN. Revision total knee arthroplasty using large distal femoral augments for severe metaphyseal bone deficiency: a preliminary study. Orthopaedics 2002; 25: 325-27.

19. Jones RE, Barrack RL, Skedros J. Modular, mobile-bearing hinge total knee arthroplasty. Clin Orthop 2001; 392: 306-14.

20. Radnay CS, Scudery GR. Management of bone loss: Augments, cones, offset stems. Clin Orthop 2006; 446: 83-92.

21. Dennis DA, Little LR. The estructural allograft composite in revision total knee arthroplasty. Orthopedics 2005; 28: 1005-007.

22. Engh GA, Herzvurm PJ, Parks NL. Treatment of major defects of bone with bulk allografts and stemmed components during revision total knee arthroplasty. J Bone Jt Surg 1997; 79(A): 1030-039.

23. Ghazavi MT, Stockley I, Yee G, *et al.* Reconstruction of masive bone defects with allograft in revision total knee arthroplasty. J Bone Jt Surg 1997; 79(A): 17-25.

24. Clatworthy MG, Ballance J, Brick GW, *et al.* The use of structural allograft for uncontained defects in revision total knee arthroplasty: a *minimum* five-year review. J Bone Jt Surg 2001; 83(A): 404-11.

25. Hockman DE, Ammeen D, Engh GA. Augments and allografts in revision total knee arthroplasty. J Arthroplasty 2005; 20: 35-41.

26. Parks NL, Engh GA. Hystology of nine structural bone grafts used in total knee arthroplasty. Clin Orthop 1997; 321: 151-55.

27. Whiteside LA. Cementless revision total knee arthroplasty. Clin Orthop 1993; 286: 160-67.

28. Garino JP. The use of impaction graftingin revision total knee arthroplasty. J Arthroplasty 2002; 17(suppl 1): 94-7.

29. Lonner JH, Lotke PA, Kim J, *et al.* Impaction grafting and wire mesch for uncontained defects in revision knee arthroplasty. Clin Orthop 2002; 404: 145-51.

30. Harrison RJ, Thacker MM, Pitcher JD, *et al.* Distal femur replacement is usefull in complex total knee arthroplasty revisions. Clin Orthop 2006; 448: 113-20.

31. Springer BD, Sim FH, Hanssen AD, *et al.* The modular segmental kinematic rotating hinge for non neoplasic salvage. Clin Orthop 2004; 421; 181-87.

Capítulo 6. Manejo de los defectos óseos tibiales

F. Maculé Beneyto [1], J. M. Segur Vilalta [2]

[1]Jefe de Sección y Consultor de Servicio de COT
[2]Consultor de COT
Hospital Clínic
Profesores Asociados Universitat de Barcelona
Barcelona

Dirección para correspondencia
Hospital Clínic
Dr. F. Maculé Beneyto
fmacule@clinic.ub.es

1   Introducción

La artroplastia total (ATR) es un procedimiento habitual en la cirugía de rodilla para el tratamiento efectivo de los procesos de destrucción articular. En los últimos decenios, ha ido aumentando de forma sostenida cifrándose en un 10 % por año. La supervivencia limitada de estos implantes hace que el aumento de revisiones crezca exponencialmente; por ejemplo, en Estados Unidos se registraron 29.000 recambios en 2002 y se prevé doblar esta cantidad en los próximos 20 años.[1,2]

Las causas más frecuentes de la revisión en una artroplastia total de rodilla (RATR) son el aflojamiento aséptico, la osteólisis por desgaste del polietileno y la infección. Estas tres circunstancias tienen en común que, en muchas ocasiones, cursan con pérdida del capital óseo de fémur, de tibia o de ambos.

Es muy importante medir las pérdidas óseas en el preoperatorio para facilitar al cirujano la planificación adecuada de cada intervención y lograr una óptima reconstrucción articular durante el acto quirúrgico.

Los objetivos de la revisión incluyen: la reconstrucción de la línea articular, la restauración del capital óseo y la recuperación de la función articular lo antes posible. Para calcular la línea articular, desde la tibia podemos tomar como referentes anatómicos un través de dedo por encima de la cabeza de peroné o 32 mm desde la tuberosidad tibial anterior (TTA) (véase la figura 1).

La evaluación de los defectos óseos necesita de dos valoraciones. La primera se efectúa durante la planificación preoperatoria y se basará en las imágenes radiológicas y, sobre

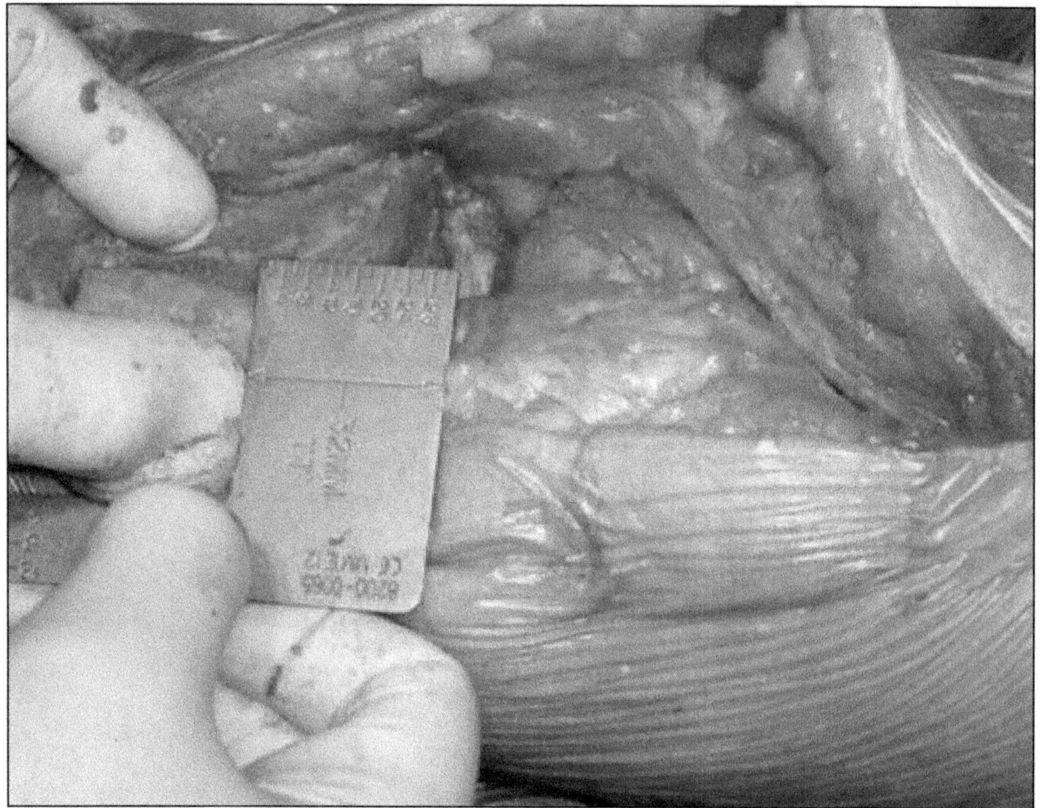

Figura 1. Referencia anatómica a 32 mm de la TTA para calcular la interlínea articular.

todo, en una tomografía axial computerizada (TAC), ya que una radiografía aislada sólo detecta el 17 % de la dimensión de las lesiones osteolíticas.[3] En este momento, se establece la previsión de los defectos y, si se considera necesario, se solicitan injertos al banco de tejidos. La segunda valoración es la definitiva y se plantea una vez efectuada la explantación de los componentes y la limpieza de los tejidos desvitalizados. En múltiples ocasiones, la realidad difiere de las previsiones porque durante las maniobras de extracción pueden producirse nuevas pérdidas óseas.

2   Clasificación

Para ambas evaluaciones disponemos de diferentes herramientas que nos acercan a una clasificación por categorías o niveles. Como hemos visto, una de ellas es el Anderson Orthopaedic and Research Institute (AORI), publicada por Engh y Rorabeck en 1997,[4] que clasifica las pérdidas óseas según la posibilidad que tiene el hueso remanente de dar estabilidad al implante. Así, establece tres categorías que se especifican para fémur y tibia por separado. La incidencia es baja para ATR primarias, con una estimación del 5 %, pero que puede llegar a un 40 % en cirugía de revisión.[5] En cuanto a la tibia, los dividimos en:

- Tipo T1: se trata de pequeños defectos que van a permitir una buena estabilidad del nuevo implante. No modifican la altura de la línea articular. Se sitúan en cualquier área de la base tibial, pero mantienen suficiente hueso esponjoso metafisario para no necesitar vástagos suplementarios. La altura del defecto no sobrepasa los 5 mm ni el 50 % del perímetro epifisario tibial. Se solucionan habitualmente con relleno de cemento o injerto triturado.

- Tipo T2: se produce pérdida metafisaria con importante afectación del hueso esponjoso subyacente. En prótesis primarias, es característico de tibias varas o valgas muy evolucionadas. A su vez, se subclasifican en defecto T2a cuando la pérdida de sustancia se localiza en uno de los platillos, ya sea interno (medial) o externo (lateral). La altura del defecto sobrepasa los 5 mm y ya será necesaria la utilización de aumentos metálicos o injertos óseos (autólogos o alogénicos) para recuperar la altura de la línea articular. El defecto T2b afecta a ambos platillos tibiales, es también mayor de 5 mm y compromete en conjunto a más del 50 % del anillo tibial. También será necesario suplir con aumentos (cuñas o bloques) o injertos y siempre en ambos defectos tipo T2 colocaremos el componente tibial con vástagos centromedulares para buscar un apoyo diafisario que nos proporcionará una estabilidad precoz del implante.

- Tipo T3: la pérdida ósea compromete la totalidad de la región metafisaria. Aquí se encuentran afectados, en muchas ocasiones, los componentes ligamentarios laterales o rotulianos y, habitualmente, se requieren aloinjertos masivos para su reconstrucción, así como prótesis modulares o a medida. Es conveniente un apoyo diafisario importante, por lo que se recomienda la utilización de vástagos cementados para evitar la rotación y componentes con un alto grado de constreñimiento. Asimismo, en caso de ser necesario, se debe reconstruir los defectos del aparato extensor si resulta insuficiente para la función articular.

Existen otras clasificaciones que probablemente simplifican la de Engh, como las que publican la Knee Society Index of Severity y la de Clatworthy y Gross, basada esta última en la contención o no de los defectos.[6,7] La última modificación es la propuesta por Huff y Sculco.[8] Estos autores se basan en la morfología del defecto que implícitamente lleva a recomendar los mismos modelos de soluciones. Fundamentalmente, los patrones son:

- Quístico. Se trata de pequeños defectos en el hueso trabecular que no se prevé que afecten a la estabilidad articular. En cirugía primaria, suele encontrarse en rodillas con artritis reumatoides muy evolucionadas (corticoterapia prolongada) y durante la cirugía de revisión es consecuencia del hueso que queda adherido a los componentes explantados o durante las maniobras de retirada del cemento. Es suficiente con el relleno de injerto óseo esponjoso autólogo o alogénico. Para Dorr *et al.*, si el defecto es menor de 5 mm de diámetro podemos solucionarlo con relleno de cemento, y si es mayor, deberíamos rellenarlo con injerto óseo.[9]

– Epifisario. Estos defectos comprometen la cortical del anillo tibial. Al menos uno de los pilares, interno o externo, está afectado y esto compromete la estabilidad del implante; suelen producirse en deformidades severas en varo o valgo y tienen forma de cuña. En cirugía de revisión, el patrón epifisario suele ser el resultado de un aflojamiento por un implante varizado y colapso de la cortical medial y necesita aumentos en forma de cuñas o bloques para restaurar la altura de la línea articular.[10] La ventaja es que se proporciona una estabilidad inmediata, permitiendo la deambulación con carga precoz. El inconveniente es que no constituye una solución biológica, no restaura hueso e incluso requiere un pequeño recorte óseo para labrar el lecho de los suplementos metálicos. Asimismo, siempre debe apoyarse con un vástago diafisario tibial centrador del implante, que proporcione estabilidad al sistema.

– Cavitario. Se refiere a una pérdida masiva de hueso trabecular en la metáfisis proximal tibial (véase la figura 2). Suele producirse en osteólisis agresivas, infección evolucionada o durante las maniobras de explantación, sobre todo de componentes con vástago tibial. La solución pasa por el relleno con aloinjerto o con estructuras metálicas. El injerto, ya sea como un bloque óseo o fragmentado, es una buena solución, ya que, potencialmente, restaura el capital óseo con vistas a un posible futuro recambio y es más barato que el relleno metálico. Por el contrario, necesita un período de protección en cuanto a la carga y no siempre se consigue una buena integración, por lo que puede comprometer la estabilidad del nuevo implante. Los trabajos de Whiteside avalan la viabilidad de esta técnica a largo plazo con signos radiográficos de incorporación del injerto entre uno y dos años.[11-14] El aloinjerto en bloque y suelto tiene una mayor estabilidad inicial comparado con el fragmentado, por ello es recomendado por Dorr *et al.* para defectos de más del 50 % del platillo tibial.[9] En todos los casos deben utilizarse vástagos endomedulares que sobrepasen la zona del injerto. Esta solución ha demostrado entre un 77 y un 87 % de buenos y excelentes resultados con seguimientos de 48 a 50 meses, pero está contraindicada en artropatías neuropáticas (Charcot),[15-17] necrosis postirradiación, enfermedades metabólicas del hueso y pacientes inmunosuprimidos.[15] Las opciones metálicas para estos defectos serían la utilización de prótesis constreñidas con relleno metafisario tipo SROM, que han demostrado resultados satisfactorios a dos años de seguimiento.[18] Otra solución son los conos de tantalio, caracterizados por su alta porosidad, biocompatibilidad y resistencia a la corrosión. Permiten el crecimiento óseo en su interior a la vez que ofrecen una excelente interfase para el anclaje con cemento de los vástagos endomedulares que se utilizan para dar estabilidad al implante.[19-21] Radnay y Scuderi tienen buenos resultados para el relleno de este tipo de defectos con metal trabecular, no encontrando aflojamientos ni cambios de posición.[22]

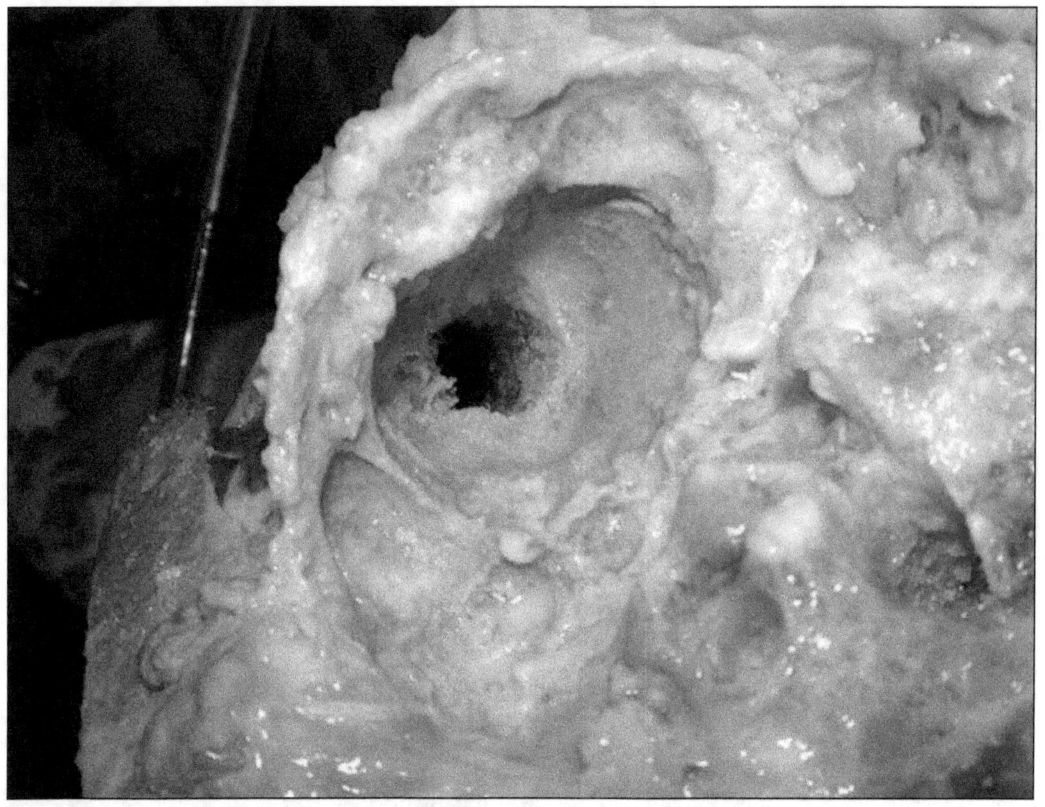

Figura 2. Defecto cavitario metafisario tibial.

– Segmentario. En estos defectos hay una gran pérdida de la parte proximal de la tibia. Es una pérdida combinada de defecto epifisario y cavitario y puede incluir la ausencia de estabilidad por estar afectados uno o ambos ligamentos laterales (véase la figura 3). Las opciones de reconstrucción son los injertos estructurales masivos y la prótesis de sustitución con más o menos constreñimiento. Los injertos proximales en tibia están recomendados para pacientes jóvenes. Clatworthy *et al.* han obtenido un 92 % de buenos resultados a los cinco años en defectos no contenidos con un seguimiento de 97 meses.[23] Sin embargo, estos resultados descienden a los diez años al 72 % y tienen un índice de revisiones del 23 % a los 71 meses. De estas revisiones, el 8 % fueron por reabsorción del injerto y un índice de infección del 8 %. Las prótesis de reconstrucción requieren un elevado nivel de constreñimiento con más o menos aumentos metálicos en función de la cantidad de pérdida ósea. Estos modelos de prótesis, en muchas ocasiones, son inevitables por tener una severa afectación de los ligamentos laterales. De todas maneras, estos sistemas protésicos tienen un alto índice de aflojamiento, que llega al 27 % y un 7 % de infecciones, por lo que deberían reservarse para casos extremos de rescate articular.[24]

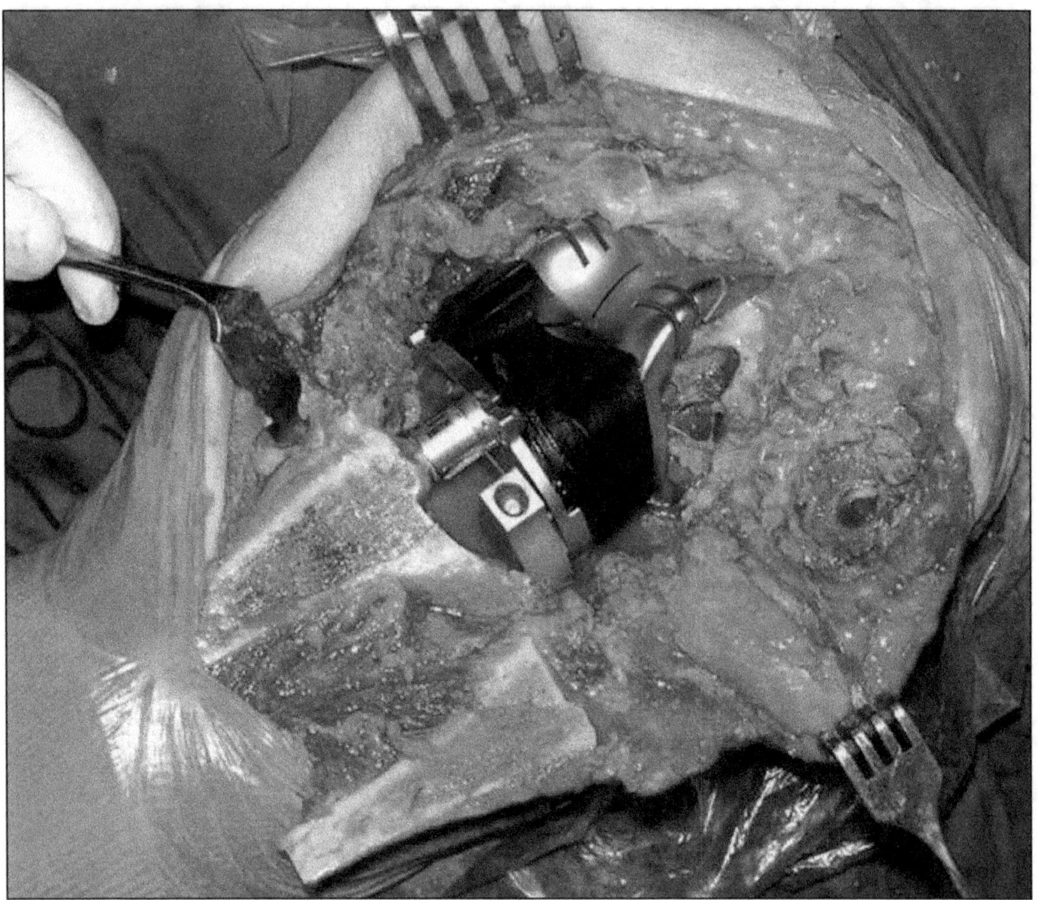

Figura 3. Defecto segmentario y la solución con suplementos metálicos modulares.

3 Tratamiento

Una vez clasificado el tipo de defecto y valorado el arsenal de posibilidades de que disponemos, diseccionaremos las diferentes variables del mismo.

Ante toda cirugía de RATR, el cirujano debe tener y dominar diferentes opciones para poder resolver las características de cada caso; así pues, deberá contar con un sistema versátil de reconstrucción, con la posibilidad de aumentos, disponibilidad de vástagos, vástagos con *offset*, aloinjerto óseo, y nuevas opciones, entre ellas, materiales de mayor biocompatibilidad.

Uno de los factores más importantes para obtener un buen arco de movilidad y una adecuada estabilidad de la rodilla es la identificación del nivel de la interlínea articular; esto permitirá la correcta colocación del implante y el equilibrado de partes blandas en extensión y flexión.

3.1 Sistemas de sustitución ósea metálicos

Los sistemas modulares que ofrecen la utilización de cuñas, bloques o suplementos, facilitan el tratamiento de los defectos óseos (véase la figura 4). Según los modelos, pueden llegar hasta 30 mm. Su modularidad permite utilizar múltiples posibilidades para adaptarse a cada defecto y que la resección ósea necesaria para su inclusión en la prótesis sea mínima. Se pueden fijar al componente articular mediante tornillos o cemento, y ofrecer una excelente estabilidad de forma inmediata. Las condiciones mecánicas de los suplementos metálicos parecen superiores a las de los plásticos. En el caso de utilizarse, se deberá implantar junto con un vástago endomedular para garantizar la estabilidad del componente.[22,25]

Los conos de metal trabecular se implantan en la zona metafisaria proximal tibial para reforzar el hueso cortical, que debe estar en contacto con tejido óseo sano. Existen diferentes opciones para utilizar el tamaño más adecuado a la cavidad metafisaria, pudiéndose rellenar el espacio entre cono y cortical con hueso esponjoso triturado e impactado. En todos los casos, se añadirá un vástago endomedular.[22]

En referencia a la utilización de vástagos endomedulares, éstos aportan una mayor estabilidad, ya desde el período inicial, sobre el componente articular para soportar los mo-

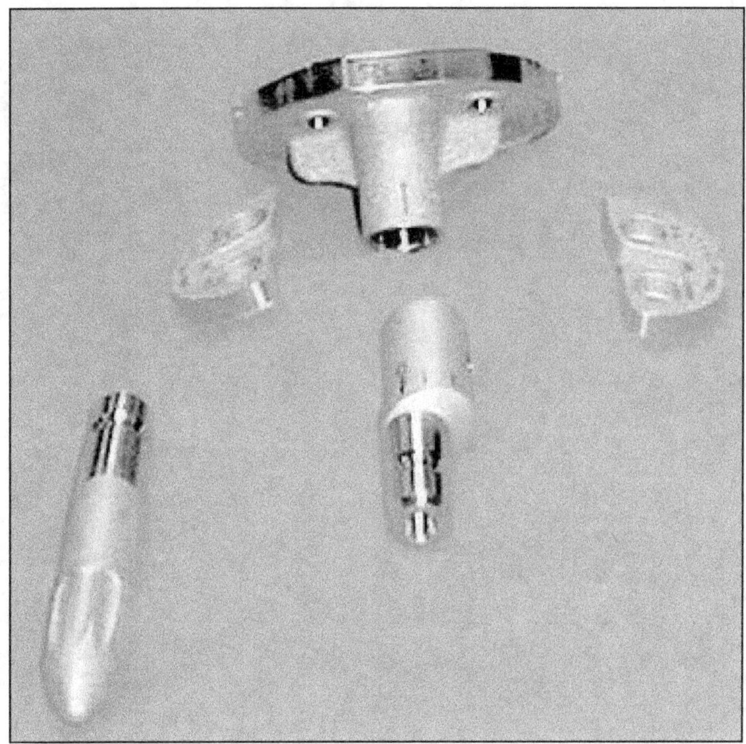

Figura 4. Posibilidades de reconstrucción que ofrece un sistema modular.

vimientos en valgo-varo y antero-posterior, disminuyendo el estrés en la interfase metafisaria hueso-prótesis. La cementación de dichos tallos es un factor que aún no está resuelto en la literatura. La ventaja de un vástago no cementado radica en que permite una alineación precisa del miembro y, en el caso de que sea precisa una nueva revisión, su extracción es más sencilla, preservando el capital óseo.[22,26] Sin embargo, los vástagos no cementados presentan un inconveniente, el dolor diafisario, que puede superar el 10 % de los casos y es consecuencia del contacto endostal con la zona distal del tallo.[26] Por otra parte, la cementación del vástago permite adaptar el mismo a cualquier tamaño del canal medular y reconstruir defectos epifisarios, pero dificulta la cirugía de una nueva revisión a la vez que disminuye el capital óseo disponible. Probablemente, la opción más respetuosa con las futuras cirugías es la combinación del implante de injerto óseo con vástagos no cementados, y cementado únicamente de la zona metafisaria.[22,26] Otros autores, siguiendo la técnica realizada en la cirugía de revisión de cadera, obtienen óptimos resultados con el implante de injerto óseo triturado impactado, con posterior cementación del vástago.[27]

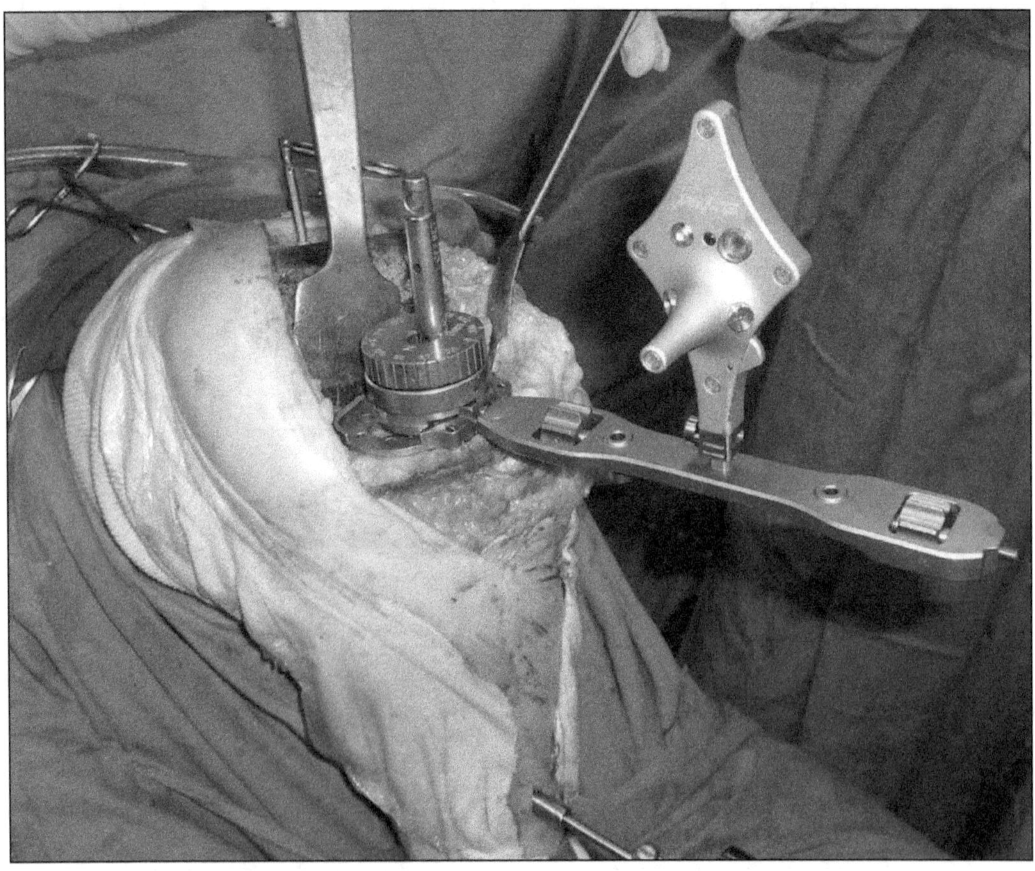

Figura 5. A) Utilización de desplazamiento offset *tibial con navegación.*

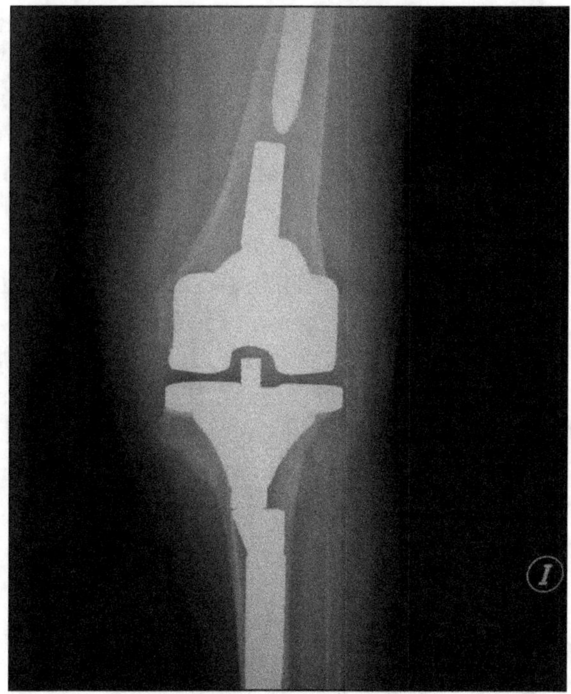

Figura 5. B) Imagen radiológica postoperatoria de vástago con desplazamiento offset *tibial.*

Los vástagos con desplazamiento *offset* tibial (véanse las figuras 5-A y 5-B) son extremadamente útiles cuando el centro de la metáfisis está desplazado en relación con el eje diafisario; esta situación es frecuente en pacientes a los que se les ha practicado previamente una osteotomía. Estos sistemas permiten un óptimo centrado del componente, evitando el sobredimensionamiento en uno de los sentidos, y facilita el equilibrado de los espacios en extensión y flexión.[22]

3.2 Injertos óseos

En cuanto a la utilización de injertos óseos, éstos serían, en principio, el sustituto lógico del defecto, ya que permitirían mantener el capital óseo de la rodilla, que si bien no es absolutamente importante en el postoperatorio inmediato de esta RATR, sí puede serlo a medio y largo plazo, especialmente, si se precisa una nueva cirugía; sin embargo, veremos que el autoinjerto (por su limitada cantidad) y el aloinjerto (por su inferior comportamiento biomecánico) deben compartir el protagonismo con las otras opciones citadas en este capítulo.

El autoinjerto óseo se obtiene del propio individuo y ofrece unas mejores propiedades biomecánicas. Sus ventajas son que presenta una buena osteogenicidad, osteoconducción y osteoinducción; no presenta, en cambio, riesgo de transmisión de enfermedades y su coste es, en principio, nulo; sin embargo, en el caso de la RATR, a diferencia de la cirugía primaria, difícilmente podremos obtener un buen tejido óseo de la propia rodilla; y la obtención de injerto procedente de la cresta ilíaca presenta una morbilidad importante, aparte de la limitada cantidad y calidad de tejido que se podrá recuperar de un paciente, en general, de edad avanzada.

El aloinjerto es el tejido obtenido de individuos de la misma especie, y en España podemos encontrarlo en múltiples bancos de tejidos, ya sea procedente de donantes multiorgánicos o tisulares, o bien de cabezas de fémur.[28] Precisamente, los bancos de tejidos son los que ofrecen una mayor seguridad al garantizar un estricto control de los donantes, el seguimiento de unos estándares, nacionales e internacionales, y realizar una adecuada trazabilidad de los tejidos.[29,30] Su conservación se realiza mediante congelación o liofilización. La osteogenicidad y la osteoconducción de los aloinjertos óseos esponjosos son inferiores a las del tejido autólogo, aunque superiores a las del aloinjerto cortical. Si bien el hueso de banco puede considerarse inmunogénico, no tiene repercusión clínica ni analítica.

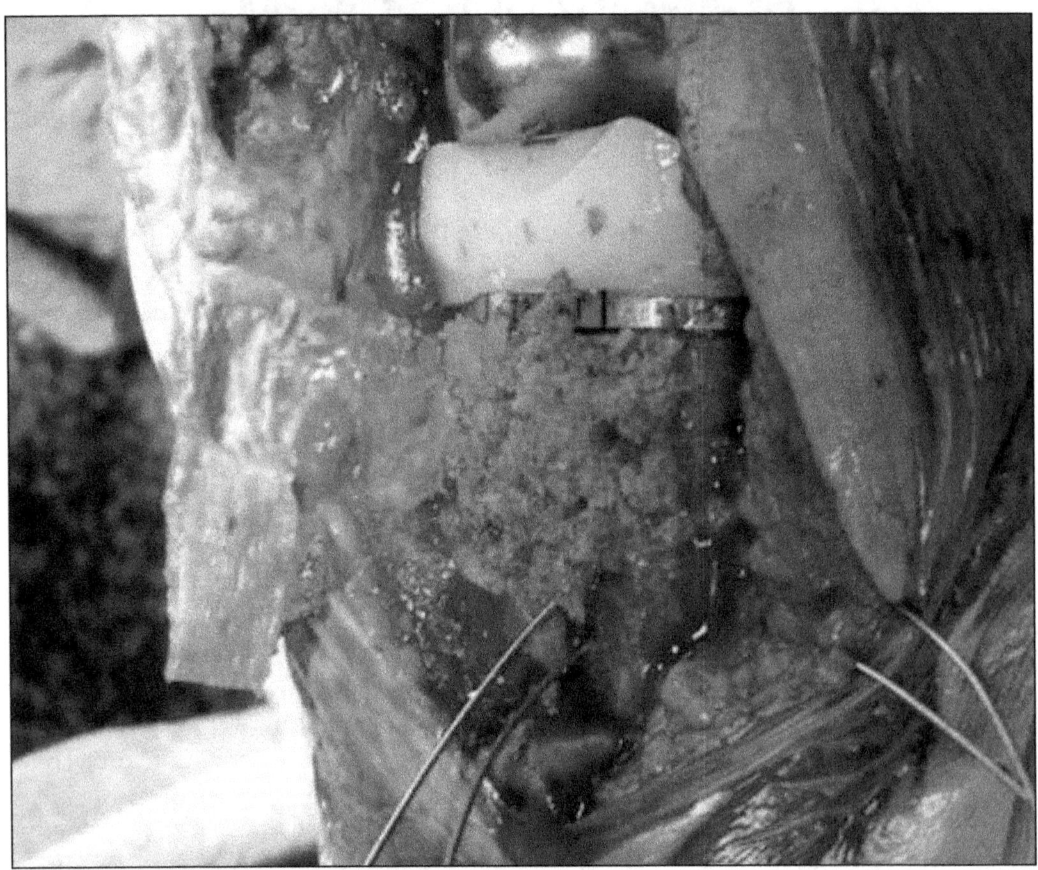

Figura 6. Implante de aloinjerto óseo triturado.

Las ventajas de utilizar los aloinjertos en relación con los autoinjertos son la mayor cantidad de tejido de que se puede disponer en un momento dado y la ausencia de morbilidad; sus desventajas son la posibilidad de transmisión de enfermedades, prácticamente nula con el empleo de tejidos procedentes de bancos autorizados, las propiedades biomecánicas discretamente inferiores y el coste. En cuanto a la comparación con el uso de suplementos metálicos, las ventajas de los aloinjertos son que permiten mantener o ganar capital óseo en vistas a futuras intervenciones, mientras que sus inconvenientes son un comportamiento más impredecible, precisando un período para su incorporación, la posibilidad de reabsorción, así como la ya citada posibilidad de transmisión de patologías.

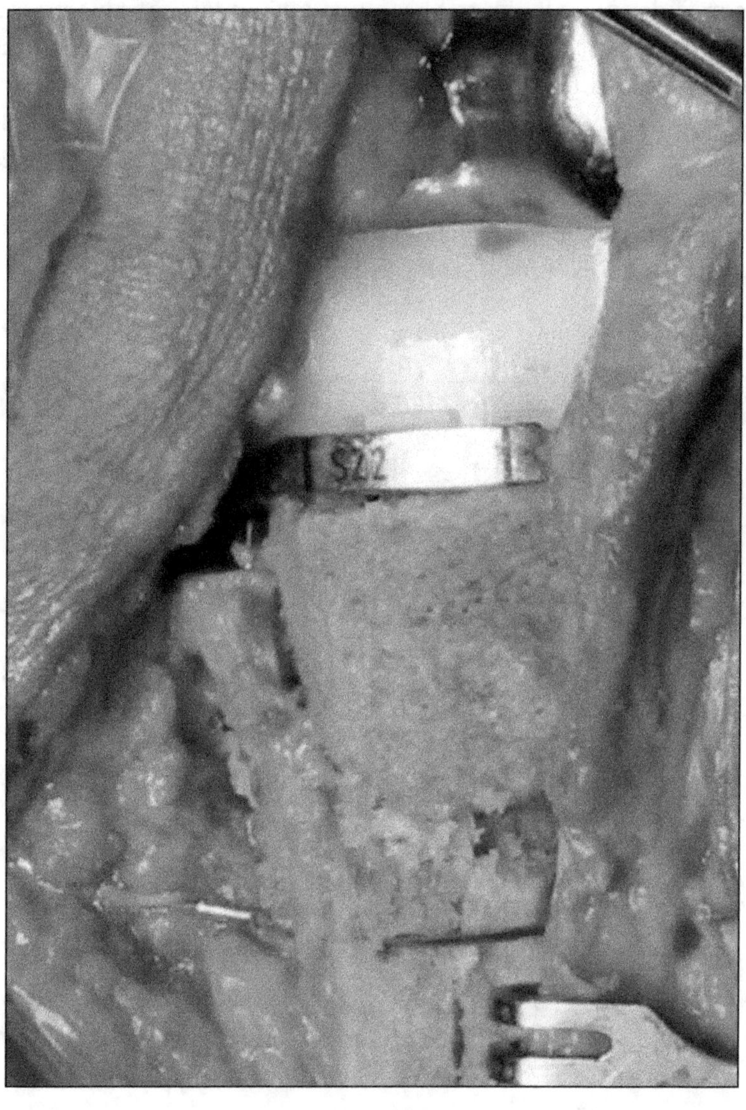

Figura 7. Implante de aloinjerto óseo estructural.

Los aloinjertos se pueden implantar en forma de tejido esponjoso triturado (véase la figura 6), ya sea para solucionar defectos contenidos o con el soporte de una malla para defectos no contenidos, y también como injertos estructurales (véase la figura 7). Su utilización implica la vinculación con un banco de tejidos de confianza, y permite, si se ha planificado adecuadamente, tener en el quirófano las opciones necesarias y prepararlas a medida según los defectos encontrados.[31]

3.3 *Prótesis a medida y modulares*

Las prótesis a medida (véase la figura 8) son una opción que se había utilizado frecuentemente, sobre todo en reconstrucciones tumorales, pero en la actualidad han quedado relegadas a unas pocas indicaciones, gracias a la aparición de alternativas como las prótesis modulares. No obstante, todavía resultan útiles cuando la anatomía o el tamaño del canal medular y del defecto no se adaptan a las opciones de los implantes estándar. Las ventajas de dichos implantes es que transmiten directamente las cargas al hueso receptor; sus inconvenientes son el tiempo, los costes y los posibles errores de fabricación, así como la poca opción de corrección de los imprevistos durante el acto quirúrgico.[25]

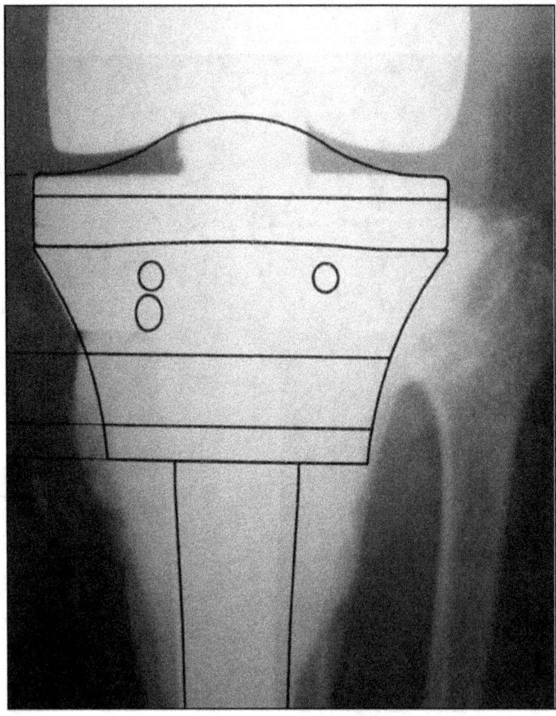

Figura 8. Utilización de prótesis a medida en defectos tibiales.

Como conclusiones, señalaremos que este tipo de cirugía tenderá a incrementarse en los próximos años, que presenta muchas variables al tener en cuenta los defectos óseos, y que, dada su dificultad, es recomendable que se realice en centros de referencia para que sean equipos experimentados quienes la lleven a cabo. Existen diversas opciones en el arsenal terapéutico del cirujano, básicamente las prótesis modulares, con cuñas, bloques y suplementos, vástagos, posibilidad de desplazamiento *offset* y conos; los aloinjertos (que presentan cada vez una mayor seguridad, si se obtienen de bancos de tejidos acreditados), ofrecen tejido esponjoso triturado para relleno e injertos estructurales para defectos más importantes, y por último, la alternativa de las prótesis a medida para casos especiales.

BIBLIOGRAFÍA

1. Mahomed NN, Barret J, Katz JN, *et al.* Epidemiology of total knee replacement in the United States medicare population. J. Bone Joint Surg Am 2005; 87: 1222-228.
2. Kane R, Saleh KJ, Wilt T, *et al.* Total knee replacement. Rockville, MD: Agency for healthcare research and quality 2003.
3. Reish TG, Scott WN, Math KR. Osteolysis around total knee arthroplasty diagnosed by multidetector computed tomography. Proceedings of Amer Acad Orthop Surg, San Francisco CA 2004.
4. Engh GA. Bone defect classification. En: Revision total knee arthroplasty Engh GA, Rorabeck CH (eds). William and Wilkins, Baltimore 1997; 63-120.
5. Engh GA. Complet reconstruction in primary and revision knee artrhoplasty. Bone defect management. Instructional Course AAOS 63 the Annual Meeting, Atlanta 1996.
6. Saleh KJ, Macaulay A, Radosevich DM, *et al.* The Knee Society of Index Severity for Failed Total Knee Arthroplasty. Clin Orthop 2001; 392: 166-73.
7. Clatworthy M, Gross AE. Management of bony defects in revision total knee replacement. In: Callaghan JJ, Rosenberg AG, Rubash HE, *et al.*, editors. The adult knee. Philadelphia (Pa): Lippincott, Williams and Wilkins 2003; p1455.
8. Huff TW, Sculco TP. Management of bone loss in revision total knee arthroplasty. J Arthroplasty 2007; 22(suppl 3): 32-6.

9. Dorr LD, Ranawat CS, Sculco TA, *et al.* Bone graft for tibial defects in total knee arthroplasty. Clin Othop 1986; 205: 153-65.
10. Brand MG, Daley RJ, Ewald FC, *et al.* Tibial tray augmentation with modular metal wedges for tibial bone stock deficiency. Clin Orthop 1989; 248: 71-9.
11. Whiteside LA. Cementless revision total knee arthroplasty. Clin Orthop 1993; 286: 160-67.
12. Bradley GW. Revision total knee arthroplasty by impaction bone grafting. Clin Orthop 2000; 371: 113-18.
13. Garino JP. The use of impactation grafting in revision total knee arthroplasty. J Arthroplasty 2002; 17(suppl 1): 94-7.
14. Heyligers IC, van Haaren EH, Wuisman PIJM. Revision knee arthroplasty using impaction grafting and primary implants. J Arthroplasty 2001; 16: 533-37.
15. Dennis DA. The structural allograft composite in revision total knee arthroplasty. J Arthroplasty 2002; 17(suppl 1): 90-3.
16. Engh GA, Herzwurm PJ, Parks NL. Treatment of major defects of bone with bulk allografts and stemmed components during revision total knee arthroplasty. J Bone Joint Surg Am 1997; 79: 1030-039.
17. Ghazavi MT, Stockley I, Yee G, *et al.* Reconstruction of massive bone defects with allograft in revision total knee arthroplasty. J Bone Joint Surg Am 1997; 79: 17-25.

18. Jones RE, Skedros JG, Chan AJ, *et al.* Total knee arthroplasty using the SROM mobile bearing hinge prosthesis. J Arthroplasty 2001; 16: 279-87.

19. Bobyn JD, Poggie RA, Krygier JJ, *et al.* Clinical validation of structural porous tantalum biomaterial for adult reconstruction. J Bone Joint Surg Am 2004; 86(suppl 2): 123-29.

20. Christie MJ. Clinical applications of trabecular metal. Am J Orthop 2002; 31: 219-20.

21. Cohen R. A porous tantalum trabecular metal: basic science. Am J Orthop 2002; 31: 216-17.

22. Radnay CS, Scuderi GR. Management of bone loss: augments, cones, offset stems. Clin Orthop 2006; 446: 83-92.

23. Clatworthy MG, Ballance J, Brick GW, *et al.* The use of structural allograft for uncontained defects in revision total knee arthroplasty: a minimum five year review. J Bone Joint Surg Am 2001; 83: 404-11.

24. Rand JA, Chao EY, Stauffer RN. Kinematic rotating-hinge total knee arthroplasty. J Bone Joint Surg Am 1987; 69: 489-97.

25. Ordóñez JM. Defecto óseo en cirugía protésica de rodilla primaria y de revisión. En Ordóñez JM, Munuera L (ed) Artroplastia de rodilla. Editorial Médica Panamericana, Madrid 1998; 315-37.

26. Ayerza M, Yacuzzi C, Costa M, *et al.* Cirugía de revisión protésica en pacientes con defectos óseos masivos de la rodilla. Artroscopia 2007; 1: 34-9.

27. Lotke PA, Carolan GF, Puri N. Technique for impaction bone grafting of large bone defectes in revision total knee arthroplasty. J Arthroplasty 2006; 21: 57-60.

28. Suso S, Segur JM. Metodología de un banco de huesos regional. En Suso S (ed). Banco de huesos. Monografías SECOT-4. Editorial Masson. Barcelona 2002; 25-33.

29. Asociación Española de Bancos de Tejidos. Estándares de la Asociación Española de Bancos de Tejidos. 3ª edición 2008.

30. European Association of Tissue Banks. Common Standards for Tissues and Cells Basmking 2003.

31. Backstein D, Safir O, Gross A. Management of bone loss. Structural grafts in revision total knee arthroplasty. Clin Orthop 2006; 446: 104-12.

Capítulo 7. Equilibrio ligamentoso, alineación rotacional y restitución de la interlínea articular

J. Couceiro Follente

**Jefe del Servicio de Cirugía Ortopédica
y Traumatología
Complejo Hospitalario Universitario
de Santiago de Compostela
Director del Instituto de Ortopedia y Banco de Tejidos
de la Universidad de Santiago
Santiago de Compostela**

Dirección para correspondencia
Complejo Hospitalario Universitario
de Santiago de Compostela
Dr. J. Couceiro Follente
jose.couceiro@usc.es

1   Introducción

La mejoría de la calidad de vida experimentada por los pacientes sometidos a artroplastias totales de cadera y rodilla ha influido notablemente en el aumento de la dedicación de recursos humanos y económicos para el perfeccionamiento de los resultados y la larga duración de los materiales implantados. Los progresos así obtenidos condujeron a una demanda que aumenta progresivamente en este tipo de cirugía, incluso en pacientes jóvenes. Una restricción importante en su uso se refiere a la supervivencia más o menos limitada en el tiempo (casi siempre, consecuencia del aflojamiento y la osteólisis, aunque no exclusivamente) relacionado con el desgaste de los materiales. Se necesitan diseños de prótesis y técnicas quirúrgicas que mejoren la supervivencia de los recambios de las artroplastias fallidas. Existen cálculos estadísticos de las necesidades futuras.

2   Aflojamiento y pérdida ósea

Los factores que con más frecuencia conducen a cirugía de revisión se relacionan con aflojamientos asépticos y pérdidas óseas. En la actualidad, esos problemas se achacan a los materiales empleados, cuyas partículas del desgaste condicionan el desencadenamiento de una reacción inflamatoria local acompañada de destrucción ósea. Esta osteólisis se conoce como la «enfermedad de las partículas». Otro motivo de disminución de la masa ósea se relaciona con la alteración de la remodelación del tejido óseo ante la protección de cargas, ocasionadas por diferencias de las propiedades mecánicas (módulo de elasticidad) entre el material óseo y el biomaterial.

Aparte de las complicaciones mencionadas en relación con el diseño y la composición y estructura de los materiales empleados, se describen también la técnica quirúrgica inadecuada, alergias, infecciones, etc. A pesar de los problemas conocidos, los estudios de coste-eficacia favorecen el empleo de las artroplastias.

2.1 *Incidencia y grados de osteólisis*

Estudios recientes sugieren que el incremento de sobrecarga hospitalaria de las artroplastias en los próximos 20 años será notable. En algunos países las prótesis primarias de rodilla aumentarán en un 673 %. Se incrementará también el número de recambios de prótesis para las rodillas, que alcanzará el doble del actual en el año 2015. En general, las cifras de aumento de cirugías de revisión que se calculan entre los años 2005 y 2030 serán de un 601 % para las rodillas. Entre 1990 y 2002, en Estados Unidos, la cirugía de revisión para las prótesis totales de rodilla oscilaba entre un 7,5 y un 9,7 % (8,2 % de promedio).[1] El National Joint Registry del Reino Unido estima que se han practicado más de 62.000 reemplazos de rodilla en el año 2007.[2]

Formas de pérdida ósea	Características
Cística	Pequeños defectos quísticos o en bolsa, pérdida de hueso trabecular en el área de la interfaz hueso-implante o quistes subcondrales iniciales.
Epifisaria	Pérdida de hueso cortical en el área epifiseo-metafisaria.
Cavitaria	Pérdida ósea metafisaria, masiva, intracortical.
Segmentaria	Formas epifisarias y cavitarias combinadas. Pérdidas de porciones grandes de fémur distal o tibia proximal. Pueden ir incluidas las inserciones de los ligamentos colaterales.
Opciones reconstructivas	
Cística	La estabilidad del implante no está comprometida. Rellenar los quistes con injerto óseo local cuando está disponible o con cemento. Se recomiendan injertos para quistes mayores de 5 mm de diámetro.
Epifisaria	Aumentos modulares, femorales o tibiales, con implantes con vástago.
Cavitaria	Implantes de relleno metafisario, conos de metal trabecular o aloinjertos estructurales con implantes con vástago.
Segmentaria	Reemplazo femoral distal o tibial proximal *versus* reconstrucción con aloinjerto estructural.

Tabla 1. Clasificación de Huff y Sculco según la del Anderson Orthopaedic Research Institute.

Para obtener el mayor éxito con la cirugía de recambios protésicos es conveniente conocer la fisiopatología del proceso así como las técnicas que conducen a la restauración de la biomecánica y estabilidad articular. Por un lado, se deberán tomar decisiones intraoperatorias de resecciones del tejido inflamatorio, métodos de interrupción de la osteólisis y el relleno de los defectos óseos (con injertos y biomateriales) para poder reproducir una interlínea articular anatómica y conseguir, así, un tratamiento adecuado de las partes blandas para proporcionar una buena estabilidad. Tradicionalmente, la clasificación del Anderson Orthopaedic Research Institute es la más conocida y utilizada para evaluar el tipo de pérdida ósea.[3]

Habitualmente, se utilizan clasificaciones que ayudan en la planificación preoperatoria y aportan sugerencias para las distintas opciones reconstructivas (véanse las tablas 1 y 2).

La clasificación de Huff y Sculco hace más sencilla la clasificación del Anderson Orthopaedic Research Institute, aunque siguiendo sus pautas y añadiendo la solución quirúrgica para los defectos óseos[4] (véase la tabla 1).

Otras clasificaciones son más amplias y contemplan no solamente los métodos de restitución de la interlínea articular óptima (IAO) sino también otros aspectos, tales como la estabilidad ligamentosa, el tipo de abordaje, la alineación y la movilidad, como ocurre con la clasificación del Índice de Severidad de la Sociedad de la Rodilla (véase la tabla 2).

2.2 La osteólisis

El aflojamiento aséptico constituye la causa más frecuente de cirugía de revisión en prótesis de rodilla, sobre todo a largo plazo, como consecuencia de las partículas generadas por el uso y el desgaste del polietileno, principalmente. La acumulación de dichas partículas (polietileno, metal, cerámica) en la articulación y sus alrededores da lugar a una activación de las células fagocitarias, inicio de una reacción en cascada que conduce a una reabsorción ósea. La patogénesis de esta reacción no se conoce en profundidad, pero se relaciona con el tamaño, la forma y la cantidad de las partículas. Las más abundantes, de tamaño submicrónico, producen la mayor activación de macrófagos, experimentalmente. Se han descrito células de la inflamación como macrófagos, linfocitos y mastocitos en la interfaz prótesis-hueso. La «enfermedad de las partículas» da lugar a osteólisis y pérdida ósea como consecuencia de la reacción inflamatoria desencadenada por la fagocitosis, mediante macrófagos, que generan citocinas, entre ellas la interleucina 1 beta (IL-1ß) y el factor de necrosis tumoral alfa (TNF-α), así como la interleucina 1 (IL-1) y la interleucina 6 (IL-6), las cuales, a su vez, estimulan una mayor presencia de macrófagos y el reclutamiento y la activación de los osteoclastos (OC). Éstos son miembros de la familia monocito/macrófago, comprobándose que macrófagos de distintas fuentes y maduración pueden ser inducidos a OC. Las lesiones inflamatorias óseas se caracterizan por la proliferación abundante

Exposición

A) Incisión
- Cicatriz incorporable en una incisión de línea media
- Cicatriz previa no incorporable
- Índice de masa corporal < 25
- [Peso(kg) / altura² (m²)]
- Índice de masa corporal 25-30
- Índice de masa corporal > 30
- Transposición de colgajo (p. e. *gastrocnemius*)
- Colgajo libre vascularizado

B) Mecanismo extensor
- Incisión sólo para-rotuliana, subvasto, mid-vasto
- Requiere un *rectus snip*
- Requiere un desdoblamiento (*turndown*)
- Requiere osteotomía de tuberosidad

Alineación

- Varo 0-15º (eje anatómico, AP bipedestación)
- Varo > 15º (eje anatómico, AP bipedestación)
- Valgo 0-15º (eje anatómico, AP bipedestación)

- Valgo > 15º (eje anatómico, AP bipedestación)
- *Recurvatum* > 10º (expl. clínica)

Arco de movilidad

A) Contractura en flexión
(Limitada a extensión pasiva, despierto)
- 0-15º
- 16-30º
- > 30º

B) Contractura en extensión
(limitada a flexión pasiva, despierto)
- Flexión > 90º
- Flexión 60-89º
- Flexión < 60º

Estabilidad ligamentosa

- Ligamentos MC y LC intactos
- Ligamento colateral medial y lateral rotos, no funcionales

- Inestabilidad global requiriendo bisagra

Implante que recambiar

- Vástago de componente cementado < 70 mm o componentes no cementados bien fijados

- Vástago > 70 mm cementado, flojo
- Vástago > 70 mm cementado, no flojo

Mecanismo Extensor

- Intacto (expl. clínica)

- Disrupción

Rótula

- Revisable
- *Pre-op:* hueso dañado pero queda > 15 mm espesor
- *Intra-op:* se puede insertar otro polietileno

- No revisable
- *Pre-op:* hueso deficiente (15 mm), fractura estrellada, completamente avascular
- *Intra-op:* requiere pateloplastia o patelectomía

Deficiencia del *stock* óseo

Clasificación del Instituto de Investigación Anderson-fémur
- Tipo I: no subsidencia del componente, línea articular normal con perfil condilar completo
- *Intra-op:* no aumentos, injerto estructural, relleno con cemento > 1 cm

Clasificación del Instituto de Investigación Anderson-tibia
- Tipo I: *pre-op:* no subsidencia de componente (encima peroné) o perfil metafisario completo
- *Intra-op:* no aumentos, injerto estructural, relleno con cemento > 1 cm

---

Deficiencia del *stock* óseo *(cont.)*

Clasificación del Instituto de Investigación Anderson-fémur	Clasificación del Instituto de Investigación Anderson-tibia
– Tipo II: elevación de la línea articular y perfil condilar – Reducido – *Intra-op:* aumentos > 4mm, injerto óseo triturado o relleno de cemento > 1cm – Tipo III: *pre-op:* migración de los implantes o lisis hasta los epicóndilos – *Intra-op:* reconstrucción con injerto estructural, aumentos, cemento o componentes de bisagra	– Tipo II: *pre-op:* componentes a altura o debajo punta de peroné – *Intra-op:* restaurar la línea articular con aumentos > 4mm, injerto óseo y cemento > 1 cm – Tipo III: *pre-op:* pérdida de la curvatura tibial, con migración del componente o lisis – *Intra-op:* reconstrucción requiere injerto estructural o bisagra

Tabla 2. Índice de severidad de la Sociedad de la Rodilla.

de osteoclastos. TNF es un agente osteoclastogénico potente. En resumen, entre los factores de la inflamación aislados *in vivo* e *in vitro* en los tejidos periprotésicos se citan la interleucina 1 alfa (IL-1α), interleucina 1-beta (IL-1ß), interleucina 6 (IL-6), interleucina 11 (IL-11) y TNF-α en la interfaz de artroplastias con aflojamiento aséptico y osteólisis. A estos conocimientos hay que añadir otras vías que colaboran en la destrucción tisular, como ocurre con la apoptosis, que se puede definir como la forma fisiológica de muerte celular programada para mantener la homeostasis tisular. Da la impresión de que las células inician su propia apoptosis mediante la activación de proteasas endógenas llamadas caspasas. Sin embargo, la apoptosis relacionada con la caspasa-8 aislada en los tejidos fibrosos de prótesis cementadas, añade otro factor en el aflojamiento de las mismas. La apoptosis de fibroblastos y la presencia de esta proteasa pueden estar ligadas a unos niveles elevados de TNF-α en la membrana de la interfaz. Los osteoblastos pueden producir menos cantidad de matriz extracelular y también sufrir apoptosis.

En el momento actual, no existe ningún tratamiento farmacéutico aprobado que pueda reducir o frenar el proceso una vez iniciado. Los difosfonatos inducen la apoptosis de osteoclastos y tienen aplicaciones clínicas así como los receptores-inhibidores de la IL-6, entre otros. Se hacen necesarios más estudios de patogenia molecular y celular en pacientes, ya que la osteólisis podrá ser cuantificada mejor que en valoraciones previas, utilizando las nuevas técnicas de imagen con protocolos de supresión de artefactos metálicos. La mejor imagen de la osteólisis con resonancia magnética nuclear optimizada se ha podido corroborar en cirugía de revisión.[5]

Tradicionalmente, para prevenir o retrasar el proceso de aflojamiento de las prótesis de rodilla, la investigación clínica se ha dirigido a otras áreas como las de biomateriales (desgaste, fricción, alergias), diseños (reproducción de la biomecánica, conservación ósea), técnicas quirúrgicas y fijación (micromovimiento inicial del implante y migración; escasez de crecimiento óseo en porosidades de prótesis no cementadas; pérdida ósea por el mecanismo de protección de esfuerzos).

Aparte de los citados, tanto en cirugía primaria como de revisión, se consideran factores determinantes en el comportamiento y la supervivencia de la prótesis, el equilibrado de los ligamentos y partes blandas, la rotación de los componentes y el cálculo de la interlínea articular.

3   Equilibrio ligamentoso

El desequilibrio ligamentoso se muestra clínicamente como inestabilidad, deformidad o mezcla de ambas. Desde un punto de vista general, las inestabilidades en las prótesis de rodillas pueden ser la consecuencia de: tamaño de los componentes o su alineación, fallo de los ligamentos colaterales, desgaste, pérdida ósea, aflojamiento de los componentes, roturas protésicas o fracturas óseas.

En cirugía de revisión de prótesis total de rodilla, se puede predecir que los tejidos blandos, estabilizadores de la nueva prótesis, pueden haber sufrido engrosamiento, estar lesionados, con resistencia disminuida o ausentes.

3.1 Métodos

Se han descrito diferentes técnicas para obtener el equilibrado ligamentoso en casos de cirugía de revisión, relacionados con reconstrucción de pérdidas óseas, *recurvatum,* contracturas, varo o valgo.

Los tensores de ligamentos pueden justificar algunas técnicas, entre ellas la de los espaciadores (*gap technique*).[6] Este procedimiento fue promulgado por Insall y consiste en liberar los tejidos blandos hasta crear espacios rectangulares simétricos, equilibrados en flexión y extensión.

Sin embargo, el mismo grupo de investigadores reconocen que durante el equilibrado de las partes blandas, se pueden aceptar pequeñas diferencias.[7,8]

Solamente en casos de destrucción de los ligamentos hay que utilizar una prótesis del tipo de bisagra rotatoria. Esta situación suele ocurrir cuando los ligamentos colaterales son incompetentes porque existe una pérdida masiva de hueso y en pacientes ancianos con un marcado *genu recurvatum.*

En las otras inestabilidades deberían utilizarse prótesis constreñidas, valorando el tipo de constricción de una forma progresiva, desde las más parecidas a las primarias, con el fin de reducir lo más posible la demanda mecánica en la interfaz que frecuentemente está entre el cemento y el hueso. Sin embargo, el objetivo principal consiste en conseguir un adecuado equilibrio ligamentoso. Las situaciones más frecuentes se relacionan con deformidad en varo-valgo, seguida de *recurvatum,* inestabilidad antero-posterior en distintos grados de flexión, global. El equilibrio ligamentoso y los espacios rectangulares equiparables en flexión y extensión están relacionados, pero no son la misma cosa.

Antes de ajustar la tensión de los ligamentos deberán corregirse los posibles defectos de alineación mediante la reconstrucción de los cortes óseos, las rotaciones adecuadas y los tamaños; se procederá, por tanto, a reproducir el nivel de interlínea articular según unos cálculos basados en referencias anatómicas, como se verá más adelante. A continuación, se equilibran los ligamentos para obtener un espacio en flexión, seguido de un espacio en extensión, ambos rectangulares y equiparables.

Tanto la rotación femoral como la interlínea articular pueden reestablecerse mediante recortes óseos y utilizando habitualmente aloinjertos o suplementos metálicos. Una vez conseguida la interlínea y el equilibrado ligamentoso, puede suceder que el espacio en flexión sea mayor que en extensión, por lo que se puede utilizar un componente femoral más grande, con dimensión antero posterior mayor (o menor, en caso de espacio muy apretado), suplementos posteriores o una prótesis más constreñida para varo-valgo.

Si después de una liberación posterior de la cápsula, el espacio en extensión es escaso, se puede recortar el hueso distal del fémur. En el caso probable de que el espacio en extensión sea muy laxo, se deben añadir suplementos distales al componente femoral. Si el espacio en flexión o en extensión no se puede conseguir en forma rectangular, se debe utilizar una prótesis más constreñida.[9]

El equilibrado de los ligamentos en estos recambios debe conseguirse mediante una combinación de liberación de las partes blandas y ligamentosas en algunos casos, el ajuste de la resección ósea, el cálculo de la interlínea, la posición del implante y su tamaño. La utilización de espaciadores puede orientar hacia el nivel de la interlínea y los posibles ajustes.

Manualmente, y mejor con la ayuda de un tensor calibrado, se comprueba el posible desequilibrio ligamentoso. Cuando existe tendencia a la deformidad en varo, es imprescindible liberar las partes blandas mediales mediante disección aguda con la ayuda de un periostotomo y la elevación de los ligamentos del hueso. Se hace una liberación progresiva en la zona medial articular hasta la superficie tibial.

Si existe una tendencia a la deformidad en valgo, se deben liberar, en primer lugar, las partes blandas pegadas a la articulación, seguidas por la banda iliotibial de su inserción. Si persiste la deformidad, se podría liberar el ligamento colateral lateral y el poplíteo de sus inserciones en el cóndilo femoral. La liberación lateral muy amplia crea ciertas desventajas como pueden ser la elevación de la interlínea, sin contar con el riesgo de estiramiento y lesión del nervio peroneo. En estos casos o cuando el ligamento medial se considere incompetente, es recomendable la retensión con fijación proximal, distal o el fruncido del mismo. Se puede reconstruir el ligamento añadiéndole tejido capsular, frunciéndolo para después fijarlo más tensado, con una grapa en el centro de rotación y con un tornillo proximal y una arandela en el cóndilo para aumentar la tensión y anudar la sutura, según Krakow.[10] Otras técnicas similares extraen la inserción proximal de los ligamentos con un bloque de hueso que luego se fija en un lecho óseo más proximal. En cirugía de revisión es preferible la fijación proximal. También se puede fruncir el ligamento medial imbricando la zona proximal con la distal, dando puntos de sujeción en ambos extremos y luego anudando en el centro.

Si al controlar el equilibrado en extensión o al utilizar los componentes de prueba, generalmente en rodillas poco destruidas, se observa una deformidad en flexión, se podrá liberar la cápsula posterior y, si persiste, en algunos casos, el ligamento cruzado posterior, también puede utilizarse un modelo de prótesis estabilizada posterior.

La rotación femoral y la altura de la interlínea articular se consiguen mediante el empleo de aloinjertos o suplementos metálicos que rellenen los defectos. Equilibrando la tensión de los ligamentos colaterales en flexión debería conducir a formar espacio simétrico. A continuación, se necesita obtener otro espacio simétrico en extensión. Sin embargo, si el espacio en flexión es mayor que en extensión, incluso después de conseguir un buen nivel de la interlínea articular y la rotación, se provocará una inestabilidad en flexión cuya solución podrá ser la utilización de un componente femoral más grande o el uso de una prótesis más constreñida para el varo-valgo. Si al mismo tiempo no se pueden conseguir espacios rectangulares en flexión y extensión se debe usar una prótesis más constreñida.

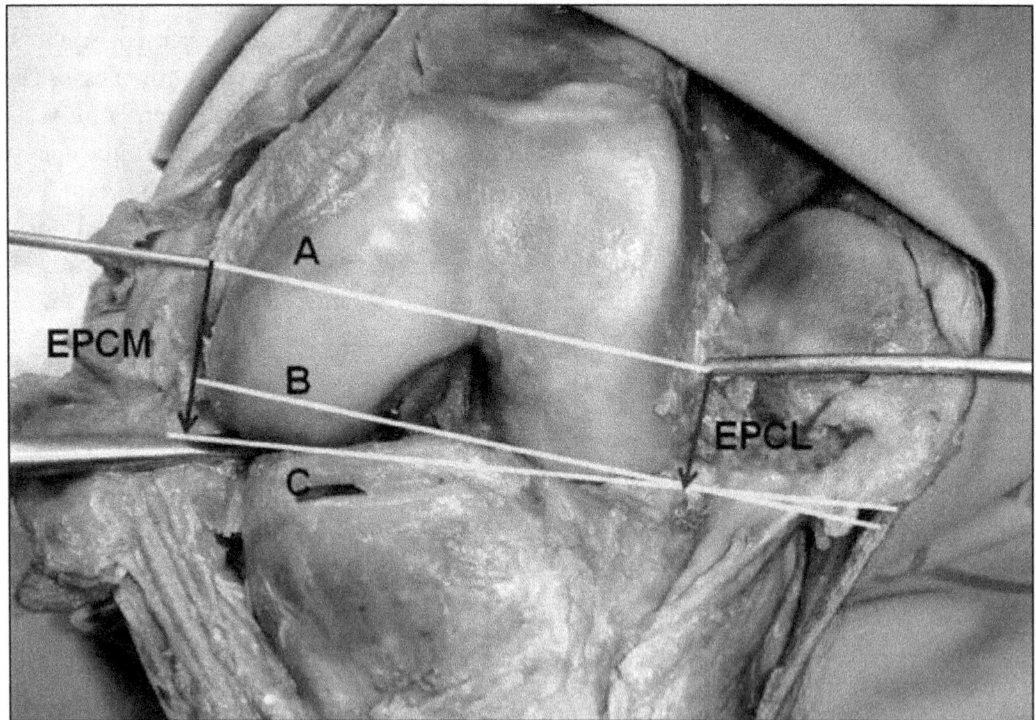

Figura 1. Disección de rodilla, en flexión. (A) Eje transepicondíleo. (B) Línea paralela a la anterior para el corte posterior. (C) Interlínea articular. (EPCM) Distancia del epicóndilo medial a la interlínea. (EPCL) Espacio epicóndilo lateral e interlínea.

4   Alineación rotacional

En cirugía de revisión, como consecuencia de la pérdida ósea, para calcular la rotación de los componentes definitivos, de todos los métodos de cirugía primaria, los más empleados en las técnicas quirúrgicas actuales se reducen a mediciones basadas en marcas anatómicas, como los epicóndilos, particularmente el medial, el eje transepicondíleo, el paralelismo del mismo con la superficie de la meseta tibial cortada a 90° con el eje longitudinal de la tibia (véase la figura 1). Cada vez con más frecuencia se utiliza la cirugía asistida por computadora. En ésta se toman las referencias anatómicas con la sonda y se introducen los datos en el ordenador, que calcula el eje intermaleolar.

Los epicóndilos del fémur distal pueden ser las únicas marcas fiables que todavía se pueden localizar en casos de recambios protésicos y ayudan no sólo en el cálculo de la rotación sino también en las medidas para reproducir la interlínea articular.

Se puede comprobar el eje transepicondíleo manualmente o con el empleo de un «navegador».

El recorte o el ajuste de la metáfisis tibial en ángulo recto con el eje de la tibia permitirá utilizar el tensor y aplicar la técnica del espacio (*gap*) como la medida más fiable para calcular la estabilidad, el tipo de tratamiento de las partes blandas, pudiendo completar los ajustes añadiendo suplementos, recortes, tamaños, con el fin de conseguir la interlínea calculada. El método de la reconstrucción de un espacio en forma de paralelepípedo se considera el más preciso o el que conduce a una menor variabilidad en la estimación de la rotación del componente femoral.

Para conseguir una meseta tibial transversal, a 90° con el eje longitudinal de la tibia, el método recomendado por algunos autores[11] consiste en colocar un vástago de prueba ajustado al diámetro de la diáfisis tibial, para después implantar una prótesis definitiva no cementada, aunque lo más frecuente es cementar y reconstruir la metáfisis tibial con cemento óseo, con o sin aloinjerto.

Partiendo de esta superficie tibial, se tratan de equilibrar los ligamentos colaterales utilizando incluso un tensor y se reproduce la interlínea articular adecuando el tamaño del componente femoral, añadiendo suplementos distales o posteriores, completándolo con el tamaño necesario del polietileno y el tipo de constricción estabilizadora.

Durante la planificación preoperatoria, es conveniente comprobar la rotación de los componentes femoral y tibial para corregir los posibles errores y, si se emplea el navegador, se podrán corroborar los datos al tomar los puntos de referencia con la prótesis *in situ*, previa a su extracción. Los cálculos se pueden realizar en imágenes obtenidas mediante tomografía axial computerizada (TAC). Para la rotación femoral, se selecciona el corte del TAC a través de los epicóndilos, se dibuja una línea entre la parte más prominente del epicóndilo lateral y el surco del epicóndilo medial y ésta, a su vez, se compara con otra que une ambos cóndilos posteriores de la prótesis que se va a recambiar, obteniéndose así el ángulo de rotación. Para la rotación tibial, se localiza el centro geométrico del platillo del componente tibial y se transporta al nivel que pasa por la tuberosidad de la tibia.[12,13]

5   Interlínea articular

En la cirugía primaria se considera que la reproducción de la interlínea articular se relaciona con los mejores resultados según la puntuación de la Sociedad de la Rodilla (KSS, según siglas en inglés). Se aceptan variaciones menores de 8 mm en la interlínea y la altura de la rótula entre 10 y 30 mm. La rótula alta puede provocar subluxaciones y la baja se relaciona con limitación de la flexión, pinzamiento, desgaste del polietileno, dolor anterior de rodilla y riesgo de rotura tendinosa.

En cirugía de revisión, la reconstrucción de la interlínea mejora la biomecánica articular y los resultados clínicos. Sin embargo, esta técnica encierra dificultades relacionadas con las diversas deformidades ocasionadas por la osteólisis y la pérdida ósea, el desequilibrio ligamentoso, así como la desalineación femoro-tibial y la pérdida de algunas de las referencias anatómicas utilizadas en cirugía primaria.

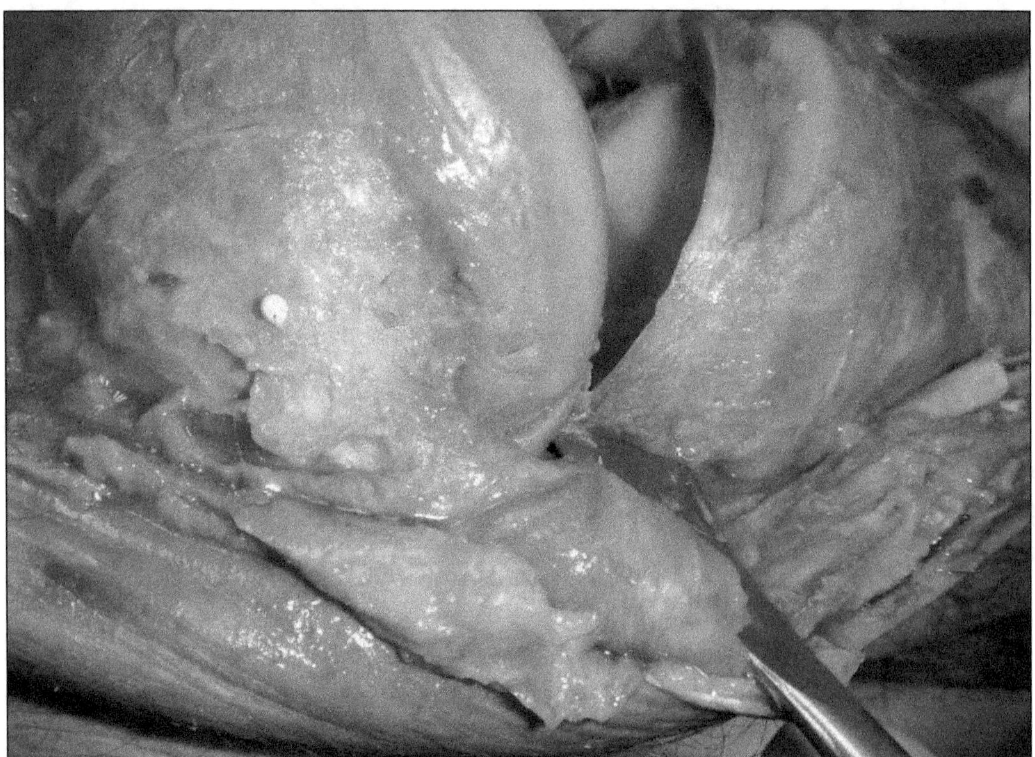

Figura 2. Disección anatómica del epicóndilo medial. Se calculó el surco mediante palpación del epicóndilo y se marcó con un alfiler de cabeza blanca.

Los epicóndilos del fémur en la articulación casi siempre pueden detectarse en las rodillas sometidas a recambios, y constituyen las marcas anatómicas más fiables. No solamente orientan en la rotación del componente femoral sino que también permiten determinar la distancia a la reconstruible interlínea articular. Sin embargo, los cirujanos muestran una gran variabilidad al localizarlos, lo que dificulta su utilización incluso para la cirugía asistida por computadora (CAS)[14] (véanse las figuras 1, 2, 3 y 7).

La distancia desde el surco epicondilar medial a la interlínea articular debería ser aproximadamente de 26,3 mm en mujeres y de 29,2 mm en varones (véase la figura 6).

La distancia entre el epicóndilo lateral y la interlínea será de unos 23,4 mm en mujeres y de 25,6 mm en hombres[8] (véanse las figuras 1, 8 y 11).

En pacientes con variaciones del tamaño habitual para su género (excesivamente grandes o pequeños), se podría medir la anchura transepicondilar durante la intervención quirúrgica y multiplicarla por 0,36 para la distancia medial y por 0,32 para la lateral.

Esto se podría aplicar a casos de revisión muy complejos, para calcular el nivel de la interlínea articular.[15]

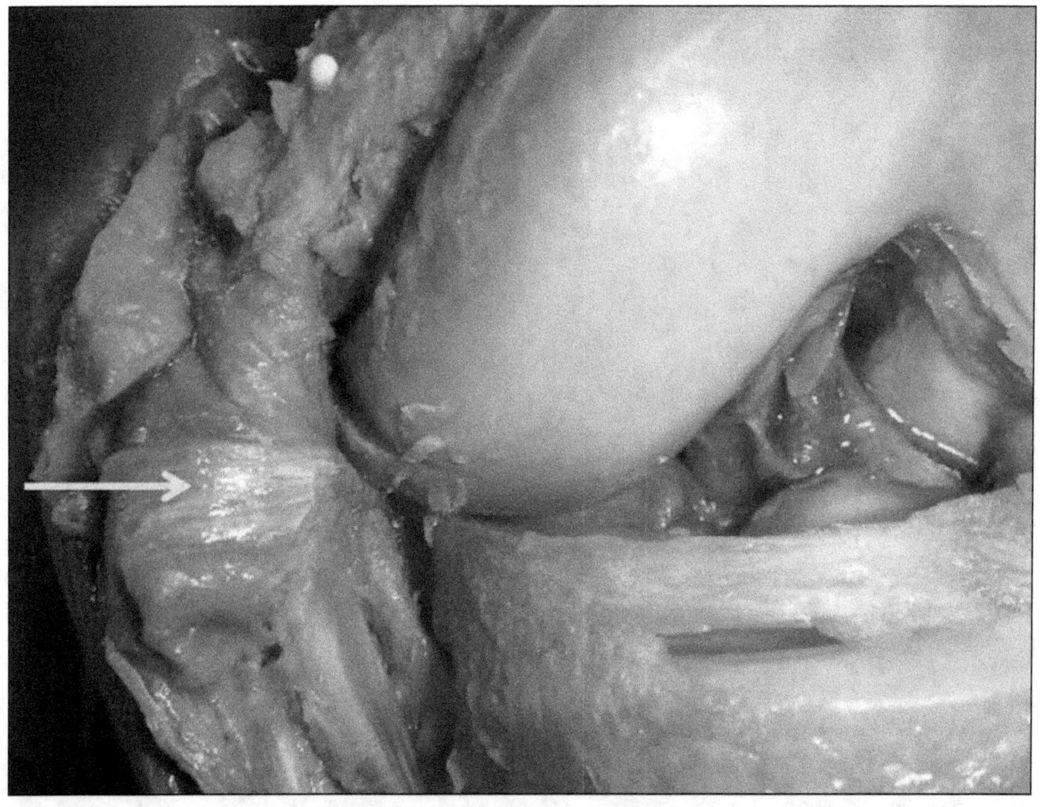

Figura 3. El mismo espécimen de la figura 2 en visión antero-posterior de la rodilla.
Se aprecia la marca blanca en la inserción del ligamento colateral medial superficial y profundo.
La flecha indica la banda del menisco medial.

Los epicóndilos del fémur distal pueden ser las únicas marcas fiables que todavía se pueden localizar en casos de recambios protésicos y ayudan no sólo en el cálculo de la rotación sino también en la decisión de reproducir la interlínea articular.

Podemos sugerir como un aspecto importante en técnicas de artroplastias de rodilla primarias y de revisión, un buen entrenamiento y atención en la localización de las marcas anatómicas tanto para mediciones manuales tradicionales como para CAS. La cirugía en cadáver puede ser un buen complemento al hábito quirúrgico (véanse las figuras 4, 5, 7 y 8).

Estudios en cadáver mostraron que la interlínea articular estaba a 28,4 +/- 3,54 mm desde el epicóndilo medial, 13,7 +/- 4,29 mm desde el polo inferior de la patela en extensión, 27,4 +/- 7,11 mm desde la cabeza del peroné y 32,4 +/- 7,73 mm desde la tuberosidad tibial[16] (véanse las figuras 9, 10, 11 y 12).

Aunque se pueden utilizar otras referencias como el eje transepicondilar y la tuberosidad de los adductores, durante la operación, son áreas difícilmente abordables. La marca anatómica más reproducible es el epicóndilo femoral medial. Éste presenta un surco o valle en una prominencia del tipo de herradura, donde se fija el ligamento medial en su porción profunda (véase la figura 5). El epicóndilo lateral es el punto más prominente de la zona (véase la figura 8).

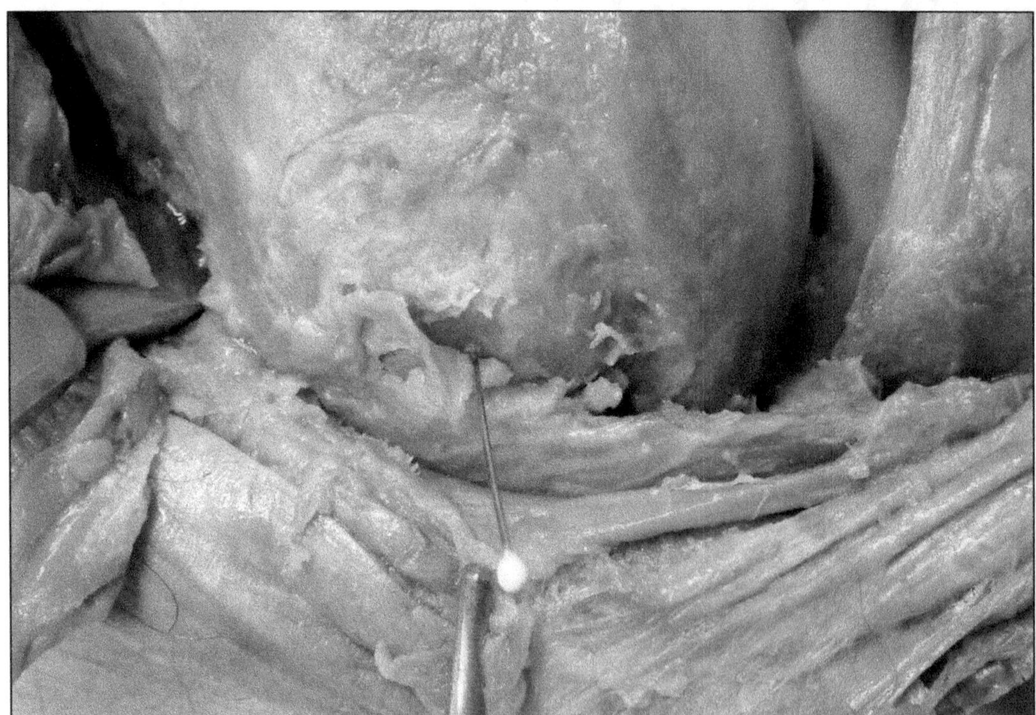

Figura 4. Visión del surco epicondíleo medial al comenzar a despegar la estructura ligamentosa medial, resaltado con un alfiler de cabeza blanca.

Como puntos secundarios se consideran el polo inferior de la rótula y la tuberosidad tibial, puesto que están encapsulados en tejido y tendón (véanse las figuras 10 y 12).

La medición desde la tuberosidad de los adductores también puede constituir una de las referencias utilizadas, más corrientemente en los cálculos de la interlínea durante la planificación preoperatoria. Oscila entre 22 y 63 mm (promedio 45 mm)[17] (véase la figura 5).

Sin embargo, todas las referencias citadas pueden ser de gran ayuda en la planificación radiográfica preoperatoria o cuando los epicóndilos están muy afectados.

Antes de proceder a la cirugía de revisión debe hacerse una planificación preoperatoria.

5.1 *Cirugía asistida por computadora (CAS)*

Durante la cirugía de revisión, uno de los retos más importantes consiste en reproducir el nivel de la interlínea articular óptima. Es necesario conseguir una interlínea anatómica bien calculada con el fin de proporcionar al paciente una buena estabilidad y cinemática articular.

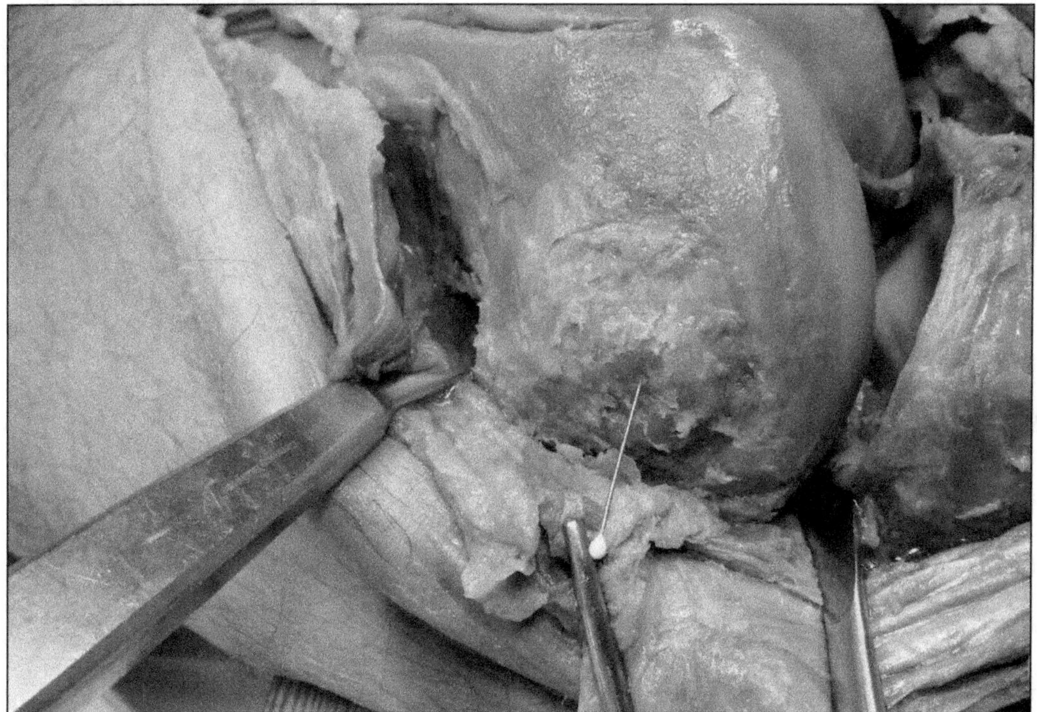

Figura 5. Disección y exposición del surco del epicóndilo medial. Tiene forma aproximada de herradura con el alfiler en el centro del mismo.

Se han descrito muchas técnicas utilizando solamente marcas óseas anatómicas.

La cirugía asistida por computadora *(computer assisted surgery,* CAS) es un procedimiento muy útil para captar las marcas anatómicas y para ajustar (establecer) la elección entre diferentes medidas de los distintos parámetros. En cirugía de revisión, casi siempre se puede identificar el epicóndilo medial y, habitualmente, también la línea intercondílea, aunque otras mediciones descritas se hacen difíciles manualmente, por lo que resulta más útil el navegador.

Se pueden utilizar los datos obtenidos por estudios de imagen y en cadáver, como se ha visto antes.

Una de las técnicas usa las bandas de los meniscos para definir el nivel de la interlínea articular (véase la figura 3). Dos rastreadores *(trackers)* del navegador se fijan en el fémur y la tibia, respectivamente. Es recomendable colocarlos suficientemente alejados de la interlínea con el fin de que no obstaculicen la utilización de extensiones o prolongaciones intramedulares del vástago. Una separación de unos 20 cm de la interlínea permitirá implantar extensiones de unos 8 cm.

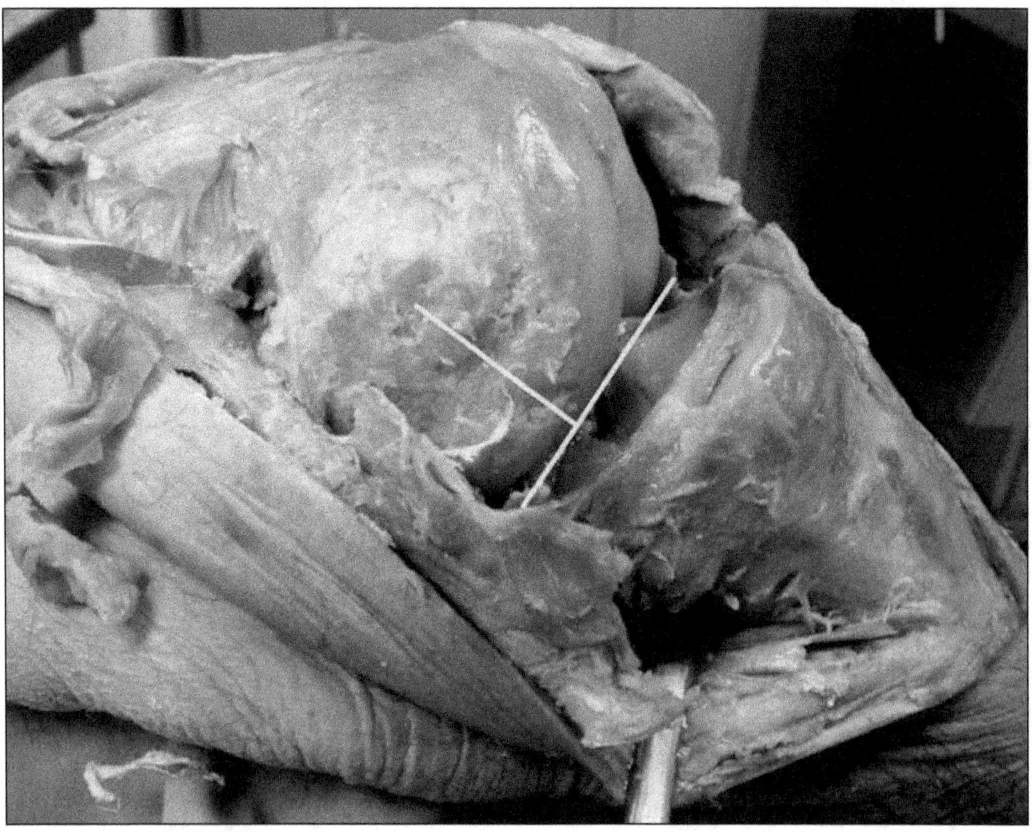

Figura 6. La distancia entre el surco del epicóndilo medial y la superficie del cóndilo está marcada con unas líneas amarillas.

A continuación, se captan y registran los datos de las marcas anatómicas que incluyen:

– El centro de la cabeza femoral.
– El punto mecánico femoral distal.
– Ambos epicóndilos.
– Los cóndilos posteriores.
– El eje femoral antero-posterior, con el componente femoral todavía implantado, aunque se pudiera haber extraído el polietileno.

En la parte tibial se marcan los datos del punto mecánico proximal, la tuberosidad, la inserción de ligamento cruzado posterior (PCL) y ambos maleolos.

Con estos datos se puede establecer la relación entre la interlínea óptima y el nivel de la superficie ósea presente. El nivel del fémur distal restante se determina en relación con el nivel del componente femoral extraído y la interlínea articular calculada.

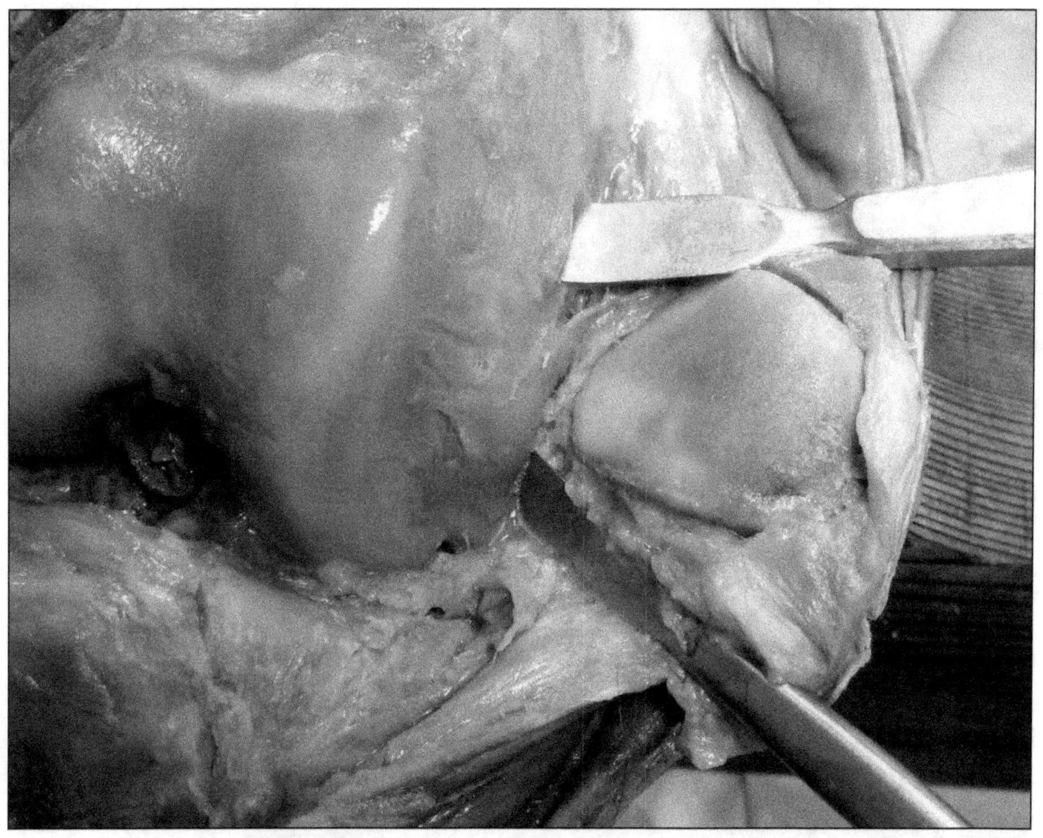

Figura 7. Epicóndilo lateral. La identificación por palpación del punto más prominente no es constantemente reproducible.

La proporción entre la interlínea óptima y el hueso femoral y tibial restante se determina utilizando los datos del navegador. Con los datos obtenidos, la computadora hace los cálculos para los aumentos femorales (+AF) y los recortes óseos (-AF). El nivel óseo distal del fémur +/- AF = interlínea articular.

Cuando se calculan los cóndilos distales y el punto más profundo de la plataforma tibial, el cirujano tiene que insertar un tensor de dos paletas.

A continuación, en extensión completa, utilizando el tensor con la fuerza de distracción apropiada, el cirujano obtiene y registra la parte distal de las bandas del menisco medial y lateral:

1. Para el cóndilo distal medial y lateral.
2. Para los puntos más profundos del platillo tibial medial y lateral.

El tensor permite equilibrar el espacio en flexión y extensión mediante la adecuada liberación y, en algunos casos, la reconstrucción ligamentosa. Al mismo tiempo, se valora la utilización de suplementos o recortes óseos para conseguir una interlínea anatómica y el tipo de constricción, de la prótesis. El uso de un tensor calibrado permitirá obtener unas mediciones mas precisas.

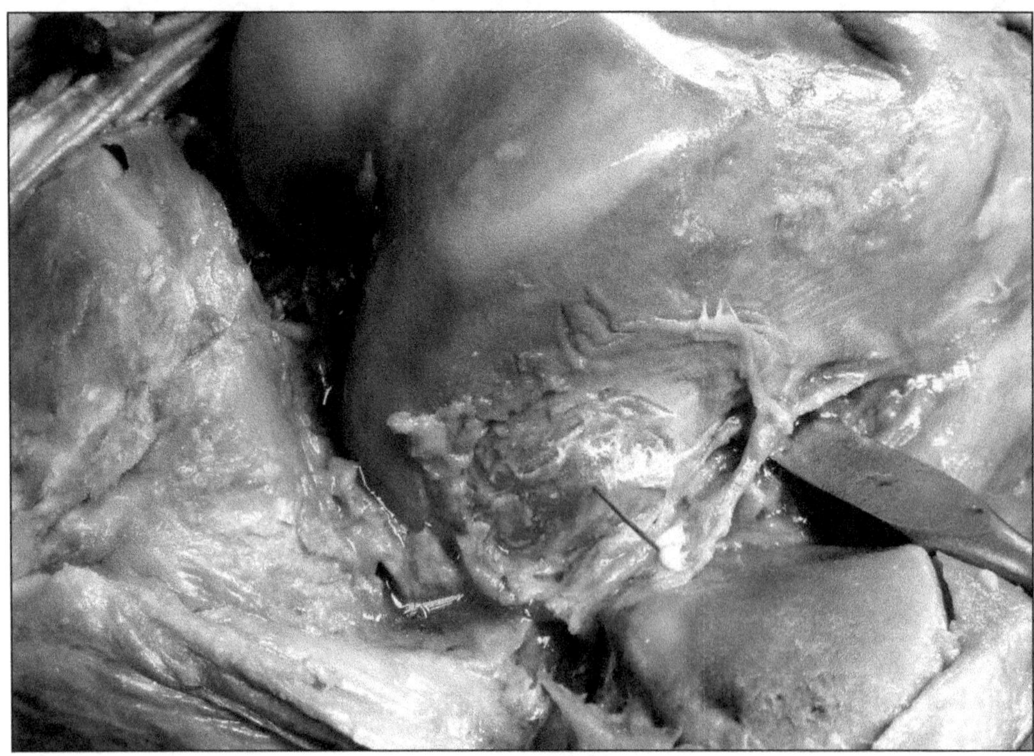

Figura 8. Disección del epicóndilo lateral e identificación de su prominencia, marcada con un alfiler.

Con la articulación en flexión y utilizando la instrumentación estándar de la rodilla, mediante la sonda o puntero (paleta) del navegador, el cirujano decide el corte tibial, teniendo en cuenta los defectos presentes.

El nivel de los cortes medial y lateral se despliega (o expone), con lo que el cálculo de la necesidad de suplementos y su tamaño se convierten en una tarea sencilla, así como establecer el espesor correcto del polietileno. El recorte o los ajustes con suplementos para la tibia son preferibles porque afectan tanto a la flexión como a la extensión.

En extensión, utilizando la instrumentación estándar de la rodilla y la sonda del navegador, teniendo en cuenta los defectos óseos, el cirujano puede definir los recortes femorales adecuados. Si el corte femoral primario se había hecho muy distal, se practicará un ajuste del mismo resecando la cantidad mínima imprescindible, adecuan-

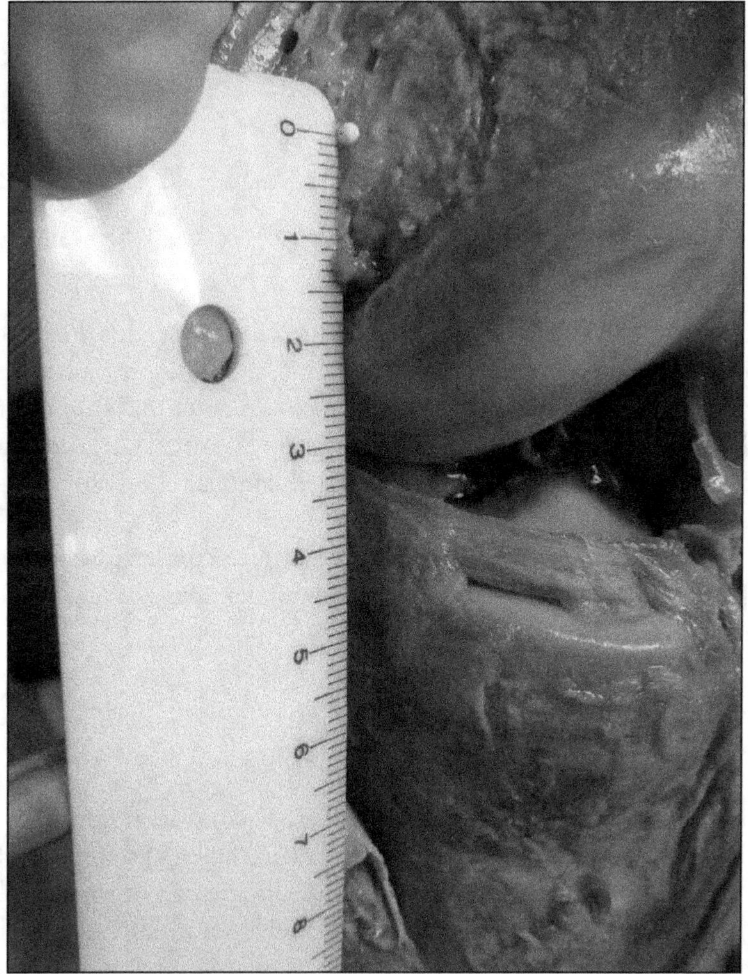

Figura 9. Representación de lo que podría ser una medición manual intraoperatoria entre el surco del epicóndilo medial y la interlínea. Disección en rodilla de cadáver.

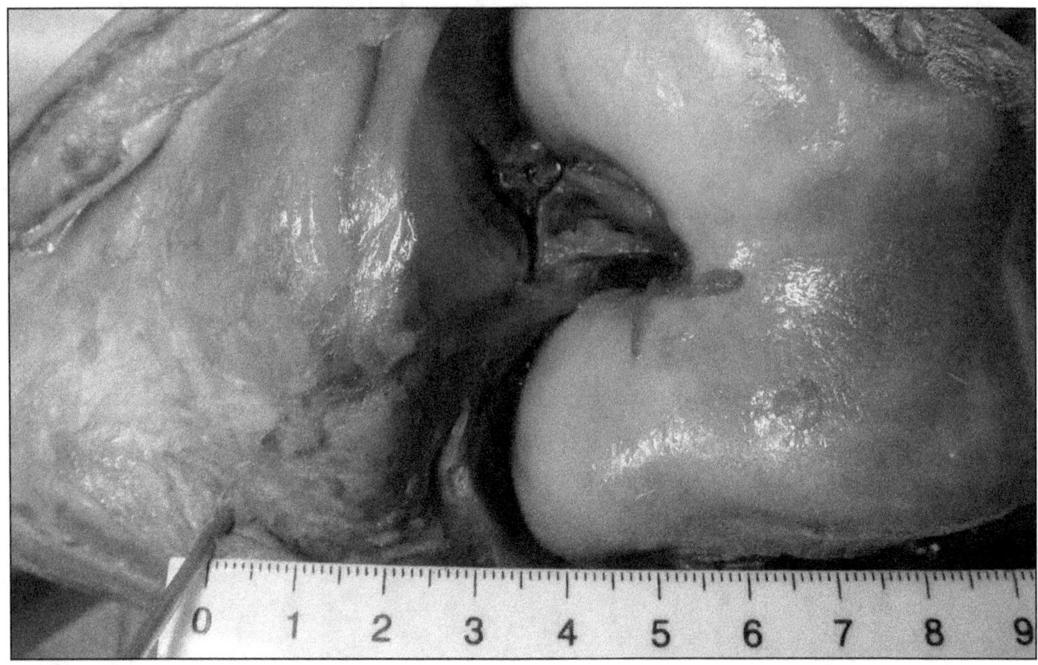

Figura 10. Demostración anatómica de la distancia de la tuberosidad de la tibia a la interlínea articular.

do la rotación y el varo-valgo, siempre con la ayuda del navegador. Por el contrario, si el nivel femoral se detecta muy proximal, bien por la cirugía previa o por los defectos óseos, la interlínea se puede reconstruir mediante suplementos o aloinjertos.

El nivel de recortes medial y lateral se despliega en la pantalla del ordenador. Se hace fácil, entonces, calcular los aumentos necesarios al conocer el espesor del componente femoral.

En flexión, se coloca el componente tibial de prueba con los posibles suplementos. El cirujano podrá definir el tamaño del componente femoral adecuado para conseguir una buena estabilidad.

6   Conclusiones

En cirugía de revisión de prótesis total de rodillas, se consideran aspectos recomendables la reproducción de la biomecánica articular, una buena estabilidad, la conservación ósea, la regeneración de este tejido y la utilización de una artroplastia lo más parecida posible a la primaria. Para conseguir estos objetivos es necesario reproducir el nivel de interlínea articular anatómica, que se puede calcular comparando con el lado sano o utilizando medidas obtenidas según estudios de puntos de referencias de imágenes o en cadáveres.

En este proceso se pueden aplicar mediciones como las utilizadas en cirugía primaria y técnicas tradicionales como el método manual o técnicas de cirugía asistida por computadora. Ambos procedimientos se facilitan con una planificación preoperatoria. Se podrán determinar los defectos óseos; el eje antero-posterior y la caída posterior de la meseta tibial; el tamaño del polietileno o el espacio existente; y la posible desviación de la superficie de la meseta en relación con los 90° del eje tibial. Y con la ayuda de TAC o RMN optimizadas se podrá definir el eje transepicondíleo y la rotación del componente femoral. En su defecto, se puede localizar el epicóndilo medial para calcular la interlínea, como método más reproducible.

La interlínea anatómica está a un promedio de unos 29,2 mm en hombres y 26,3 mm en mujeres, desde el surco del epicóndilo medial, y a 23,4 mm en mujeres y 25,6 mm en hombres, desde el epicóndilo lateral. Mediciones secundarias pueden ser: 13,7 +/- 4,29 mm desde el polo inferior de la rótula en extensión, 27,4 +/- 7,11 mm desde la cabeza del peroné y 32,4 +/- 7,73 mm desde la tuberosidad tibial. Durante la operación, cada cirujano emplea su experiencia, que viene encauzada por varios aspectos: el número de intervenciones previas, la cantidad de pérdida ósea, la movilidad, el tratamiento de las partes blandas y las vías de abordaje, entre otras.

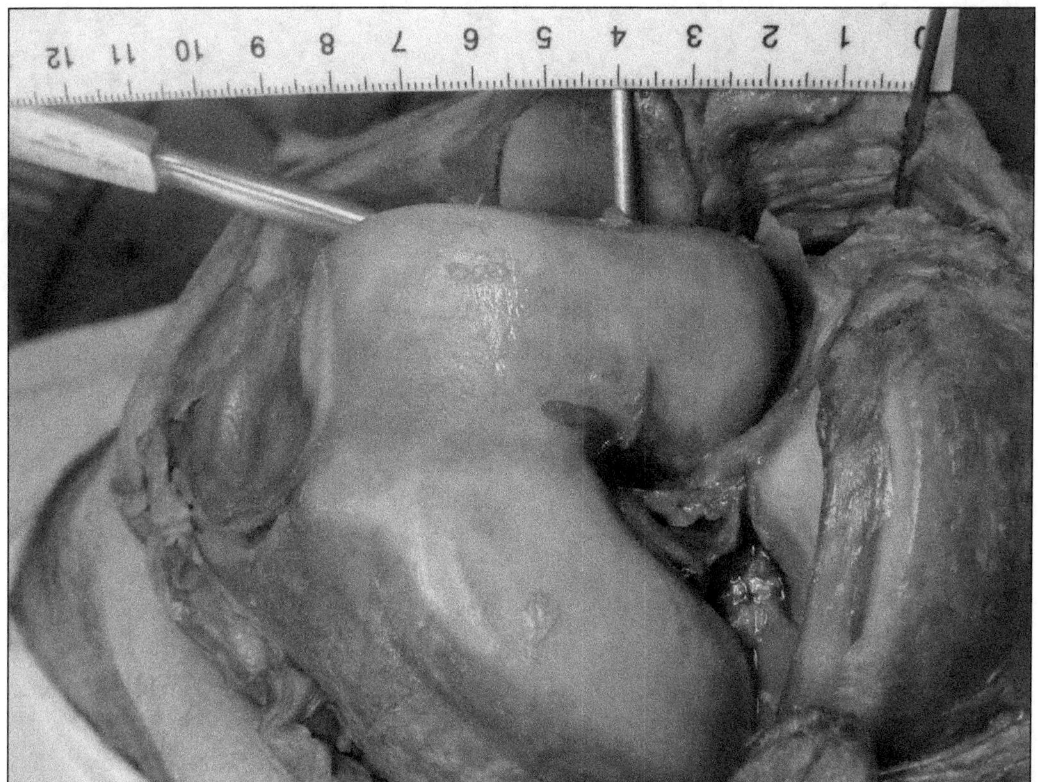

Figura 11. Distancia entre la cabeza del peroné y la interlínea. El clavo de la tibia marca la cabeza del peroné.

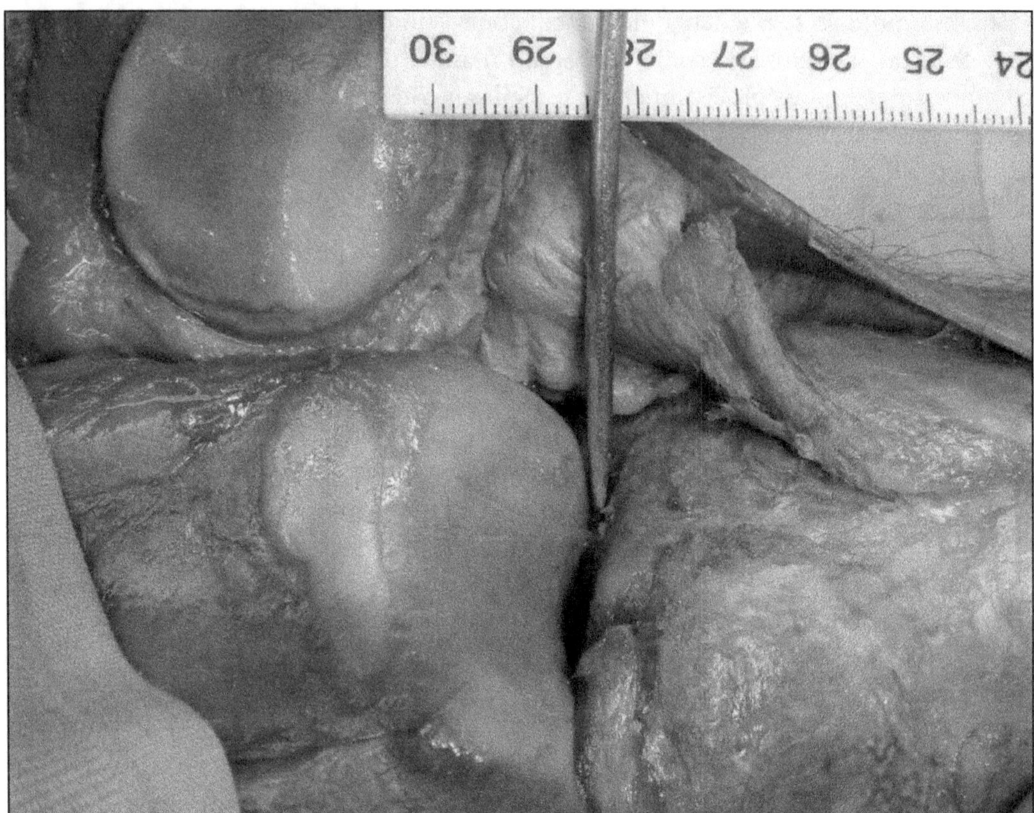

Figura 12. El borde inferior de la rótula a la interlínea también constituye una medición secundaria.

Basándose en la revisión bibliográfica, se puede recomendar la siguiente técnica manual: una vez extraídos los componentes y con la rodilla en flexión, se hace una primera determinación de la interlínea, medida desde el surco del epicóndilo medial. Seguidamente, se fresa la cavidad medular de la tibia proximal hasta un diámetro de vástago muy ajustado. A continuación, se hacen los recortes para dejar la meseta a 90º, con el vástago. Se hacen los ajustes (suplementos, injertos) para acercarse a la interlínea calculada, teniendo también en cuenta la altura de la rótula y considerando que el nivel de la tibia no afecta de forma diferente a la flexión y a la extensión. Esta superficie ayudará a calcular la rotación por su paralelismo con el eje transepicondíleo. Después se inserta un tensor de ligamentos y se procede al equilibrado de los mismos. Se introducen espaciadores para comprobar la geometría del espacio y se finaliza el tratamiento de las partes blandas. Tanto el espacio en flexión como en extensión se puede ajustar con suplementos, recortes y tamaños en el fémur.

La navegación es un método que facilita todos los cálculos y resulta aconsejable en distintas situaciones, sobre todo en deformidades, la existencia de osteosíntesis o prótesis de cadera homolaterales, entre otras.

BIBLIOGRAFÍA

1. Kurtz S, *et al.* Projections of primary and revision hip and knee arthroplasty in the United Stated from 2005 to 2030. J Bone Jt Surg 2007; 89(A): 780-85.

2. National Joint Registry. http://www.njrcentre.org.uk. Datos hasta junio 2008.

3. Engh GA, Rorabeck CH. Revision total knee arthroplasty. Baltimore (Md): Williams and Wilkins 1997.

4. Huff TW, Sculco TP. Management of bone loss in revision total knee arthroplasty. J Arthroplasty 2007; 22(7) Suppl 1: 32-6.

5. Vessely MB, Frick MA, Oakes D, *et al.* Magnetic resonance imaging with metal suppression for evaluation of periprosthetic osteolysis after total knee arthroplasty. J Arthroplasty 2006; 21(6): 826-31.

6. Insall JN. Surgery of the knee, ed 2. Churchill Livingstone, New York 1993.

7. Insall JN. Choices and compromises in total knee arthroplasty. Presidential address to The Knee Society. Clin Orthop 1998; 226: 43.

8. Griffin FM, Insall JN, Scuderi GR. Accuracy of soft tissue balancing in total knee arthroplasty. J Arthroplasty 2000; 15(8): 970-73.

9. Ries Haas SB, Windsor RE. Soft-tissue balance in revision total knee arthroplasty. J Bone J Surg 2003; 85(A) Suppl 1: S38.

10. Krackow KA, editor. The technique of total knee arthroplasty. St. Louis: C.V. Mosby 1990; p 357.

11. Nakasone CK, Abdeen A, Khachatourians AG, *et al.* Component alignment in revision total knee arthroplasty using diaphyseal engaging modular offset press-fit stems. J Arthroplasty 2008; In press, Corrected Proof, Available on line.

12. Berger RA, Rubash HE, Seel MJ, *et al.* Determining the rotational alignment of the femoral component in total knee arthroplasty using the epicondylar axis. Clin Orthop 1993; 286: 40-7.

13. Berger RA, Seel MJ, Schleiden M, *et al.* Determination of femoral component rotation in total knee arthroplasty using computer tomography. Orthop Trans 1993; 17: 427.

14. Siston RA, Cromie MJ, Gold GE, *et al.* Averaging different alignment axes improves femoral rotational alignment in computer-navigated total knee arthroplasty. J Bone Jt Surg 2008; 90(A)(10): 2098-104.

15. Griffin FM, Math K, Scuderi GR, *et al.* Anatomy of the epicondyles of the distal femur MRI analysis of normal knees. J Arthroplasty 2000; 15(3): 354-59.

16. Mason M, Belisle A, Bonutti P, *et al.* An accurate and reproducible method for locating the joint line during a revision total knee arthroplasty. J Arthroplasty 2006; 21(8): 1147-153.

17. Hofmann A, Kurtin SM, Lyons S, et al. Clinical and radiographic analysis of accurate restoration of the joint line in revision total knee

Capítulo 8. Sistemas de fijación en la cirugía de revisión protésica de rodilla

E. C. Rodríguez-Merchán

Jefe de Sección de la Unidad de Rodilla
Departamento de Cirugía Ortopédica
Hospital Universitario La Paz
Profesor Asociado al Departamento
de Cirugía Ortopédica
Facultad de Medicina
Universidad Autónoma de Madrid
Madrid

Dirección para correspondencia
Hospital Universitario La Paz
Dr. E. C. Rodríguez-Merchán
rmerchan@arrakis.es

1 Introducción

A pesar de la excelente durabilidad de las prótesis totales de rodilla (PTR) primarias, cuya supervivencia probada a los 10 años es del 90 % en una serie de más de 11.000 rodillas,[1] existe un grupo de PTR que acaban necesitando cirugía de revisión. Además, se prevé que la cifra de revisiones se incrementará con el tiempo, a causa del elevado aumento de PTR que se hacen cada año.

Cuando se lleva a cabo la cirugía de revisión se suelen usar vástagos para potenciar la fijación de los implantes, principalmente cuando el hueso metafisario está seriamente afectado y se requiere el uso de suplementos metálicos o injerto óseo.

En la actualidad, todavía sigue siendo controvertido delimitar cuál es el mejor método para fijar los vástagos, ya sea con o sin cemento.

En este capítulo se revisarán, a partir de datos bibliográficos recientes, las diversas formas de fijación de los recambios protésicos de rodilla, con el objetivo de conocer cuál es el recambio más adecuado.

2 Ventajas y desventajas del cemento en los recambios protésicos de rodilla

Las teóricas ventajas de los vástagos cementados incluyen una mayor área de fijación del cemento al hueso, la flexibilidad del cemento en casos de geometría ósea distorsionada y, finalmente, la posibilidad de la liberación local de antibióticos que el cemento proporciona. Sin embargo, los vástagos cementados pueden asociarse a una protección de cargas (*stress shielding*) y a una mayor dificultad de extracción cuando llega el momento del recambio o de la resección.[2]

Los componentes de las PTR con vástago pueden tener diseño monobloque o diseño modular. La mayoría de los implantes actuales utilizan vástagos modulares, ya que éstos permiten mayor flexibilidad intraoperatoria para lograr la fijación de los diferentes tamaños posibles y se adaptan mejor a la anatomía ósea de cada paciente. Su finalidad es adaptarse a las diversas deficiencias óseas y partes blandas que pueden existir durante la cirugía de revisión.

Mabry *et al.*[3] han publicado un trabajo en el que valoraron las PTR con vástagos modulares cementados. En dicho trabajo se menciona que la supervivencia de los implantes a los cinco y diez años fue, respectivamente, del 98 y el 92 % (tomando como punto final la revisión por fracaso aséptico).

La conclusión de los autores fue que las PTR de revisión, estabilizadas después con vástagos totalmente cementados, dieron buenos resultados a largo plazo, con una tasa baja de recambios por aflojamiento aséptico. Además indicaron que, aunque resulta difícil comparar directamente los resultados de las diversas formas de fijación existentes en el contexto de una cirugía de revisión, sus resultados apoyaban el uso de vástagos cementados.

Si bien en la actualidad disponemos de componentes cementados y no cementados para los recambios de PTR, la mayor parte de los autores utilizan el cemento para fijar los componentes femorales y tibiales.[4] Sin embargo, cuando se requieren vástagos de ajuste diafisario existe controversia respecto a si se cementan o no los vástagos.

Entre las ventajas de los vástagos cementados destacan la posibilidad de realizar un buen ajuste intraoperatorio cuando haya anomalías óseas, de liberar antibióticos locales, de ofrecer unos buenos resultados a los diez años y de lograr una fijación satisfactoria en pacientes con canal medular ancho y gran osteopenia. Por otro lado, sus desventajas se centran en la dificultad de su extracción y en que puede producirse una pérdida ósea importante o una fractura durante su colocación. Además, como los vástagos cementados no rellenan el canal medular, normalmente no aseguran una alineación satisfactoria de los componentes protésicos.

Entre las ventajas de los vástagos sin cementar destacan su facilidad de uso, su fácil extracción, el hecho de facilitar la consecución de una buena alineación y, finalmente, la compatibilidad con la mayoría de los sistemas de instrumentación intramedular existentes para recambios de rodilla. Sus desventajas incluyen el riesgo de dolor en la punta de los mismos, una posible fijación deficiente y la inadecuada posición del implante condíleo en casos con deformidades anatómicas metafisarias o diafisarias.

Se han publicado resultados favorables similares con vástagos cementados y sin cementar en revisiones de rodilla, tras un seguimiento de tipo intermedio. Sin embargo, algunas revisiones recientes con seguimientos más largos han demostrado una mejor fijación con vástagos cementados[5] que con vástagos sin cementar.[6,7]

3 Fijación sin cemento, híbrida o con cemento en los recambios protésicos de rodilla

En los recambios protésicos es frecuente que exista una disminución de la calidad ósea y de la cantidad de hueso. De hecho, esto está estrechamente relacionado con la duración de los implantes.[8] Teniendo en cuenta que la duración de los implantes de revisión es una cuestión muy importante, se han usado prótesis con vástago para mejorar su fijación en huesos severamente dañados. Existen tres métodos de fijación de los implantes con vástago durante la cirugía de revisión de rodilla: sin cementar, con cemento o de tipo híbrido (en el que las áreas condíleas y metafisarias se cementan, mientras que los vástagos no se cementan). En realidad, el método ideal de fijación sigue sin estar claro en la actualidad.

3.1 Fijación sin cemento

Recientemente,[8] se han revisado los resultados de recambios no cementados en el contexto de pérdidas óseas severas. Los defectos óseos se trataron mediante suplementos metálicos e injerto triturado. Tras un seguimiento que duró entre 60 y 127 meses, sólo se tuvo que revisar un componente tibial, mientras que una rodilla falló por una infección profunda. Sin embargo, en ese trabajo no se mencionaron los hallazgos radiográficos.

3.2 Fijación híbrida

Existe una serie de artículos que documentan los resultados tras revisiones híbridas de PTR, en las que se han cementado las superficies condíleas y metafisarias, y no se han cementado los vástagos (que se colocaron a presión). Mabry *et al.*[3] han mencionado la experiencia de la Clínica Mayo, en la que 63 rodillas fueron tratadas mediante recambio protésico con fijación híbrida. Tras un seguimiento medio de 5,75 años, 10 rodillas (16 %) fallaron por motivos mecánicos, definiendo como tal una revisión por aflojamiento aséptico (seis rodillas) o aflojamiento radiográfico (cuatro rodillas). Los citados autores[3] también han hecho referencia a los resultados de otro estudio, en el que se realizaron 89 recambios de PTR usando una fijación híbrida con implantes modulares, con vástago, todos de cromo-cobalto, con un seguimiento medio de 5,9 años. Usando el recambio como punto final, la supervivencia a los 8,6 años fue del 93,5 %. Mabry *et al.*[3] también han mencionado un estudio de 76 recambios de PTR, en los que se usó una fijación híbrida, con un seguimiento medio de 3,5 años. Los resultados fueron buenos o excelentes en el 84 % de los casos, encontrando sólo seis fracasos (tasa del 8 %). Las rodillas fallaron por infección (tres), por aflojamiento aséptico (dos) o por inestabilidad ligamentosa (una). La supervivencia a los ocho años, tomando como punto final la revisión o la resección por cualquier motivo, fue del 83 %.

3.3   *Fijación cementada*

En un estudio publicado por Mabry *et al.*,[3] se revisaron los resultados de 40 recambios protésicos de vástago estabilizador cinemático largo monobloque y cementado, con un seguimiento medio de 58,2 meses. Aunque la incidencia de líneas radiotransparentes alrededor de los componentes tibiales fue del 32 %, no hubo recambios por aflojamiento aséptico. Los autores del estudio no encontraron evidencias de protección de cargas clínicamente aparentes secundarias a la fijación cementada de todo el vástago.

En otro trabajo citado por los mismos autores[3] se revisaron los resultados a largo plazo de recambios con vástago largo cementado estabilizado cinemático. Las puntuaciones de dolor y función de la Sociedad de Rodilla (Knee Society) mejoraron al final del seguimiento, con una supervivencia de los componentes del 94 % a los 10 años (tomando como punto final el recambio por cualquier motivo o por fallo mecánico).

En uno de los pocos estudios citados por Mabry *et al.*,[3] que compararon directamente los métodos de fijación de los vástagos (con cemento o sin cemento en vásta-gos de encaje metafisario), se encontró una tasa de aflojamientos clínicos y radiográficos mayor en el grupo con vástago sin cementar que en el grupo de vástagos cementados.

La figura 1 muestra un caso de severa inestabilidad que requirió un recambio protésico con un diseño protésico en bisagra rotacional, cementado. La figura 2 muestra otro caso en el que un severo aflojamiento obligó a hacer un recambio mediante otra prótesis en bisagra rotacional, también cementada.

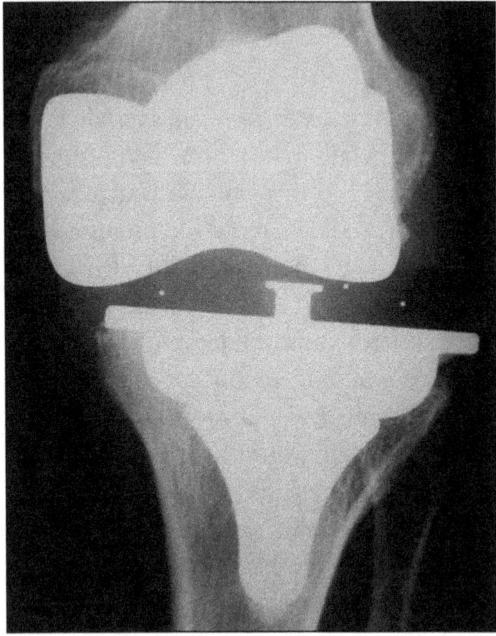

Figura 1. A) Radiografía AP preoperatoria.

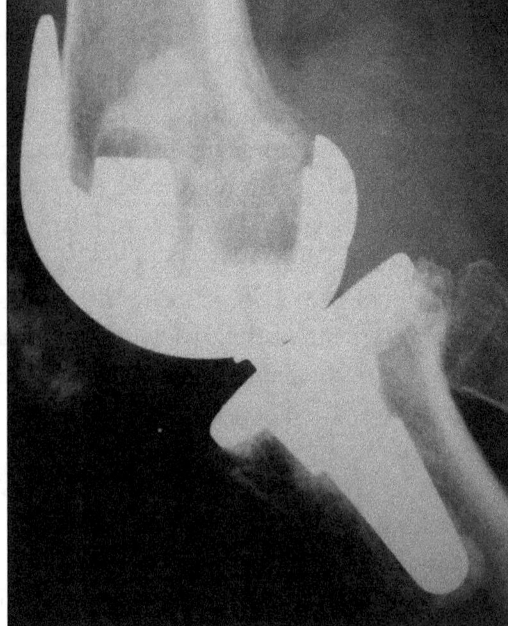

Figura 1. B) Imagen lateral preoperatoria.

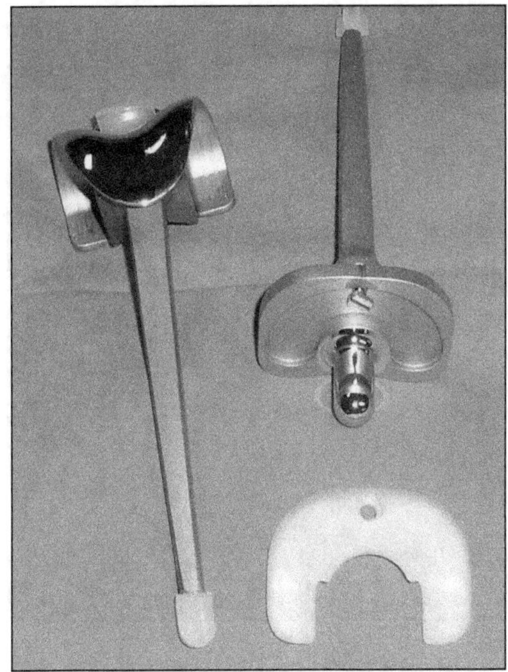

Figura 1. C) Componentes para implantar de la prótesis de revisión en bisagra rotacional.

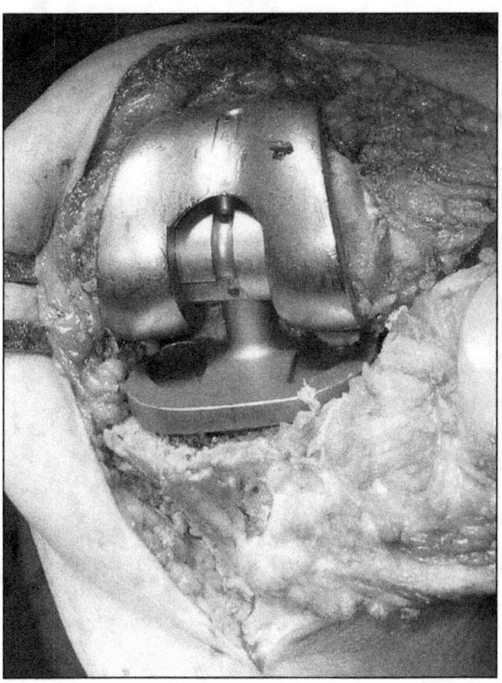

Figura 1. D) Imagen intraoperatoria con todos los componentes protésicos implantados, excepto el polietileno.

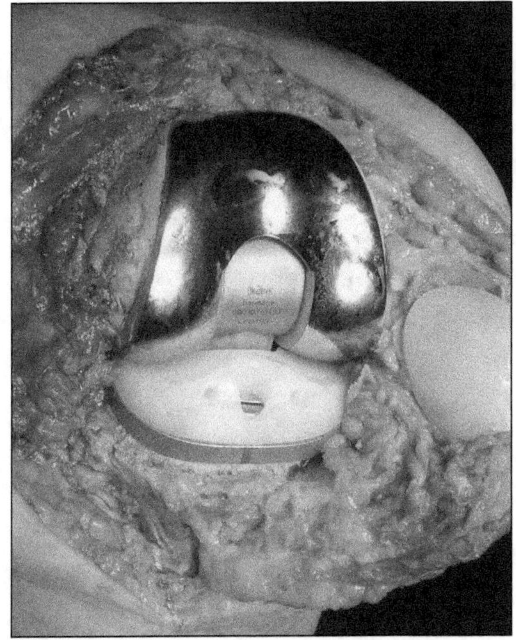

Figura 1. E) Imagen intraoperatoria tras colocar el polietileno.

Figura 1. Prótesis de rodilla muy inestable y dolorosa (Interax) que requirió recambio protésico (A), (B).
Se optó por usar una prótesis en bisagra rotacional (Waldemar-Link) con vástagos cementados (cemento Palacós con gentamicina), dada la severa inestabilidad del caso (C), (D) y (E).

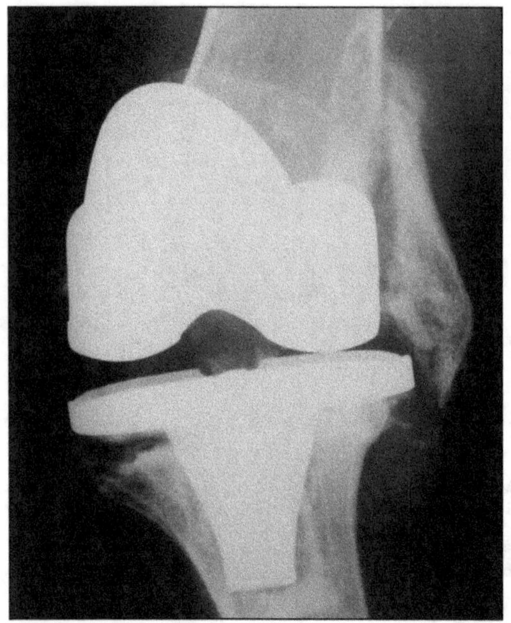

Figura 2. A) Imagen AP preoperatoria.

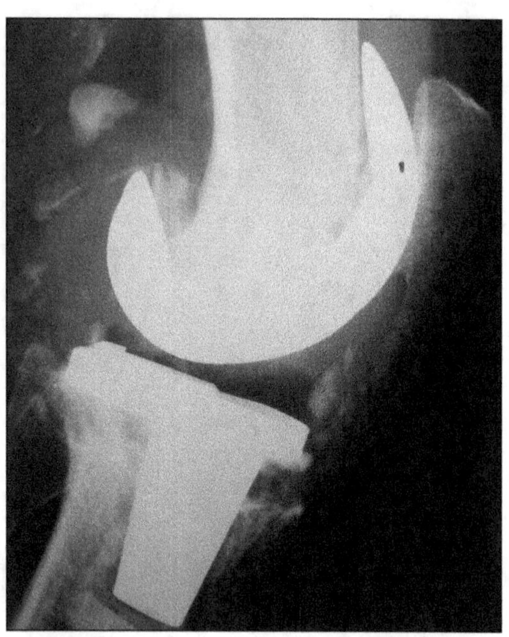

Figura 2. B) Radiografía lateral preoperatoria.

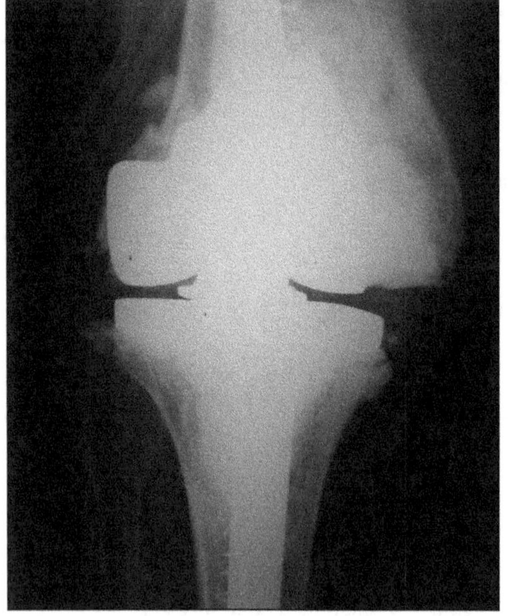

Figura 2. C) Imagen AP postoperatoria.

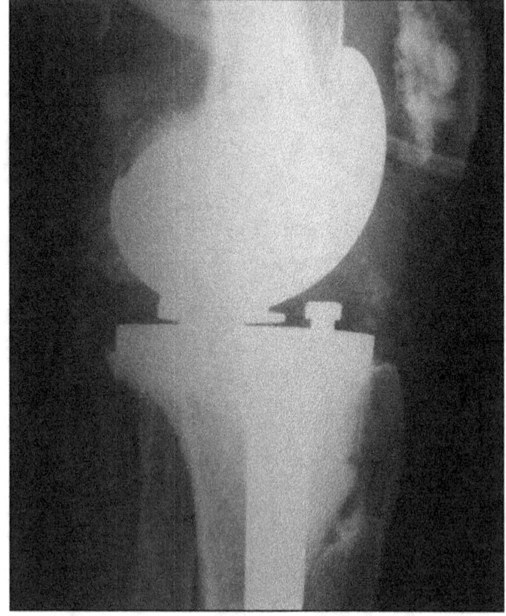

Figura 2. D) Radiografía lateral postoperatoria.

Figura 2. Intenso aflojamiento de una prótesis de rodilla (NexGen) asociado a una gran inestabilidad (A), (B). El problema se resolvió satisfactoriamente con un diseño en bisagra rotacional cementado (Waldemar-Link, cemento Palacós con gentamicina) (C), (D).

4 Fijación con vástagos y suplementos en recambios protésicos de rodilla asociados a una pérdida ósea

El manejo de las deficiencias óseas durante las revisiones de rodilla es un reto importante para el cirujano ortopédico que se dedica a esta patología. Mabry y Hanssen[9] han publicado que las opciones terapéuticas básicas para las deficiencias óseas en los recambios protésicos de rodilla son los injertos estructurales, el injerto óseo impactado y los suplementos protésicos. De las tres técnicas mencionadas, ninguna ha demostrado hasta ahora ser mejor que las otras. Lo que sí parece claro es que cuando se use cualquiera de ellas se tendrá que utilizar una fijación suplementaria con vástago. Aunque actualmente el uso de vástagos sin cementar es muy popular, la bibliografía disponible hasta el momento sugiere que los vástagos cementados proporcionan un montaje más fiable y duradero en las revisiones protésicas con grandes deficiencias óseas.

El primer objetivo de los vástagos durante las revisiones protésicas de rodilla es disminuir las cargas en la interfaz del hueso dañado (en fémur distal o en tibia proximal). Los vástagos suelen usarse para cortocircuitar los defectos óseos y proporcionar una superficie protésica adicional para la fijación del implante. Cuando tengamos que decidir si el vástago ha de ser cementado o no cementado (implantado a presión), la decisión no será sencilla, puesto que existen claras ventajas y desventajas en cada uno de los sistemas de fijación mencionados con anterioridad.[10,11]

Los vástagos sin cementar tienen como ventajas que son expeditivos y compatibles con los sistemas intramedulares de instrumentación. Cuando un vástago rellene adecuadamente la diáfisis, ayudará a lograr una alineación correcta de la extremidad. Además, también son fáciles de extraer cuando sea necesario hacerlo. Sin embargo, ciertas deformidades del canal medular no pueden acomodarse fácilmente a los sistemas no cementados; hecho que incluso en algunas circunstancias puede producir una mala alineación de la extremidad. Los vástagos sin cementar proporcionan inicialmente un cortocircuito de cargas, aunque con escasa fijación y un mayor riesgo de dolor en la punta de los vástagos. En general, están indicados cuando haya un buen hueso diafisario con geometría adecuada (que permita un buen *press-fit*) y también un hueso metafisario sano.[10]

Los vástagos cementados descargan las fuerzas de la interfaz y proporcionan normalmente una buena fijación a largo plazo.[10] La cementación de los vástagos permite que éstos se acomoden mejor a las deformidades del canal medular. Sin embargo, a causa de la falta de relleno de dicho canal suelen asociarse a un mayor riesgo de mala alineación de la extremidad. Además, si hace falta extraer un vástago cementado, puede resultar difícil.

Por otro lado, a veces dicha extracción se asocia a una mayor pérdida ósea que si el vástago está sin cementar. El uso de vástagos cortos cementados facilitará su extracción. Los vástagos cementados son ideales para diáfisis grandes, para canales medulares que no se acomoden a los vástagos a presión y para huesos dañados o escleróticos metafisarios (que requieran la extensión del cemento dentro del canal para proporcionar una

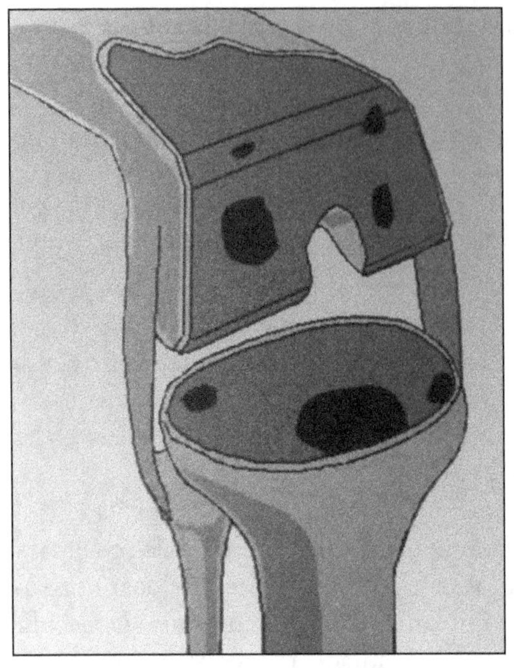

Figura 3. A) Tipo 1.

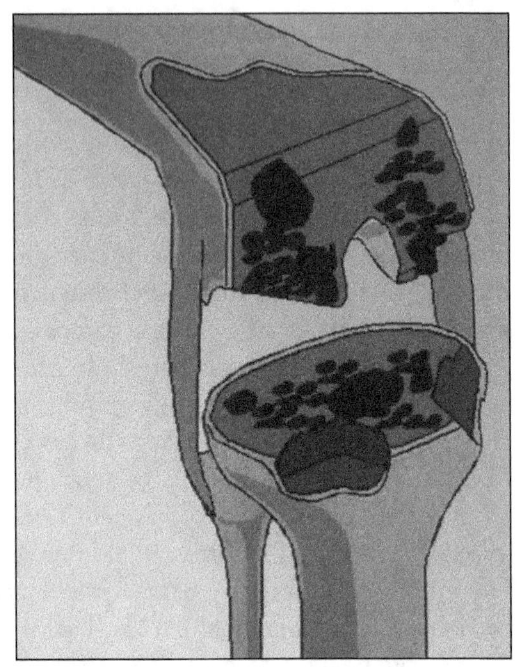

Figura 3. B) Tipo 2.

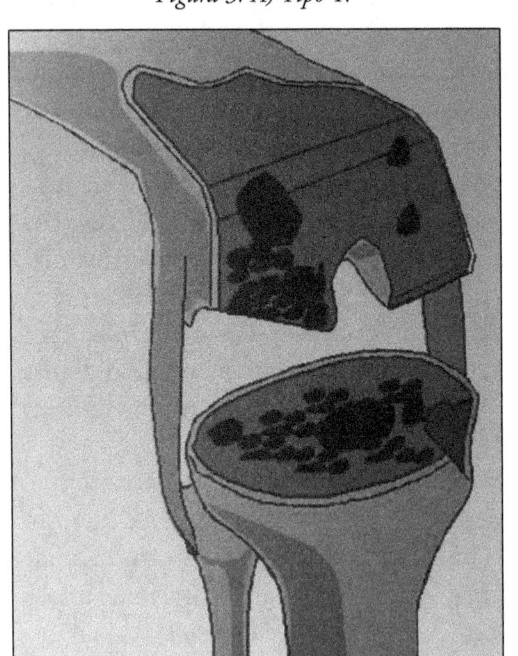

Figura 3. C) Tipo 3.

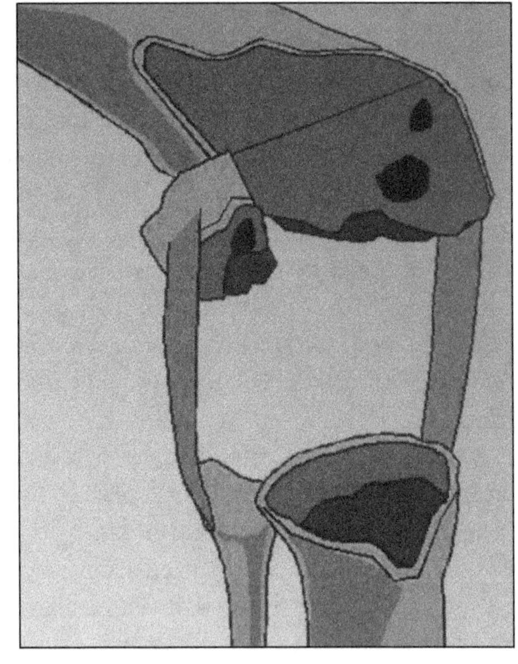

Figura 3. D) Tipo 4.

Figura 3. Clasificación de la AORI (Anderson Orthopaedic Research Institute) de los defectos óseos en los recambios protésicos de rodilla:[12]

buena fijación adecuada), es decir, la elección entre vástago cementado o sin cementar sigue siendo un tema muy controvertido.

Según Mabry y Anisen,[9] los resultados de dos estudios sobre vástagos cementados y sin cementar para defectos tipo 2 de la clasificación AORI (Anderson Orthopaedic Research Institute)[12] mostraron una mayor tasa de fallos mecánicos con un seguimiento más corto en vástagos sin cementar que en vástagos cementados (véase la figura 3). En los 63 recambios de rodilla hechos con vástagos sin cementar, tras un seguimiento medio de 5,75 años, hubo 12 rerecambios (tasa del 19 %). Entre las prótesis que todavía estaban *in situ*, cuatro tenían componentes tibiales aflojados y estaban pendientes de revisión. Combinando las recambiadas por aflojamiento aséptico y las que mostraron aflojamiento radiográfico aséptico, hubo 10 fallos mecánicos (tasa del 16 %). En las 38 revisiones hechas con vástago cementado, seguidas durante una media de 10,1 años, la supervivencia a los 10 años fue del 96,7 % (tomando como punto final el recambio o la extracción por cualquier motivo). A los 11 años, esta supervivencia fue del 95,7 %.

Huff y Sculco[13] han publicado un nuevo sistema de clasificación para el manejo de las pérdidas óseas en los recambios protésicos de rodilla, que simplifica la clasificación AORI. Esta clasificación se basa en la morfología del defecto e implica la solución quirúrgica según el tipo de deficiencia ósea existente. Los patrones básicos de pérdida ósea en esta clasificación son cuatro: quístico, epifisario, cavitario y segmentario (véase la tabla 1).

Tipo de pérdida ósea	Características	Opciones reconstructivas
Quística	Pequeñas zonas de pérdida ósea trabecular en el área de la interfaz hueso-implante o existencia de quistes subcondrales.	Buena estabilidad del implante. Rellenar los quistes con injerto óseo local (si está disponible) o con cemento. Se aconseja poner injerto en aquellos quistes con más de 5 cm de diámetro.
Epifisaria	Pérdida ósea cortical en la zona metafiso-epifisaria.	Suplementos modulares femorales o tibiales, junto con implantes con vástago.
Cavitaria	Pérdida ósea masiva intracortical en las metáfisis.	Implantes de relleno metafisario, conos de metal trabecular o aloinjerto masivo, junto con implantes con vástagos.
Segmentaria	Patrón combinado epifisario y cavitario. Pérdida de grandes porciones de fémur distal o de tibia proximal. Puede afectar a las inserciones de los ligamentos colaterales.	Sustitución femoral distal o tibial proximal *versus* reconstrucción con aloinjerto masivo, implantes con vástago, frecuentemente de plataformas rotatorias o prótesis en bisagra.

Tabla 1. Clasificación de Huff y Sculco de las pérdidas óseas en los recambios protésicos de rodilla y sus posibles soluciones quirúrgicas.[13]

5 Conclusiones

Aunque existen publicaciones que defienden la fijación de los recambios protésicos de rodilla con vástagos cementados, con vástagos sin cementar e incluso mediante la denominada fijación híbrida (con cementación de las superficies condíleas y metafisarias, aunque sin cementación de los vástagos, colocados a presión), la mayoría de los estudios apoyan el uso de vástagos cementados en las revisiones protésicas de rodilla. Por lo tanto, el patrón de oro actual de la fijación de los vástagos en los recambios de rodilla es mediante su cementación. Por este motivo, nosotros aconsejamos y utilizamos de forma habitual la fijación con cemento en los recambios protésicos de rodilla.

BIBLIOGRAFÍA

1. Whiteside LA. Cementless fixation in revision total knee arthroplasty. Clin Orthop Relat Res 2006; 446: 140-46.

2. Whiteside LA. Cementless fixation issues in revision total knee arthroplasty. Instrur Course Lect 1999; 48: 177-83.

3. Mabry TM, Vessely MB, Schleck CD, Harmsen WS, Berry DJ. Revision total knee arthroplasty with modular cemented stems. Long-term follow-up. J Arthroplasty 2007; 22 (suppl 2): 100-05.

4. Dennis DA. A stepwise approach to revision total knee arthroplasty. J Arthroplasty 2007; 22 (suppl 1): 32-8.

5. Whaley AL, Trousdale RT, Rand JA, *et al.* Cemented long-stem revision total knee arthroplasty. J Arthroplasty 2003; 18: 592-98.

6. Fehring TK, Odom S, Olekson C, *et al.* Stem fixation in revision total knee arthroplasty: a comparative analysis. Clin Orthop Relat Res 2003; 416: 217-25.

7. Shannon BD, Klassen JF, Rand JA, *et al.* Revision total knee arthroplasty with cemented components and uncemented intramedullary stems. J Arthroplasty 2003; 18 (suppl 7): 27-34.

8. Poilvache PL, Insall JN, Scuderi GR, *et al.* Rotational landmarks and sizing of the distal femur in total knee arthroplasty. Clin Orthop Relat Res 1996; 331: 35-42.

9. Mabry TM, Hanssen AD. The role of stems and augments for bone loss in revision knee arthroplasty. J Arthroplasty 2007; 22 (suppl 1): 56-60.

10. Hanssen AD. Cemented stems are requisite in revision knee replacement. Orthopaedics 2004; 27: 990-98.

11. Gustke KA. Cemented tibial stems are not requisite in revision. Orthopaedics 2004; 27: 991-97.

12. Engh GA, Ammenn DJ. Bone loss with revision total knee arthroplasty: defect classification and alternatives for reconstruction. Instr Course Lect 1999; 48: 167-73.

13. Huff TW, Sculco TP. Management of bone loss in revision total knee arthroplasty. J Arthroplasty 2007; 22 (suppl 3): 32-6.

Capítulo 9. Utilidad de los sistemas de navegación en la cirugía de revisión

D. Hernández Vaquero[1,2], A. Suárez Vázquez[2], I. Pérez Coto[2]

[1]Departamento de Cirugía
Facultad de Medicina
Universidad de Oviedo
Oviedo

[2]Servicio de Salud del Principado de Asturias
Hospital San Agustín
Avilés

Dirección para correspondencia
Hospital San Agustín
Dr. D. Hernández Vaquero
dhernandezv@meditex.es

1 Introducción

Las artroplastias totales de rodilla (ATR) forman parte del bagaje tecnológico de nuestra especialidad, y todo aquello que aporte facilidad y exactitud en las resecciones óseas y la reproducción del equilibrio ligamentoso contribuye al éxito de la intervención. Unos mejores diseños, la utilización de nuevos materiales e instrumentales, la corrección de las asimetrías ligamentosas y la posibilidad de reproducir el eje de la extremidad han facilitado unos excelentes resultados, así como la incorporación definitiva de esta técnica en la práctica clínica habitual.

No obstante, es aún considerable el porcentaje de complicaciones mecánicas que provocan el fracaso de este procedimiento, oscilando en la literatura entre el 5 y el 8 %.[1] Aunque este fracaso puede obedecer a varios factores, la incorrecta posición u orientación de los componentes es el factor más sólidamente relacionado con el desgaste acelerado del polietileno de la bandeja tibial, con el deslizamiento de los componentes, con la presencia de complicaciones del aparato extensor y, en fin, con la degradación funcional de la articulación a medio y corto plazo.[2]

La mal posición en valgo y, sobre todo, en varo del platillo tibial ha sido reportada como la mayor causa de deslizamiento de la ATR,[3] y trabajos ya clásicos han revelado que cerca del 10 % de las osteotomías realizadas con el instrumental convencional son erróneas.[4] Diversos factores se han relacionado con la producción de estos errores, desde la inexactitud del corte por defecto de las sierras quirúrgicas, hasta el lugar de introducción de la guía intramedular femoral, el tamaño del orificio de entrada[5] y, sobre todo, la irregular validación del eje mecánico de la extremidad. Al implantar una ATR debe reproducirse este eje mecánico (que sigue una línea desde el centro de la cabeza del fémur hasta el centro de la articulación del tobillo) y, en su búsqueda, se utilizan instrumentos quirúrgicos que se apoyan en medidas geométricas estandarizadas o en impresiones subjetivas, sin individualizar las particularidades anatómicas.

El indudable perfeccionamiento conseguido en los últimos años con el instrumental intra y extramedular[6] permite una aproximación a ese eje mecánico y puede considerarse un hecho esencial para la obtención de los mejores resultados a largo plazo obtenidos con este procedimiento. Deben señalarse, no obstante, las posibles complicaciones que estos dispositivos pueden ocasionar; se han descrito desde embolismos grasos hasta roturas de las guías dentro del canal endomedular.

Aun con una dilatada experiencia en la colocación de ATR, es imposible reproducir con el instrumental actual una colocación reglada y reproducible de los implantes y en la literatura se aceptan errores entre 2 y 12° en el plano frontal, habiéndose comunicado una elevada frecuencia de cortes incorrectos.[7] Mahalusmiwala *et al.*[8] han revisado retrospectivamente la angulación fémoro-tibial obtenida en 673 ATR; el ángulo fémoro-tibial ideal sólo se había conseguido en el 75 % de los casos sin apreciarse diferencias entre las artroplastias colocadas por cirujanos expertos o médicos residentes, siendo llamativa la frecuente colocación en varo del componente tibial.

Si existen dificultades para evitar mal posiciones en el plano coronal aún son mayores para predecir la correcta rotación de los componentes protésicos en el plano axial, otro factor esencial para una duradera supervivencia de la artroplastia. La anormal rotación del implante provoca una influencia nociva sobre el deslizamiento de la rótula sobre el fémur y es origen de graves complicaciones patelares[9] y de dolor en la cara anterior de la rodilla. Un reciente trabajo[10] ha mostrado como una frecuente causa de cirugía de revisión la defectuosa colocación en rotación de los componentes. Existe una amplia literatura aparecida en los últimos años que insiste en la necesidad de encontrar instrumentos que permitan individualizar esa rotación, sobre todo del componente femoral, llamando la atención sobre la necesidad de calcular mejor el eje transepicondíleo en el momento del implante.[11] Se han propuesto diferentes alternativas para colocar adecuadamente los componentes, bien tomando como referencia la cara anterior femoral, el perfil posterior de los cóndilos femorales, la línea interepicondilea, la línea de Whiteside o la rotación tibial. Ninguno de ellos ha sido aceptado mayoritariamente y la controversia sigue abierta. Mientras tanto, los instrumentos simulan una rotación escalonada que cada cirujano elige atendiendo sobre todo a su experiencia personal y a las características individuales del paciente. Estas dificultades son aún mayores cuando hay grandes deformidades intra y extraarticulares o cuando existe una pérdida ósea en los cóndilos femorales que impide recoger las referencias anatómicas con garantía.

Por tanto, aun reconociendo las ventajas y posibilidades que aporta el instrumental convencional en las ATR, persisten problemas sin resolver particularmente referidos a la angulación axial, sagital y coronal. Por otro lado, la exploración ligamentosa y el balance final obtenido se basan en impresiones subjetivas y su defecto contribuye también en buena medida al fracaso de la artroplastia.

2   Utilidad de la navegación en las artroplastias de rodilla

La informática pretende facilitar los gestos manuales y mentales mediante la exactitud que ofrece la lógica matemática y, al igual que sus aplicaciones han invadido todos los campos de nuestra sociedad, también era de esperar su llegada a la cirugía. A finales de los años noventa del pasado siglo, se empezaron a utilizar en ATR sistemas de cirugía asistida por ordenador (CAO), también denominada navegación quirúrgica, que ya antes habían sido introducidos en neurocirugía y, en menor medida, en otros tipos de cirugía osteoarticular. En neurocirugía, la CAO persigue localizar y guiar en profundidad un instrumento sin poseer visión directa, facilitando una técnica segura, sin radiaciones y mínimamente invasiva. Ello se basa en la estereotaxia, definida como la localización de estructuras usando un sistema fijo de coordenadas.

El manejo de la CAO en la patología ósea se ha orientado hacia la localización de estructuras y ejes y hacia la adecuación entre las acciones quirúrgicas deseadas y las realmente acaecidas. Se ha utilizado para realizar osteotomías tridimensionales de tibia y de pelvis, para la colocación de tornillos pediculares en cirugía del raquis, para implantar artroplastias de rodilla y cadera y, aisladamente, en otras situaciones donde la alineación de una extremidad es esencial pero difícil de obtener.[12] En los últimos años se ha introducido la CAO en la práctica clínica de las ATR, asegurándose en la literatura que la posibilidad de error con la navegación en cuanto a la angulación de los cortes es menor de 1º, ofreciéndose como una alternativa real para evitar errores en la colocación del implante, tanto en el eje longitudinal como rotacional. DiGioia,[13] cirujano pionero de esta técnica, define la CAO como un sistema capaz de realizar determinadas tareas mejor que la máquina o el ser humano aisladamente. La acción sinérgica del ordenador y del cirujano puede aumentar la calidad de la técnica quirúrgica y cuantificar, caracterizar y validar la práctica clínica y, en resumen, resolver de modo satisfactorio un problema clínico recogiendo fácilmente información, con un relativo bajo coste.

Las aplicaciones informáticas en las artroplastias de rodilla pueden clasificarse en tres categorías: sistemas que realizan una planificación preoperatoria basada en tomografías axiales o en radioscopia 2D o 3D y que guían la colocación del implante (cirugía guiada por imágenes); instrumentos integrados informáticamente que ayudan a medir, localizar estructuras axiales y alinear componentes; y, por fin, sistemas robóticos que realizan de manera autónoma las resecciones óseas. El sistema de navegación utilizado por nosotros, y el de la mayoría de los navegadores comercializados actualmente, se encuadra dentro del segundo tipo de aplicaciones: supera las ventajas de una simple planificación preoperatoria, pero no alcanza la perfección de la robótica que, por otra parte, aún está en período experimental. Utilizamos un sistema inalámbrico (véase la figura 1) que consta de una estación de trabajo con una cámara optoelectrónica que localiza puntos de emisión de luz-diodos con un margen de error de 1 mm (equivalente a un error de orientación de 1º), dos diodos emisores de luz infrarroja montados en brocas que se introducen en la cara lateral de la extremidad distal del fémur y extremidad proximal de la tibia, provistos de una batería de litio y un puntero con emisores infrarrojos que permite la comunicación con el sistema, para el desplazamiento por el menú de la pantalla y para marcar los puntos de referencia solicitados por el programa informático. La información se procesa en un ordenador soportado en la columna del sistema y conectado a la cámara electrónica. El programa está estructurado en entorno Windows y ofrece una serie de menús donde constan en primer lugar los datos de identificación del paciente, fecha de la intervención, registro y calibrado del instrumental, captación de las referencias anatómicas, digitalización de la superficie de los cóndilos femorales y mesetas tibiales (véase la figura 2) y valoración de la cinemática inicial de la rodilla. En sucesivas pantallas aparece la situación ideal de los cortes y la que realmente se está realizando, debiendo coincidir el eje teórico y el verdadero.

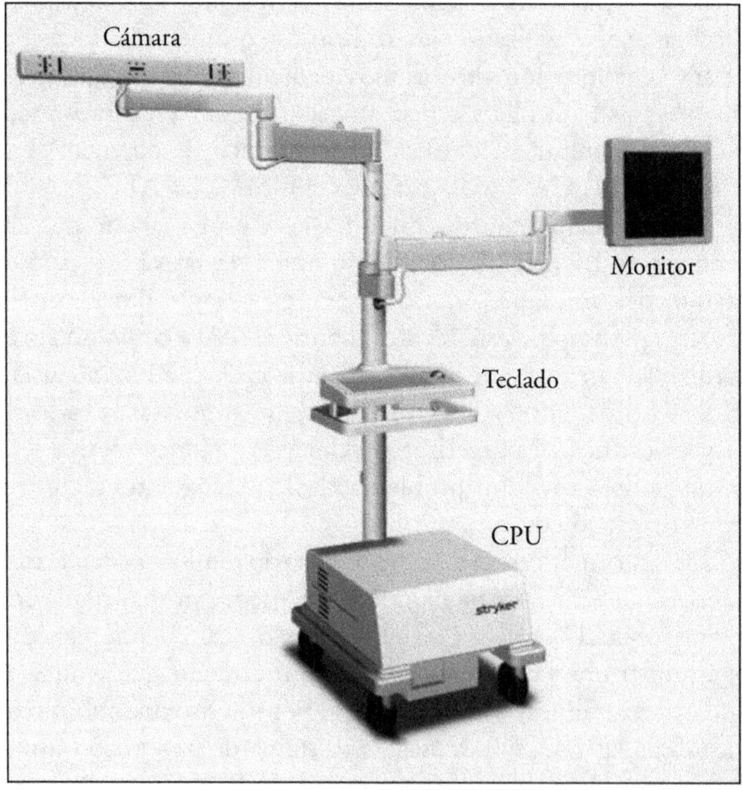

Figura 1. Sistema de navegación inalámbrico.

La intervención comienza colocando los emisores en la zona distal del fémur y proximal de la tibia y hallando el centro de rotación de la cabeza femoral mediante movimientos circunferenciales de la cadera. Se digitalizan las superficies de la cara anterior de la metáfisis femoral distal, de los cóndilos femorales y de las mesetas tibiales y se toman referencias en los dos epicóndilos femorales y en los dos maléolos del tobillo, así como en el centro del mismo y de la rodilla; igualmente, se realiza una valoración de la cinemática de esta articulación. El sistema informa sobre la deformidad ósea y articular previa así como de la situación ligamentosa. Cuando ha finalizado esta valoración preoperatoria se realizan los cortes siguiendo las imágenes orientativas que aparecen en el monitor y que indican cuál es la posición correcta de aquéllos según la imagen virtual previamente formalizada (véase la figura 3). El sistema aporta también información sobre la simetría del espacio obtenido en flexión y extensión y el tamaño requerido del implante. Al acabar la intervención, el programa realiza una comprobación de la posición de los componentes y emite un informe con las resecciones óseas realizadas, el eje frontal y coronal de la artroplastia en relación con la extremidad, la movilidad final conseguida y el balance ligamentoso residual. Toda esta información se almacena en el programa y puede imprimirse en un informe final. En cualquier etapa

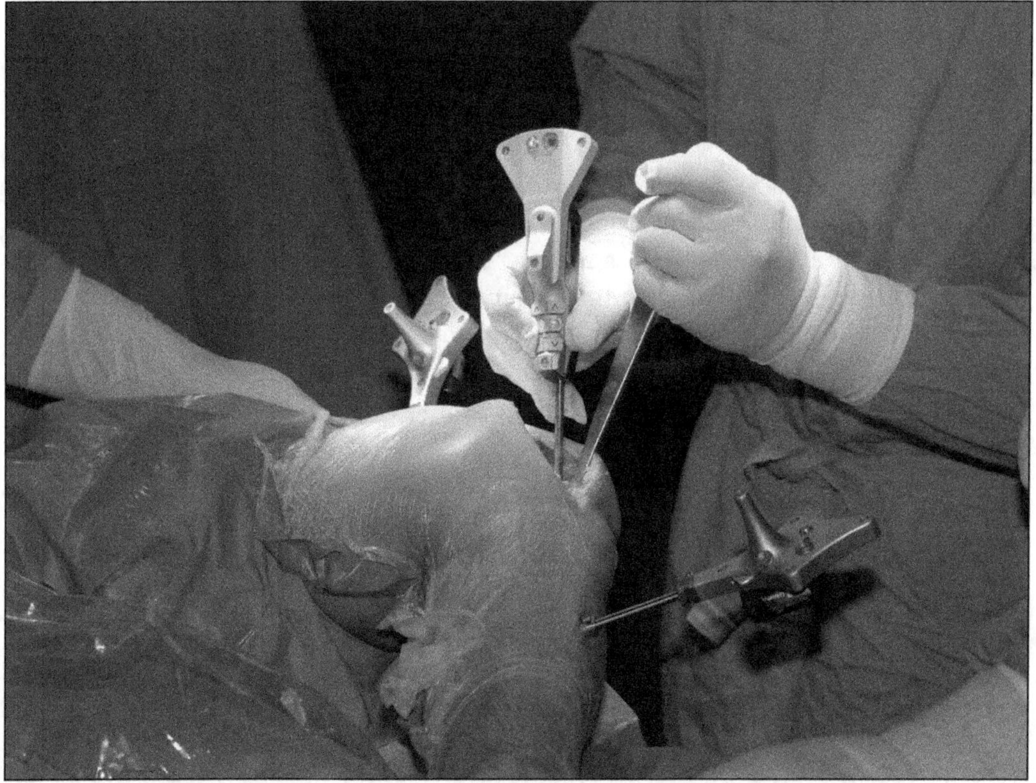

Figura 2. Digitalización de la superficie tibial en técnica MIS con navegación.

de la técnica puede comprobarse la exactitud de los cortes y repetir los gestos que se consideren necesarios. Por tanto, el sistema permite una valoración preoperatoria de las deformidades y del entorno ligamentoso, una evaluación de la técnica intraoperatoriamente y una estimación de la situación final, tanto respecto al grosor y orientación de los cortes realizados como a la movilidad final y al estado de las partes blandas.

Son muchas las ventajas que aporta una técnica de navegación como la descrita en el implante de una artroplastia primaria de rodilla: posibilidad de referenciar el eje transepicondíleo verdadero, seguridad en la realización de los cortes y grosor de las resecciones óseas, hallazgo del eje mecánico auténtico, ausencia de radiaciones, innecesario requerimiento de estudios preoperatorios, posibilidad de conocer la cinemática y el equilibrio ligamentoso de la rodilla, etc. Las complicaciones descritas, sobre todo las derivadas del anclaje de los emisores en fémur y tibia, no son frecuentes y deben disminuir con los nuevos sistemas de sujeción al plano óseo que están apareciendo.[14]

Numerosos estudios prospectivos que comparan la cirugía con y sin navegación en ATR han demostrado mejores resultados en la angulación del implante cuando se utiliza la CAO.[15,16] Varios metaanálisis[17-19] han corroborado la ventaja y al menos se acepta que esta técnica evita los casos fuera de rango, que seguramente son más frecuentes de lo reconocido. Además, permite introducir un control de calidad en la cirugía artroplástica de la rodilla, reconocer los errores en los que previamente se incurría, apoyar las técnicas mínimamente invasivas y que los jóvenes cirujanos mejoren su destreza quirúrgica mediante el entrenamiento dirigido. En cuanto al coste-efectividad de la técnica ya existe literatura[20] que apoya la CAO teniendo en cuenta la previsible reducción de la cirugía de revisión que ocurrirá al implantar las ATR en mejor alineación.

Aunque la experiencia clínica y la literatura sobre la navegación en las prótesis de rodilla es ya considerable, existen cuestiones aún no resueltas. En primer lugar, se supone que la aplicación del ordenador va a mejorar la supervivencia de la ATR (y ello parece acertado si mejoramos la alineación final del implante), pero las series publicadas no tienen más de cuatro años de seguimiento y es preciso esperar al menos diez años para compararlas con las clásicas. Su utilidad en grandes deformidades,[21] la trascendencia y duración de la curva de aprendizaje,[22] la continua introducción de nuevos programas que obligan a una permanente situación de nuevo adiestramiento o su interés en la cirugía de revisión son aspectos aún no conocidos en esta novedosa técnica.

Tenemos experiencia en ATR en rodillas con deformidades utilizando la navegación y estamos satisfechos de la ayuda que nos ha aportado en estas situaciones de compleja y heterogénea resolución con los instrumentos convencionales. Durante los años 2003 y 2004 realizamos un trabajo sobre la utilidad de la CAO en la colocacion de artroplastias en rodillas con deformidades previas mayores de 10º en el plano frontal.[21] Se incluyeron 40 ATR asignadas aleatoriamente a dos grupos. En un grupo se utilizó la navegación quirúrgica con el sistema ya mencionado y en el otro, de control, se empleó la técnica estándar con guías mecánicas. En el período postoperatorio inmediato se realizó a los pacientes un estudio mediante tomografía computerizada de la extremidad intervenida.

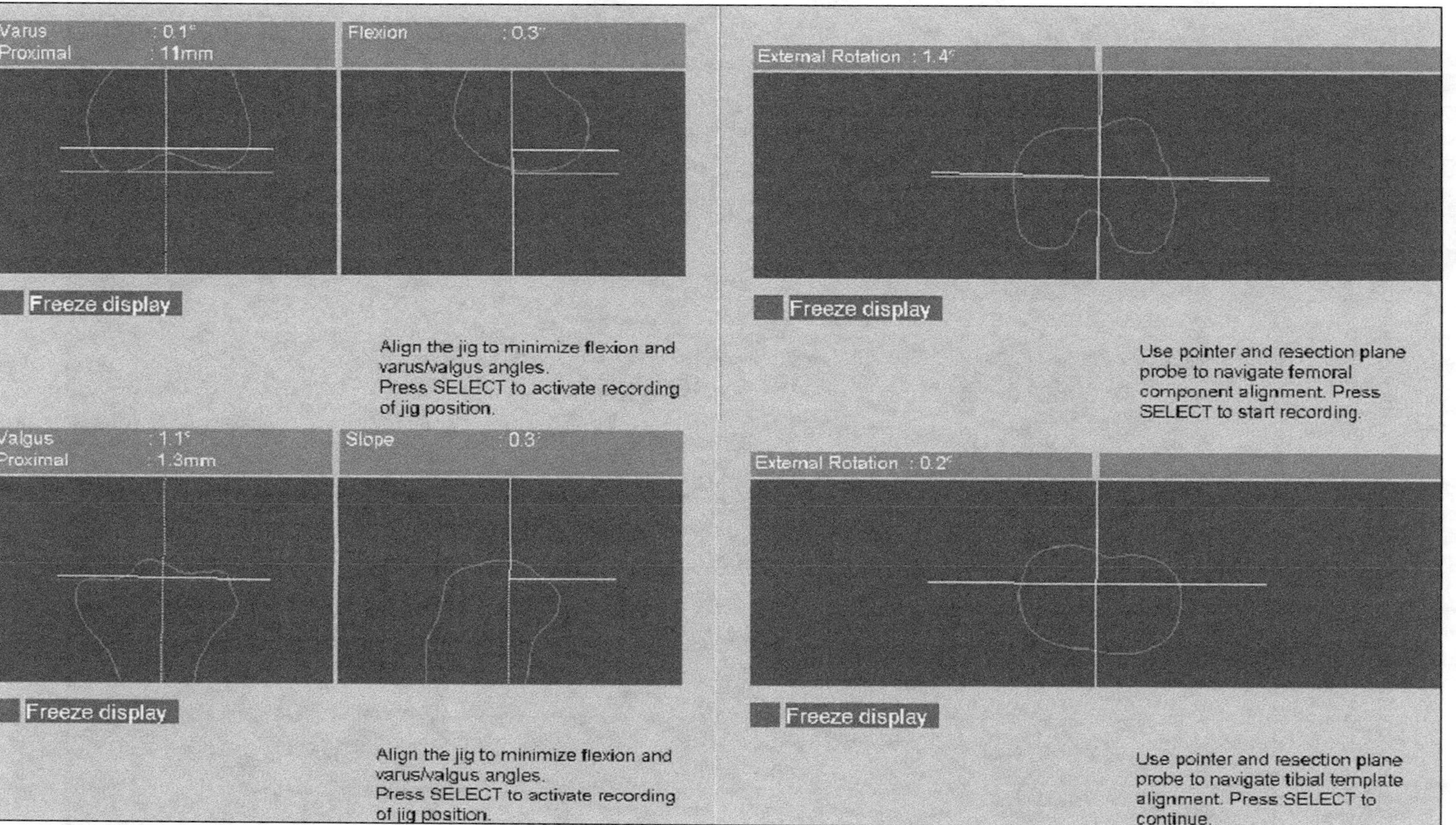

Figura 3. Pantallas con indicaciones sobre el nivel y dirección de las osteotomías correctas.

Se obtuvieron imágenes digitales empleando la técnica llamada de *surview* o *scanview*, abarcando toda la extremidad, incluyendo la cabeza femoral y el tobillo, y utilizando un sistema de posicionamiento para la extremidad inferior, con el objetivo de mantener la extremidad en rotación neutra. En cada caso, se analizaron tres ángulos (véase la figura 4): ángulo femoral (AF), definido por el formado entre la perpendicular al eje del compo-

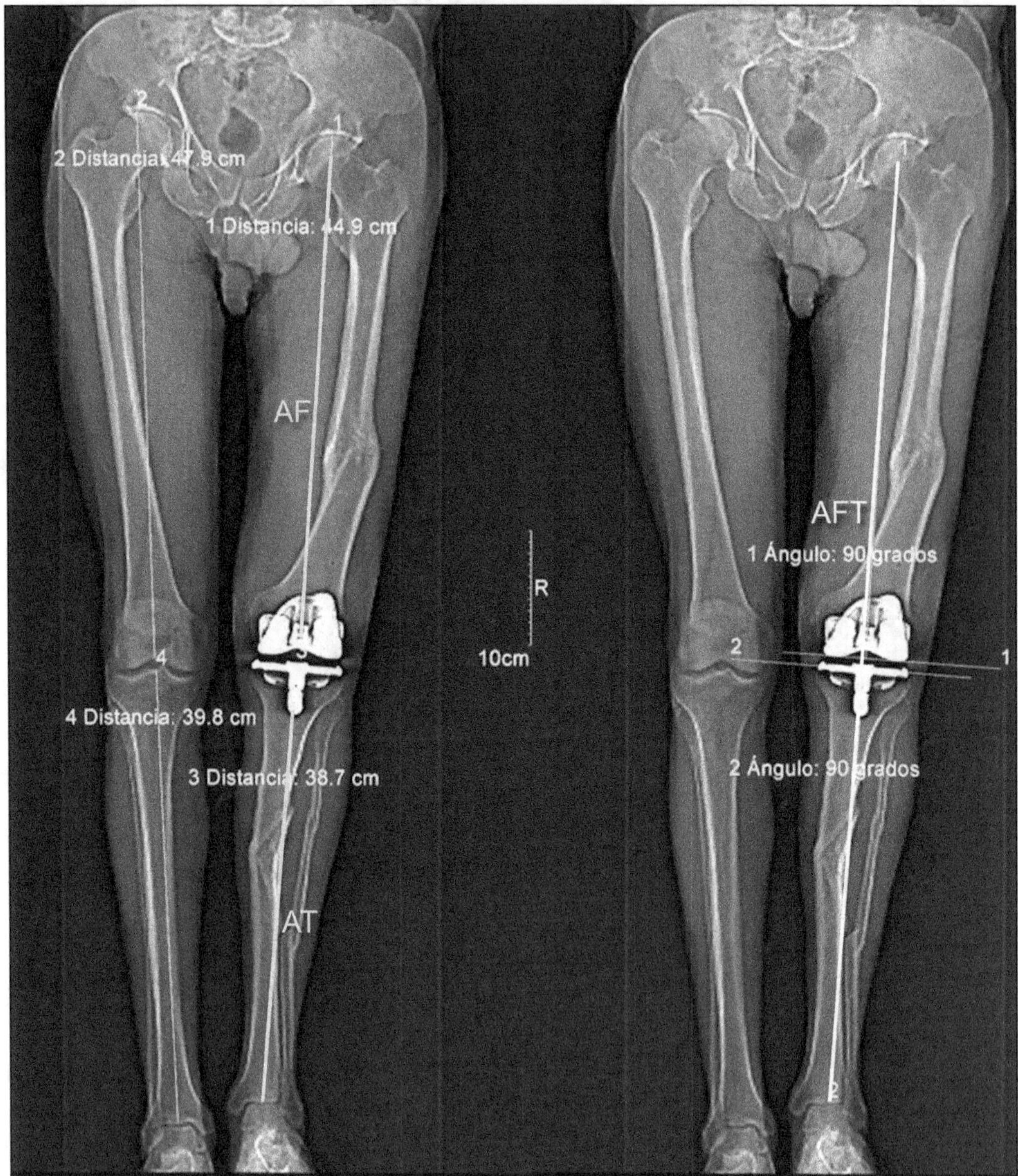

Figura 4. Medición del eje mecánico postoperatorio femoral (AF), tibial (AT) y femoro-tibial (AFT) con tomografía axial. ATR implantada con navegación en paciente con antigua fractura de fémur y tibia.

nente femoral y el eje mecánico del femur, entendiendo como tal una línea que transcurre desde el centro de la cabeza femoral hasta el centro de la rodilla; ángulo tibial (AT), formado por la perpendicular al eje de la plataforma tibial y por el eje anatómico de la tibia; y, por último, el ángulo femoro-tibial (AFT), formado por la unión de los ejes mecánicos del fémur y la tibia. El AF y el AT muestran la calidad en la colocación de los componentes que teóricamente deben formar un ángulo de 90º con el eje mecánico del segmento óseo. El AFT es el exponente final de la colocación de la artroplastia y debe aproximarse a los 180º. Los datos fueron almacenados en una base de datos en entorno Windows y tratados estadísticamente mediante el programa SPSS. Se estudiaron todas las variables de forma descriptiva. Las hipótesis planteadas en el estudio fueron contrastadas atendiendo a la distribución de las variables, mediante pruebas paramétricas (T de Student-Fisher y análisis de la variancia) o pruebas no paramétricas, en caso de distribuciones no gaussianas (U de Mann-Whitney y prueba de Wilcoxon). El tiempo medio de intervención en el grupo con técnica estándar fue de 77 minutos (límites: 57-88) y en el grupo con navegación fue de 83 minutos (límites: 76-109). No se observaron complicaciones en función de la técnica y en ningún caso hubo que suspender la intervención por razones anestésicas o quirúrgicas. La posición del componente femoral y tibial fue mejor en el grupo intervenido con navegación quirúrgica, siendo esta mejoría estadísticamente significativa al evaluar las diferencias en el AFT. El AFT resultante tras la artroplastia en el grupo con navegación se situó en el 90 % de los casos dentro de los valores considerados óptimos (180 ± 3º), mientras que eso sólo ocurrió en el 50 % de los pacientes

Deformidad	Técnica estándar	Navegación	P
	AF	AF	
< 10º	91,7º	90,2º	0,001
> 10º	91,9º	90,3º	ns
	AT	AT	
< 10º	90,2º	89,6º	ns
> 10º	90,4º	89,9º	ns
	AFT	AFT	
< 10º	175,9º	179,2º	< 0,001
> 10º	177,1º	179,8º	0,00
	AFT óptimo	AFT óptimo	
< 10º	45 %	100 %	< 0,0001
> 10º	50 %	90 %	0,007

Tabla 1. Ángulo femoral (AF), ángulo tibial (AT) y ángulo femoro-tibial (AFT) obtenidos en dos series con y sin deformidad preoperatoria.

intervenidos mediante el instrumental estándar con una diferencia estadísticamente significativa (p = 0,007). En la tabla 1 se aprecian los resultados comparativos de dos series personales de ATR intervenidas con y sin navegación (angulación preoperatoria menor y mayor de 10°).

En relacion con estos hallazgos, conviene recordar que la ATR como tratamiento de procesos articulares añadidos a deformidades supone un reto para el cirujano, ya que conseguir una alineación exacta actuando sobre estructuras muy alteradas es, cuanto menos, problemático. Además, en estas rodillas se han producido pérdidas óseas y lesiones ligamentosas que añaden dificultades para alcanzar el objetivo de proporcionar estabilidad y funcionalidad a la nueva articulación. Las deformidades más frecuentes se producen en el plano frontal y consisten en genu varo o valgo, y existe uniformidad en la literatura sobre la peor evolución y menor supervivencia de las ATR en este grupo de pacientes. Como hemos visto antes, las series publicadas en la literatura sobre los resultados de la navegación quirúrgica en ATR primarias son uniformes en cuanto a la obtención de un mejor eje mecánico de la extremidad comparados con el instrumental clásico. Sin embargo, en ningún trabajo se expone la angulación y el eje conseguido en un grupo individualizado de rodillas con deformidades previas, como en el estudio mostrado anteriormente. Basándonos en nuestra experiencia, que alcanza más de 250 casos de CAO en ATR, podemos recomendar firmemente la navegacion en deformidades intra y extraarticulares. Creemos que así como la CAO puede obviarse en rodillas sin alteraciones axiales, la presencia de una deformidad en cualquier plano introduce un factor de complejidad que puede subsanarse con la aplicación de esta técnica.

3   La navegación en la cirugía de revisión

Las causas del fracaso precoz en las ATR se relacionan con una deficiente alineación frontal, sagital o axial, una insuficiente fijación en el plano óseo, un inapropiado equilibrio ligamentoso, alteraciones del aparato extensor y un incorrecto nivel de la interlínea articular final. Los fracasos tardíos corresponden, sobre todo, al desgaste de la bandeja de polietileno o a la osteólisis periprotésica progresiva. Se considera que la cirugía de revisión por causa aséptica supone entre un 5 y un 10 % de todas las artroplastias de rodilla y que este porcentaje aumentará en los próximos años.[23] Además, en la literatura existe consenso en cuanto a los peores resultados obtenidos con estas intervenciones en comparación con la cirugía primaria y se admite que la técnica quirúrgica es difícil, está sujeta a frecuentes complicaciones y, en gran medida, sigue un procedimiento artesanal. El instrumental, aunque mejorado últimamente, aporta poca seguridad tanto en la alineación del eje de la extremidad como en la correcta colocación de los componentes protésicos y, al igual que en cirugía primaria, se soporta en angulaciones prefijadas y no en la singularidad del caso.

Los objetivos de la CAO en cirugía de revisión podrían resumirse en apoyar la restauración de la altura de la línea articular, corregir el eje mecánico, ayudar a la adecuada colocación de los componentes en el plano coronal y axial (implantes convencionales y cuñas, bloques o vástagos), igualar el espacio en flexión y extensión y restablecer la estabilidad ligamentosa.[24] Si las pérdidas óseas no son importantes y las referencias óseas se mantienen, puede utilizarse la navegación con el programa informático para artroplastias primarias (véase la figura 5). Pero la situación se complica si el procedimiento se realiza sobre una articulación gravemente dañada.

Para poder utilizar la navegación estándar, como se ha explicado anteriormente, es ineludible la rígida fijación de los emisores en los extremos articulares femoral y tibial y recoger determinadas referencias óseas para evaluar la situación preoperatoria y para guiar la colocación de los componentes. Esto obliga a modificar la técnica de CAO en algunos pasos.[25] Como en este tipo de cirugía es frecuente la introducción de vástagos tibiales y femorales, es conveniente colocar los emisores alejados de la línea articular (al menos 20 cm) o usar fijadores unicorticales que no perturben el canal intramedular. La línea de Whiteside no puede referenciarse en algunas ocasiones y la rotación adecuada del componente femoral debe basarse en la recogida del centro de la región intercondilea, en la localización de los epicóndilos o en la rotación tibial.

La restauración de la línea articular es un objetivo esencial y a veces difícil de conseguir en cirugía de revisión. Aunque el error puede deberse al nivel inadecuado de la osteotomía tibial y a la utilización de insertos de polietileno de inadecuado grosor, en cirugía de revisión su ascenso ocurre cuando no se reconstruye adecuadamente la pérdida ósea femoral distal (que puede deberse a una excesiva resección ósea en la intervención primaria, defectos óseos por osteolisis, infección, migración del componente o deterioro del plano óseo al extraer la antigua prótesis). Se conside-

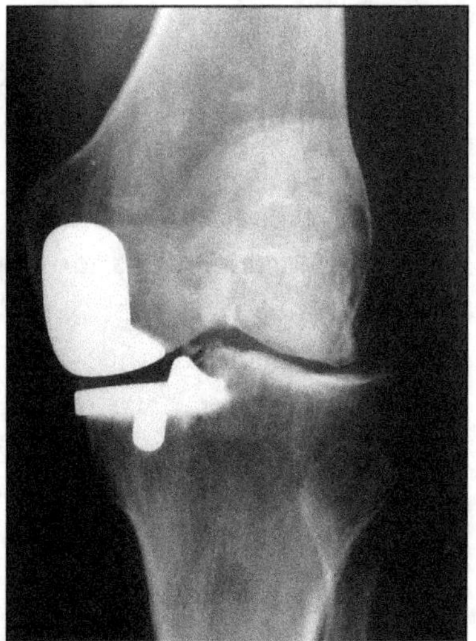
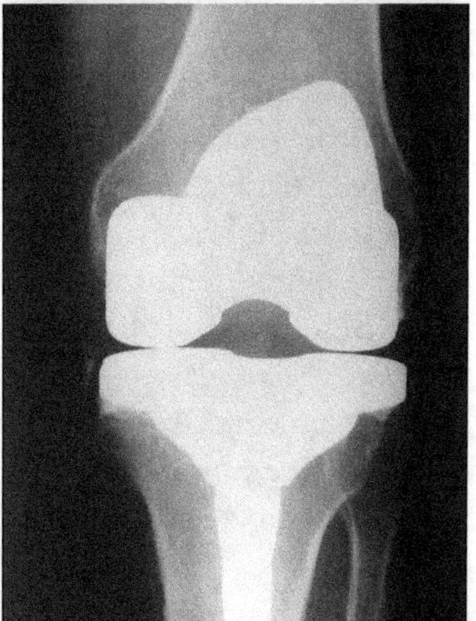
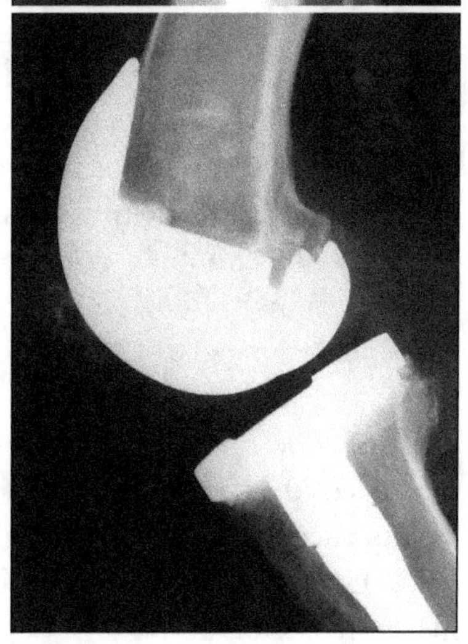

Figura 5. Cirugía de revisión realizada con navegación en artroplastia unicompartimental de 18 años de evolución con artrosis de compartimento externo.

ra que una elevación de esta línea mayor de 8 mm con una patella ínfera se asocia a resultados clínicos pobres y a fracaso del implante a medio plazo. Aunque la utilización de cuñas femorales de aumento ha facilitado la mejor posición de esta interlínea articular,[26] para algunos autores cerca del 80 % de las ATR implantadas en cirugía de revisión presentan esta alteración. Se han descrito diversas referencias intraoperatorias para hallar la línea articular cuando el plano óseo está alterado: 1,5 a 2 cm proximal a la cabeza del peroné, 2,2 cm proximal a la tuberosidad tibial, 2 a 2,5 cm distal al epicóndilo lateral o 2,5-3 cm al epicóndilo medial. No obstante, si la pérdida ósea es excesiva, ninguna de estas referencias resulta posible y la altura de la interlínea debe hallarse a partir de la posición del implante fracasado en la visión intraoperatoria. Si ello se presupone imposible, puede utilizarse una radiografía de la artroplastia fracasada o de la rodilla contralateral. La altura ideal de la interlínea guía la necesidad de la resección ósea o de aplicar cuñas o bloques de aumento en la cirugía de revisión. En casos de pérdida ósea excesiva o laxitud ligamentosa, se recomienda reconstruir la altura de la línea con insertos de prueba, evaluando así no sólo la posición de la interlínea sino también la alineación de la extremidad y el espacio residual en flexión y extensión. Con este implante provisional colocado se puede comprobar mediante navegación la situación espacial de la artroplastia y la angulación final obtenida (véase la figura 6). Esta información permite modificar los cortes óseos y comprobar, nuevamente, el resultado final.

Existe poca literatura sobre la navegación en cirugía de revisión de ATR. En una reciente búsqueda en la base Pubmed introduciendo como palabras clave *revision surgery, total knee* y *computer-assisted*, recogimos 22 trabajos, aunque sólo cinco de ellos eran específicamente de cirugía de revisión. Es posible que aumentando la búsqueda con otras palabras clave y en otras bases bibliográficas, los estudios aparecidos fueran más numerosos, pero no creemos que la diferencia hubiera sido considerable.

Perlick *et al.*[27] han analizado la alineación final obtenida en cirugía de revisión con y sin CAO. En un estudio prospectivo, dos grupos de 25 pacientes fueron intervenidos con cirugía convencional y con navegación. La alineación postoperatoria fue comprobada mediante radiografías de la extremidad en el plano lateral y coronal. El 92 % de los pacientes del grupo con CAO presentaron un eje postoperatorio con menos de 3º en desviación varo-valgo, lo que sólo ocurrió en el 76 % del grupo con técnica estándar (p < 0.05). Los autores recomiendan la navegación no sólo por la mejor alineación obtenida, sino también por la posibilidad de comprobar intraoperatoriamente el espacio en flexión y extensión y relacionan estas mejores alineaciones con potenciales beneficios a largo plazo.

Más recientemente, estos mismos autores[28] han publicado los resultados de 120 casos de cirugía de revisión (60 con CAO y 60 con técnica manual). La obtención del eje mecánico ideal se obtuvo en el 95 % del primer grupo y en el 80 % del segundo. La reconstrucción de la línea articular con una variación menor de 4 mm se consiguió en el 78 % del grupo con navegación y sólo en el 55 % del grupo intervenido con la técnica convencional.

Otros trabajos, como el publicado por Thieleman *et al.*,[29] también encuentran utilidad a la CAO en cirugía de revisión. En este estudio, se muestran los resultados de 46 casos aportando una mejor alineación final de la artroplastia. La navegación sólo supuso un aumento del tiempo quirúrgico medio de quince minutos.

La navegación, en estos momentos, no suple la planificación, los gestos quirúrgicos y el arsenal convencional de la cirugía de revisión de las ATR.[30] Puede ayudar en algunas etapas de la técnica, asegurar que el eje mecánico obtenido es el adecuado, comprobar las diferencias entre la situación pre y postoperatoria; puede, en fin, certificar los resultados, pero al contrario que en las ATR primarias, el manejo de la CAO no supone una modificación esencial en la técnica quirúrgica. Es posible que la aparición de programas informáticos específicos para cirugía de revisión,[31] la posibilidad de utilizar nuevos sistemas de emisión y recepción de señales como los electromagnéticos y la aparición de procedimientos de anclaje de los emisores sin violar el canal medular, permitan en el futuro que la navegación sea una ayuda valiosa en la revisión de los fracasos graves de las artroplastias de rodilla.

4 Conclusiones

– La navegación como técnica de ayuda en la cirugía primaria aporta seguridad en el implante de la artroplastia. Existe suficiente literatura, incluidos varios metaanálisis, con alto nivel de evidencia científica. En la cirugía de revisión la literatura existente es escasa y procede de centros o autores singulares.

– Las escasas series publicadas insisten en la mejoría de la alineación obtenida con la navegación,

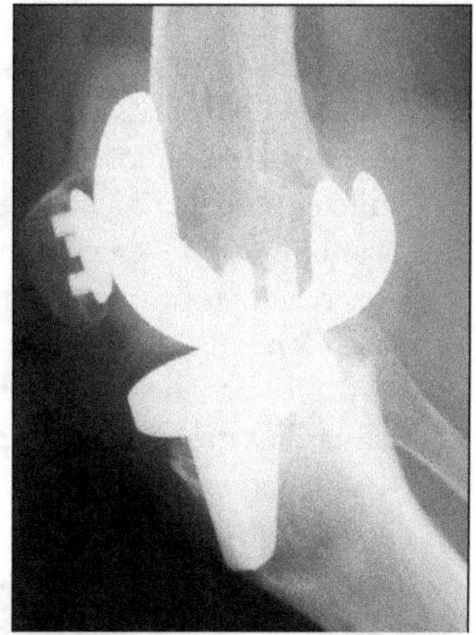
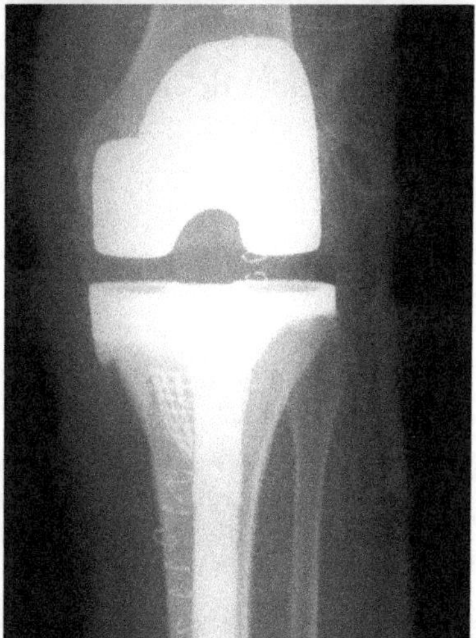
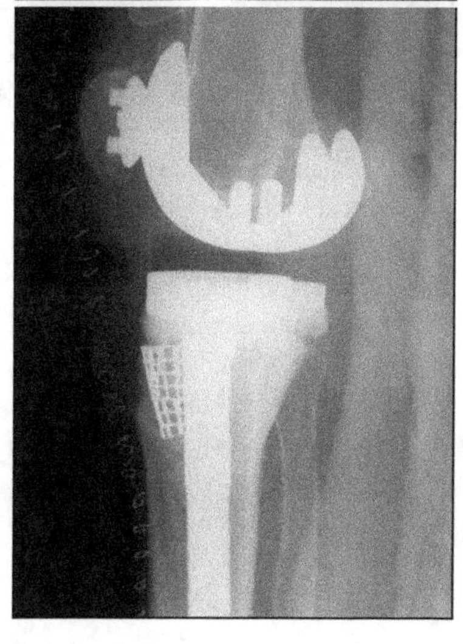

Figura 6. Cirugía de revisión en movilización del implante tibial con desgaste del inserto de polietileno y ruptura de cortical anterior. Técnica con navegación.

en comparación con la técnica convencional, pero llama la atención que no se individualicen los resultados atendiendo al tipo y gravedad de las pérdidas óseas. No pueden compararse los resultados sin que se delimiten exactamente qué defectos óseos presentan los pacientes, ya que las dificultades técnicas son marcadamente diferentes dependiendo del grado y tipo de osteólisis.

– Las limitaciones en cuanto a la colocación de los emisores y la ausencia de algunas referencias óseas restringen su utilidad, sobre todo en cuanto a la rotación de los componentes. La navegación puede utilizarse para comprobar la posición de la artroplastia y del eje obtenido colocando insertos de prueba y, siempre, antes de situar la artroplastia en su posición definitiva. Después de «reconstruir» la rodilla mediante los implantes de prueba, la navegación certifica la posición de la artroplastia, el espacio en flexión y extensión, el eje mecánico obtenido, la movilidad final y la adecuación de la altura de la línea articular.

– Para que la navegación sea utilizada en cirugía de revisión de manera ordenada y reproducible, es necesario que se desarrollen programas informáticos especiales y sistemas de sujeción de los emisores que no invadan el plano óseo intramedular.

Bibliografía

1. Delp SL, Stulberg SD, Davies B, *et al.* Computer assisted knee replacement. Clin Orthop 1998; 354: 49-56.
2. Ritter MA, Faris PM, Keating EM, *et al.* Postoperative alignment of total knee replacement. Its effect on survival. Clin Orthop 1994; 299: 153-56.
3. Moreland JR, Bassett LW, Hanker GJ. Radiographic analysis of the axial alignment of the lower extremity. J Bone Joint Surg Am 1987; 69A: 745-49.
4. Teter KE, Bregman D, Colwell CW. The efficacy of intramedullary femoral alignment in total knee replacement. Clin Orthop 1995; 321: 117-21.
5. Nuño-Siebrecht N, Tanzer T, Bobyn JD. Potential errors in axial alignment using intramedullary instrumentation for total knee arthroplasty. J Arthroplasty 2000; 15: 228-30.
6. Maestro A, Harwin SF, Sandoval MG, *et al.* Influence of intramedullary *versus* extramedullary alignment guides on final total knee arthroplasty component position: a radiographic analysis. J Arthroplasty 1998; 13: 552-58.
7. Plaskos C, Hodgson AJ, Inkpen K, *et al.* Bone cutting errors in total knee arthroplasty. J Arthroplasty 2002; 17: 698-705.

8. Mahalusmiwala J, Bankes MJK, Nicolai O, *et al.* The effect of surgeon experience on component positioning in 673 press fit condylar posterior-sacrificing total knee arthroplasties. J Arthroplasty 2001; 16: 635-40.
9. Barrack RL, Schrader T, Bertot AJ, *et al.* Component rotation and anterior knee pain after total knee arthroplasty. Clin Orthop 2001; 392: 46-55.
10. Cameron HU. A Comedy of Errors. The bad knee. J Arthroplasty 2005; 20:18-22.
11. Boldt JG. Femoral component alignment in TKA En navigation and robotics in total joint and spine Surgery JB Stiehl, WH Konermann, RG Haaker (eds), Springer-Verlag Berlin 2004; 189-96.
12. Hernández-Vaquero D, Suárez-Vázquez A. Knee arthrodesis with navigation: a new indication for computer-assisted surgery? A case report. Knee 2007; 14: 162-63.
13. DiGioia III AM. Editorial Comment. Clin Orthop 1998; 354: 2-4.
14. Hernández-Vaquero D, Suárez-Vázquez A. Complications of fixed infrared emitters in computer-assisted total knee arthroplasties.BMC Musculoskelet Disord 2007; 8: 71-4.

15. Hernández-Vaquero D, Suárez-Vázquez A, García-Sandoval MA, *et al.* Computer-assisted implant in knee endoprosthesis with a wireless system. Prospective comparative study with conventional technique. J Bone Joint Surg Br 2004; 86B(supp I): 227.

16. Maculé-Beneyto F, Hernández-Vaquero D, Segur-Vilalta JM, *et al.* Navigation in total knee arthroplasty. A multicenter study. Int Orhop 2006; 30: 536-40.

17. Bäthis H, Shafizadeh S, Paffrath T, *et al.* Are computer assisted total knee replacements more accurately placed? A meta-analysis of comparative studies. Orthopade 2006; 35: 1056-065.

18. Bauwens K, Matthes G, Wich M, *et al.* Navigated total knee replacement. A meta-analysis. J Bone Joint Surg Am 2007; 89: 261-69.

19. Bohannon Mason J, Fehring ThK MD, Estok R, *et al.* Meta-analysis of alignment outcomes in computer-assisted total knee arthroplasty surgery. J Arthroplasty 2007; 22: 1097-2106.

20. Martelli M, Marcacci M, Nofrini L, *et al.* Computer- and robot-assisted total knee replacement: analysis of a new surgical procedure. Ann Biomed Eng 2000; 28: 1146-153.

21. Hernández Vaquero D, García Sandoval MA, Cuervo Olay MC. La navegación quirúrgica en las artroplastias de rodilla. Experiencia clínica. Rev Ortop Traumatol 2006; 50(supl 1): 41-8.

22. Novak EJ, Silverstein MD, Bozic KJ. The cost-effectiveness of computer-assisted navigation in total knee arthroplasty. J Bone Joint Surg Am 2007; 89: 2389-397.

23. Rousseau MA, Lazennec JY, Catonné Y. Early mechanical failure in total knee arthroplasty. Int Orthop 2008; 32: 53-6.

24. Jenny JY. The current status of computer-assisted high tibial osteotomy, unicompartmental knee replacement, and revision total knee replacement. Instr Course Lect 2008; 57: 721-26.

25. Sikorski JM. Computer-assisted revision total knee replacement. J Bone Joint Surg Br 2004; 86(B): 510-14.

26. Porteous AJ, Hassaballa MA, Newman JH. Does the joint line matter in revision total knee replacement? J Bone Joint Surg Br 2008; 90: 879-84.

27. Perlick L, Bäthis H, Perlick C, *et al.* Revision total knee arthroplasty: a comparison of postoperative leg alignment after computer-assisted implantation *versus* the conventional technique. Knee Surg Sports Traumatol Arthrosc 2005; 13: 167-73.

28. Perlick L, Lüring C, Tingart M, *et al.* Revision prosthetic of the knee joint. The influence of a navigation system on the alignment and reconstruction of the joint line. Orthopade 2006; 35: 1080-086.

29. Thielemann FW, Clemens U, Hadjicostas PT. Computer-assisted surgery in revision total knee arthroplasty: early experience with 46 patients. Orthopae-dics 2007; 30(10 suppl): S132-35.

30. Bourne RB, Crawford HA. Principles of revision total knee arthroplasty. Orthop Clin North Am 1998; 29: 331-37.

31. Perlick L, Lüring C, Tingart M, *et al.* Navigated revision total knee arthroplasty, CT-free navigation with vector vision system. En Navigation and Mis in Orthopaedic Surgery Stiehl, Konermann, Haaker, DiGioia (Eds), Springer-Verlag Heidelberg 2007; p:154-61.

Capítulo 10. Revisión de la prótesis de rodilla infectada

J. Cordero Ampuero

**Profesor Titular de Cirugía Ortopédica
y Traumatología
Hospital Universitario de la Princesa
Facultad de Medicina
Universidad Autónoma de Madrid
Madrid**

Dirección para correspondencia
Hospital Universitario de la Princesa
Dr. J. Cordero Ampuero
jcordera@telefonica.net

1   Introducción

La infección profunda de la prótesis total de rodilla es una complicación grave que se presenta en el 2 % de los casos primarios. Determinados factores relacionados con el paciente o con la cirugía y el ambiente quirúrgico se han relacionado con una mayor probabilidad de infección. Los pacientes con artritis reumatoide, y en tratamiento con inmunosupresores o corticoesteroides, presentan un mayor riesgo de infección, como también los pacientes con antecedente de cirugía o de infección. Otros factores como obesidad, malnutrición, ulceraciones cutáneas, hospitalización preoperatoria prolongada, infecciones urinarias recurrentes, tiempo quirúrgico prolongado, excesivo personal en el quirófano, prótesis constreñidas de bisagra, incisiones cutáneas previas, hematoma o dehiscencia de la herida, también se considera que incrementan el riesgo de infección, aunque no existan estudios comparativos que lo demuestren.

Los patógenos más frecuentes en las infecciones profundas son los cocos gram positivos, fundamentalmente el *Staphylococus aureus*, seguido del *Epidermidis*.

2   Diagnóstico de prótesis de rodilla infectada

Cuando se sospecha una infección, el diagnóstico precoz preciso es la clave para que el tratamiento sea efectivo.

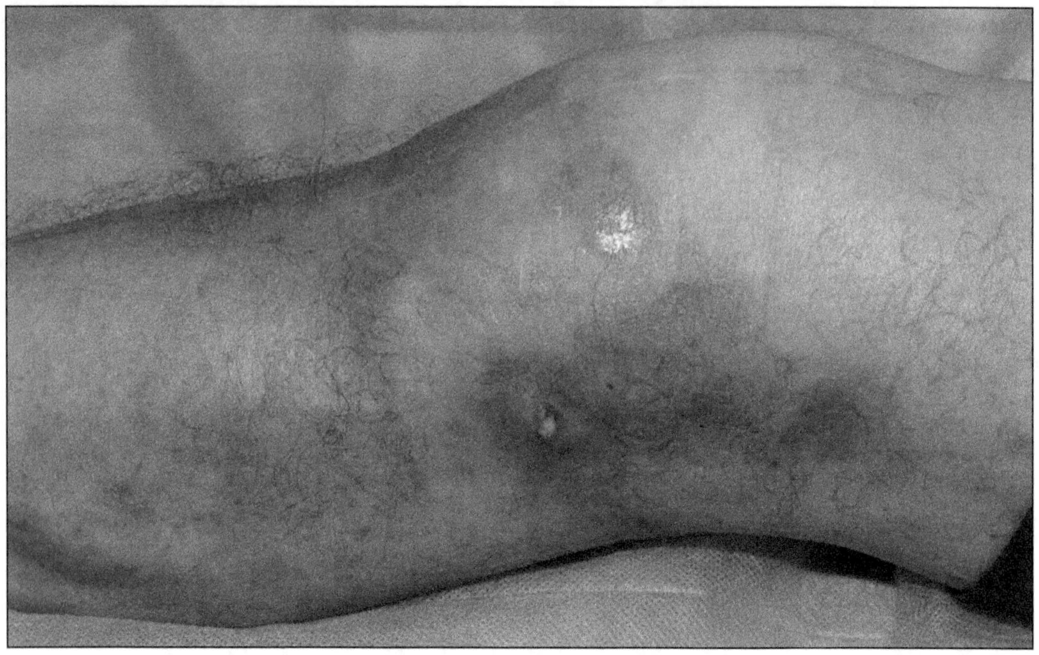

Figura 1. Fístula en un paciente con infección de prótesis total de rodilla.

2.1   *Infección cierta*

Se considera que nos encontramos ante una infección profunda cuando se presenta alguna de las siguientes situaciones:

— Existencia de fístula o drenaje persistente (véase la figura 1).
— Necrosis o dehiscencia mantenida de la herida quirúrgica (véase la figura 2).

2.2   *Sospecha de infección*

— En pacientes con dolor de ritmo inflamatorio (en reposo). Debe medirse objetivamente la intensidad de dolor, el estilo de vida, la limitación funcional real, las demandas subjetivas del paciente y sus esperanzas sobre la prótesis, teniendo en cuenta los siguientes factores:[1]

  • Se deben utilizar escalas validadas universalmente.
  • Hay que discriminar a los pacientes «sobredemandantes»,[2] pues hasta un 50 % de los pacientes intervenidos espera la completa desaparición del dolor y un 65 % de los mismos confía en caminar más de 1,5 km seguidos sin pararse.

– Ante eritema o hinchazón excesiva persistentes.
– Cuando hay un aumento duradero de la temperatura local.

2.3 *Diagnóstico analítico: VSG, PCR*

La proteína C reactiva (CRP) se normaliza, habitualmente, tres semanas después de la cirugía, pero existen dudas sobre el período que necesita la velocidad de sedimentación globular (VSG) para volver a los parámetros correctos; tradicionalmente, se consideraba que el tiempo necesario estaba entre las seis y las doce semanas, pero, en la actualidad, hay literatura que defiende la cifra de un año.

Cuando existe sospecha de infección:

– Con VSG o PCR elevadas se aconseja aspirar el líquido articular y realizar un cultivo.
– Con VSG y PCR normales conviene analizar la RX y es aconsejable una gammagrafía.

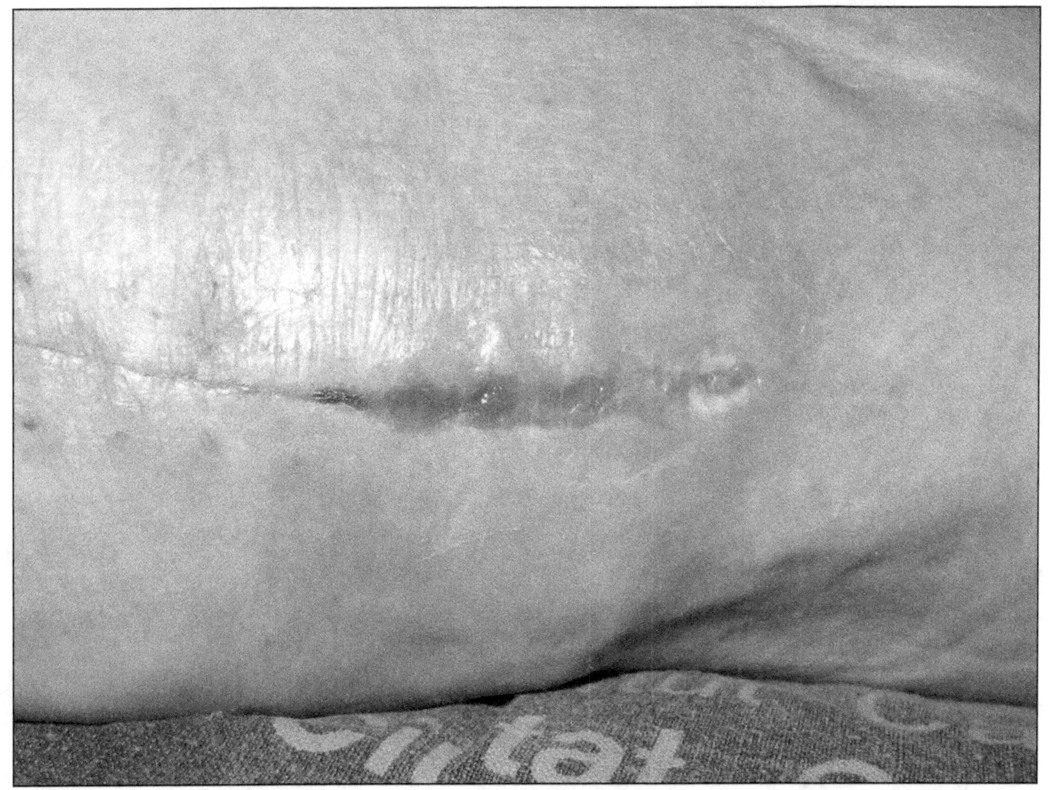

Figura 2. Dehiscencia de la herida quirúrgica.

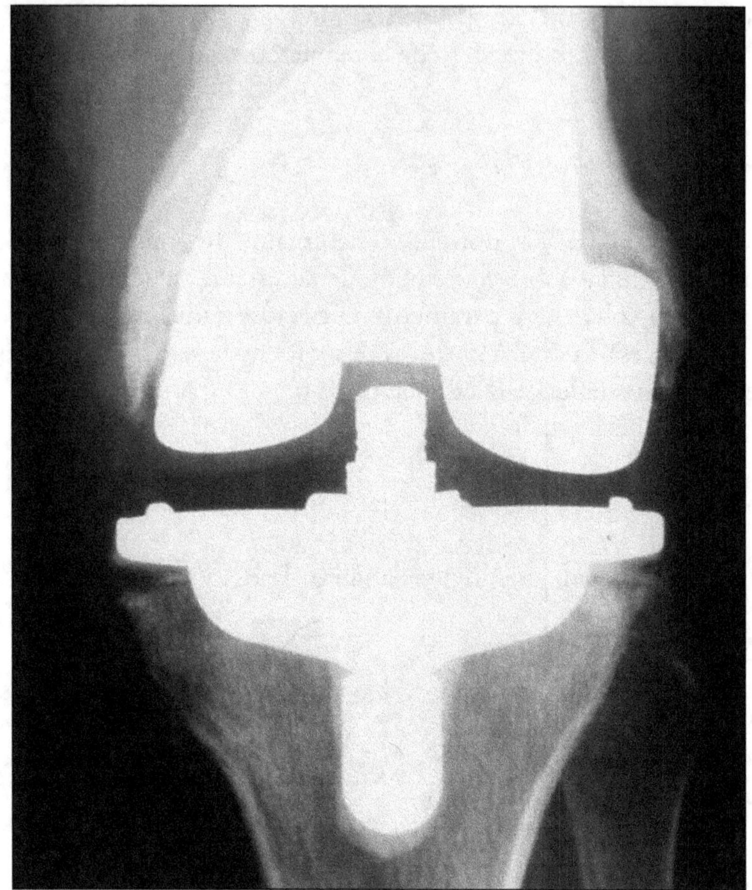

*Figura 3. Reacción perióstica femoral y radiolucencia de más de 1 mm
progresiva en toda la extensión del plato tibial.*

2.4 Diagnóstico radiológico

Se sospecha infección si (véase la figura 3):

- Se presentan alteraciones y éstas progresan rápidamente (osteólisis, aflojamiento o hundimiento).
- Hay aparición de hueso perióstico reactivo.

2.5 Gammagrafía

La realización combinada de una gammagrafía ósea con tecnecio, galio y leucocitos marcados aumenta la sensibilidad y especificidad de la prueba.

- Tecnecio: detecta aumentos del metabolismo óseo, es muy sensible pero nada específica. Por tanto, su validez es esencialmente negativa, para descartar infección.
- Galio: detecta inflamación, es muy sensible pero nada específica y su validez también es para el diagnóstico negativo.
- Leucocitos marcados: es poco sensible, pero bastante específica.

2.6 Aspiración articular y cultivo

La aspiración del líquido articular continúa siendo la prueba más importante para determinar la presencia de una infección protésica profunda. Además de poder establecer la presencia o no de infección, identifica el tipo de germen causante de la misma, así como la concentración mínima inhibitoria del antibiótico adecuado para su tratamiento. El recuento de células blancas superior a 3.500 y, fundamentalmente, su porcentaje superior al 75 % de polimorfonucleares es sugestivo de infección.

Después de realizar una aspiración de líquido articular y cultivo podemos obtener un resultado:

- Positivo: dudoso cuando se cultivan contaminantes habituales de la piel *(Staphylococcus epidermidis* y *Propinebacterium acne).*
- Negativo: algún autor recomienda repetirla semanalmente hasta tres veces (en mi opinión personal, éste es un buen modo de contaminar la articulación si no lo estaba previamente).

2.7 Biopsia intraoperatoria de cortes congelados

Se basa en el recuento del número de polimorfonucleares, por campo de alta definición microscópica:[3]

- Más de diez polimorfonucleares, infección probable.
- De cinco a diez polimorfonucleares, infección posible; desbridamiento, cambio PE.
- Menos de cinco polimorfonucleares, infección muy poco probable.

3 Tratamiento de la prótesis de rodilla infectada

Las opciones de tratamiento varían según la situación clínica y el diagnóstico, diferenciándose las siguientes situaciones:[4,5]

- Necrosis o dehiscencia de los bordes. Es fácil de diagnosticar, pero resulta difícil decidir si los tejidos profundos no están infectados. Con cierto optimismo puede asumirse dicho contexto, pero hay que actuar con urgencia y considerar que, en muy pocos días, la contaminación superficial se extenderá a los planos profundos y la infección estará asegurada (algunos cirujanos pensamos que, en la prótesis de rodilla, dada la distribución anatómica de los planos quirúrgicos, no existe ni la infección superficial ni la necrosis aséptica de los bordes).

– Infección aguda. Aparece ante una contaminación bacteriana reciente. Ésta puede haberse producido en la cirugía primaria (lo más frecuente), o bien, desde un foco a distancia por vía hematógena (en clínica se observa de vez en cuando). En la actualidad se discute hasta cuántos días, tras el episodio de contaminación, puede considerarse aguda una infección. Habitualmente, se cita en la literatura la cifra de treinta días, pero los conocimientos actuales sobre la formación del *biofilm* están forzando a reducir este número, de modo que algunos autores empiezan a defender la cifra de quince días.

– Infección subaguda y crónica. Cuando el episodio de contaminación se ha producido hace más de treinta días.

3.1 *Necrosis o dehiscencia de los bordes de la herida*

El tratamiento se basa en la cirugía precoz unido a la antibioterapia.

– Cirugía precoz. La programación debe llevarse a cabo lo antes posible, ya que la contaminación bacteriana de los bordes necróticos, o dehiscentes, alcanzará en pocas horas o pocos días los tejidos profundos, y empezará a desarrollarse la infección del implante (véase la figura 2).

– «Descontaminación». Resección de los bordes necróticos, desechando los tejidos hasta una profundidad de 2 a 3 cm y, en general, realizando un abordaje al menos tan amplio como el original:

  • Desbridamiento masivo e intensivo de todos los tejidos afectados, con técnica meticulosa y alcanzando todos los planos profundos; no se debe dejar región alguna sin desbridar adecuadamente, porque será allí donde quede carga bacteriana suficiente para mantener la infección. En general, debe aplicarse la máxima de que, en estos casos, el abordaje y manejo de los tejidos debe ser de mayor magnitud que la cirugía inicial.

  • Cultivo de todos los tejidos sospechosos, con excepción de los bordes, hasta una profundidad de 2-3 cm. Deben obtenerse un mínimo de tres muestras de diferentes localizaciones, y siempre es muchísimo mejor enviar tejidos al laboratorio de Microbiología que enviar frotis.

  • Extracción del polietileno tanto si estaba expuesto como próximo a la zona expuesta.

- Irrigación profusa con más de 10 l de suero, al que puede añadirse algún antiséptico (la clorhexidina parece ser el que menos se inactiva con las proteínas tisulares); se considera que el hecho de añadir antibióticos no tiene virtualidad alguna.
- Tras la irrigación, y dando por supuesto que hemos reducido en gran medida la contaminación bacteriana, conviene desechar todo el instrumental utilizado, cambiar la bata y los guantes de todo el equipo quirúrgico, así como la mesa de instrumentación, hacer un nuevo campo quirúrgico y emplear instrumental estéril.

– El cierre de la herida debe realizarse según las condiciones macroscópicas.

- Cierre primario. Es ideal si lo permiten las condiciones tisulares, teniendo en cuenta que no debemos tensar demasiado las suturas, ni «socavar» excesivamente el plano subcutáneo de los bordes de la herida.
- Cierre secundario tras varios días. Se trata de una opción bastante peligrosa por el riesgo de contaminación adicional y la existencia del implante subyacente, aunque tiene la ventaja de poder realizar un segundo desbridamiento opcional.
- Cobertura mediante colgajo miocutáneo o miofascial. El colgajo más universalmente utilizado es el local de rotación de gemelo (medial o lateral, según la localización del defecto que se deba tratar). Un error habitual es, por motivos de organización hospitalaria, la excesiva demora de esta cirugía para poder contar con el experto en colgajos: dicha demora conseguirá una excelente cobertura de partes blandas que nos ocultará una prótesis gravemente infectada por bacterias hospitalarias multirresistentes.

– Antibioterapia: nunca se puede tener la seguridad de que el implante no está contaminado o infectado, por ello, se deberá aplicar, en primer lugar, un tratamiento similar al de una infección aguda, pudiendo interrumpirse (con sumo cuidado y vigilancia clínica) cuando se obtengan cultivos negativos, normalización de los parámetros serológicos (VSG y CRP) y perfecta cicatrización sin signos inflamatorios locales.

3.2 Infección aguda

El tratamiento, bastante parecido al caso de la necrosis, comprende una vertiente quirúrgica y otra antibiótica.[4]

3.2.1 Tratamiento quirúrgico

– Programación. Las bacterias que han alcanzado el territorio articular se adhieren a los implantes y se hacen intracelulares (los dos principales mecanismos fisiopatológicos de la infección de implantes) en el plazo de pocas horas o pocos días, por lo que el tratamiento quirúrgico debe realizarse lo antes posible, incluso con carácter urgente en opinión de algunos cirujanos. Cuanto antes se lleve a cabo esta cirugía, mayor probabilidad existe de salvar el implante.

– Técnica quirúrgica. Es muy parecida, por no decir idéntica, a la recomendada para la dehiscencia de los bordes de la herida (apartado 2.1.1), aunque convendría añadir las siguientes salvedades:

- El abordaje debe permitir luxar la prótesis para acceder completamente a todas las superficies, en especial a las de la cápsula posterior. Obviamente, una de las prioridades es la resección de la fístula o zona de supuración.

- A lo largo del procedimiento debe extraerse el polietileno, lo cual también facilitará el desbridamiento de la cápsula posterior. Conviene enviar el polietileno extraído a Microbiología para cultivo directo, o incluso, allí donde se tenga instalada la técnica, someterlo a sonicación previa para obtener el mayor rendimiento microbiológico posible.[6]

- Algunos cirujanos somos partidarios de extraer no sólo el polietileno, sino todos aquellos componentes que no estén fijos, así como aquellos que no supongan una excesiva agresión quirúrgica. Esta opción, discutida en la literatura y en los congresos especializados, habitualmente, se limita a los componentes no cementados. Un paso adicional en agresividad, pero también en buenos resultados, es desarrollar un recambio en un tiempo ante la infección aguda; dicho procedimiento es defendido por pocos autores, pero las tasas publicadas de recidiva parecen bastante reducidas.[4]

- Es especialmente recomendable «curetear» y desbridar los bordes «implantehueso» de todos los componentes, ya que en dicha zona es donde el frente bacteriano puede avanzar hacia las interfaces, quedar protegido en regiones poco vascularizadas y asegurarse su perpetuación.

- Tras la irrigación y vestimenta/campo/instrumental estériles se implantan nuevos componentes iguales en tamaño a los extraídos. En estos nuevos implantes tenemos la seguridad de que no existe *biofilm* adherido.

- Antes del cierre conviene dejar al menos dos drenajes de Redon de calibre grueso. Las técnicas clásicas de irrigación-aspiración continuas están en progresivo abandono por la dificultad de manejo de enfermería y, sobre todo, por el riesgo de contaminación secundaria por nuevas bacterias hospitalarias.

– Cierre de la herida. Similar a lo descrito en el apartado 2.1.1.3; en la mayoría de los casos es posible el cierre primario:

- Es recomendable utilizar poco material de sutura reabsorbible en planos profundos (aunque el plano fasciomuscular debe quedar perfectamente reparado, para permitir la rehabilitación del movimiento articular) y minimizar las suturas en el plano subcutáneo (friable y contaminado).

- Resulta aconsejable suturar el plano cutáneo con hilo monofilamento no reabsorbible, que permita larga permanencia sin desencadenar reacciones a cuerpo extraño (tipo *Nylon*). Estos materiales nos permiten prolongar ilimitadamente la retirada de los puntos de sutura hasta tener asegurada la cicatrización.

3.2.2   Antibioterapia

Existen dos alternativas: los protocolos clásicos intravenosos, desarrollados en la década de los ochenta en EE.UU., y los nuevos protocolos de antibioterapia oral, desarrollados en los últimos diez años en Europa, muy criticados en el mundo americano pero cada vez más empleados a este lado del Océano (formando parte de la «paradoja transatlántica de Zimmerli»):

- Protocolos clásicos.[7-9] Consisten en:

  - Vía intravenosa exclusivamente.
  - Monoterapia (se emplea un antibiótico único).
  - Elección del antibiótico exclusivamente basándose en el antibiograma, a veces complementado por el cálculo de la CIM (concentración inhibitoria mínima).
  - Duración corta (de tres a seis semanas).

- Protocolos alternativos:[10-13]

  - Antibióticos intravenosos sólo hasta tener cultivos.
  - Poliantibioterapia. Se administran, al menos, dos antibióticos combinados activos frente a las bacterias cultivadas.
  - Antibióticos elegidos según antibiograma y con eficacia demostrada intracelular (esto descarta a los aminoglucósidos –gentamicina, tobramicina– y a los betalactámicos) y en el interior del *biofilm* (esto descarta a los polipeptídicos –vancomicina, teicoplanina–).
  - Duración prolongada (de tres a seis meses).

Cualquiera de los protocolos elegidos obliga al seguimiento clínico y analítico (funciones renal, hepática y hematopoyética), con una periodicidad de al menos una vez al mes. Los protocolos orales han demostrado igual o mayor eficacia en las cifras finales de curación, evitando el ingreso hospitalario (con el consiguiente ahorro de sufrimientos personales y familiares, así como de costes sociales y económicos).

3.2.3   Resultados

La probabilidad de curar la infección con todo este procedimiento es baja y muy variable, de acuerdo con lo publicado, variando del 14 al 86 % de los casos.[4]

3.3   Infecciones subagudas y crónicas

Ante estas situaciones se dispone de hasta siete opciones terapéuticas, estando cada una de ellas indicada sólo en determinadas coyunturas:

3.3.1   Tratamiento supresivo

- Fundamento. Se basa en la antibioterapia aislada, sin tratamiento quirúrgico alguno. Sólo en contadas ocasiones es útil para curar una infección crónica, y en la mayoría de los casos, sólo sirve para «enfriar» o disminuir la sintomatología clínica, y esto durante períodos variables de tiempo. Por tanto, sus indicaciones son muy limitadas.
- Indicaciones:[4]

  - Pacientes tipo C de Cierny[14] (aquellos que no soportarían el tratamiento por su mal estado general y elevadísimo riesgo quirúrgico o anestésico).
  - Posibilidad de aplicarlo en aquellos pacientes obstinados en rechazar la cirugía. Esta indicación es peligrosa porque los aparentes buenos resultados iniciales pueden reforzar la actitud del paciente o su familia.

- Antibioterapia. Son altamente recomendables los protocolos orales descritos en el apartado «protocolos alternativos».

3.3.2   Antibioterapia + desbridamiento

- Fundamento. Aunque es el tratamiento de primera elección para las infecciones agudas, como se ha descrito en el apartado 2.2, su probabilidad de éxito es muy baja en las infecciones crónicas, por lo que sólo está indicado en circunstancias muy específicas.
- Indicaciones (discutidas por muchos autores, que opinan que en estas circunstancias también debería procederse a una extracción completa de los implantes):

- Infecciones fúngicas.
- Infecciones tuberculosas.

– Procedimiento. Idéntico al descrito en el apartado «infección aguda».

3.3.3 Artroplastia-resección

– Fisiopatología. La extracción quirúrgica de los implantes suprime el *biofilm* adherido; el desbridamiento elimina las bacterias intracelulares y la antibioterapia termina con la carga bacteriana. El problema radica en la inestabilidad residual, pues el tejido cicatricial que queda no es capaz de proporcionar soporte firme al miembro inferior, tanto en la marcha como en la bipedestación.
– Indicaciones. Son muy estrictas, dada la grave alteración funcional residual:

- Recambio en dos tiempos planificado en el que se hace imposible la reimplantación (segundo tiempo) por problemas locales o sistémicos (comorbilidad sobrevenida que impide la anestesia o la cirugía del segundo tiempo).
- Alteraciones neurológicas graves que impiden la deambulación y la marcha (demencia senil, Parkinson, hemi o paraplejia).

– Técnica:

- Abordaje, desbridamiento, extracción de implantes, irrigación y cierre como descrito en el apartado recambio en dos tiempos.
- Tras la cicatrización, y en pacientes ambulantes, es aconsejable la utilización de una ortesis externa que ayude a la marcha y bipedestación. El modelo ideal sería un aparato bitutor largo como el empleado en las secuelas graves de la poliomielitis, que permite la flexión de la rodilla en sedestación (desbloqueando los «cerrojos») y facilita el apoyo estable en extensión completa bloqueando los pasadores.

3.3.4 Artrodesis

– Indicaciones. La literatura especializada describe un porcentaje de curación equivalente al recambio en dos tiempos, variable del 71 al 95 %,[4] por lo que algunos autores la aconsejan dada la frecuencia del dolor y mala función en sus series de recambio.[15-17] No obstante, esta opinión no es compartida por la mayoría de cirujanos, y mucho menos por los pacientes. En caso de optar por la artrodesis deberá evaluarse la afectación de las articulaciones adyacentes ipsilaterales y de la rodilla contralateral, recordando que supondría una contraindicación importante.

– Técnica:

- Extracción de implantes, desbridamiento e irrigación similares a los descritos en el apartado 2.3.6.
- Resección de extremos óseos hasta alcanzar hueso sangrante, de vitalidad asegurada e, idealmente, de tipo esponjoso.
- Desde el punto de vista de la estabilidad mecánica, es más aconsejable la fijación con clavo intramedular, pero dicho implante está contraindicado en caso de infección activa.[18] Una solución muy empleada en los últimos años es la fijación de la rodilla con un clavo intramedular modular (con bloqueo intraarticular entre sus diferentes partes). Dicha solución presenta un inconveniente, ya que, salvo que se aplique injerto en toda la región y se consolide hasta formar un bloque óseo que fusione el fémur y la tibia, no se trata más que de una prótesis sin movilidad fijada a ambos huesos y, por tanto, sujeta al riesgo de aflojamiento a largo plazo.
- Desde el punto de vista infeccioso, resulta más segura la estabilización con fijador externo, idealmente, de tipo circular (*Ilizarov*, aunque éste es mal tolerado por el paciente), pero su peor estabilidad puede comprometer el resultado final.

3.3.5 Recambio en un tiempo

– Críticas. Aunque es un procedimiento muy empleado en Europa Central, así como en algunos hospitales del Reino Unido (también en España), la mayoría de los cirujanos que tratan infecciones de prótesis de rodilla critican su empleo por las siguientes razones:

- Desde un punto de vista teórico, este procedimiento no evita los déficits de vascularización ni el efecto perjudicial de los biomateriales sobre la actuación local del sistema inmune.[19]
- Es imposible observar la respuesta del paciente al tratamiento.
- Si no se dispone de cultivos previos (y la fiabilidad de éstos es muy baja, si proceden de fístulas y con un valor diagnóstico del 50 %, si proceden de aspiraciones intraarticulares), es imposible usar cemento acrílico cargado con antibióticos específicos.
- El porcentaje de curación de la infección es, claramente, inferior al recambio en dos tiempos, en torno al 60-70 %,[8] y muy dependiente de las bacterias presentes, porque las multirresistentes empeoran los resultados.[20]
- El elevado porcentaje de curación publicado por la escuela de Bucholz en el Endoklinik de Hamburgo es el resultado de múltiples recambios en un tiempo repetidos.

– Contraindicaciones.[21,22] Aparecen en aquellos pacientes que presentan alguna de las siguientes situaciones:

- Artritis reumatoide, diabetes mellitus o inmunocompromiso.
- Obesidad.
- Cirugías previas múltiples.
- Sepsis generalizada.
- Infecciones polimicrobianas, por gram negativos, o por *Staphylococcus meticilín-resistente.*
- Fístula.
- Pus franco intraarticular.
- Defecto óseo, hueso necrótico, osteomielitis.

3.3.6   Recambio en dos tiempos

– Ventajas:

- Desde un punto de vista fisiopatológico,[19] es el mejor procedimiento para abordar los diferentes mecanismos de la infección periprotésica, ya que, tras la primera cirugía, no quedan regiones devascularizadas ni biomateriales nocivos para el sistema inmune. Esto se debe a que se extraen todos los implantes y tejidos con bacterias adheridas (eliminando el *biofilm*), y se tratan, adecuadamente, las bacterias intracelulares.
- Desde un punto de vista clínico, permite un adecuado control evolutivo y analítico de la respuesta del paciente al tratamiento, dando pie a obtener algún tipo de prueba objetiva de la deseada curación de la infección (normalización de VSG y PCR, gammagrafía, cultivo de aspirado intraarticular).[10]
- Permite realizar cultivos de aspirado intraarticular antes de la segunda cirugía. En los casos de cultivo positivo, los autores que preconizan este procedimiento recomiendan repetir el desbridamiento, los cultivos intraoperatorios y aplicar un nuevo espaciador, así como antibioterapia.[23]
- Todas las series publicadas describen los mejores porcentajes de curación de la infección.[8,10]

– Inconvenientes:

- Los protocolos clásicos de antibioterapia obligan a administrar antibióticos intravenosos de cuatro a seis semanas, lo cual en Europa (en EE.UU. disfrutan de una organización extrahospitalaria que envía enfermería a domicilio) obliga a ingresos muy prolongados entre las cirugías.

- El coste económico resulta mucho más elevado debido al doble procedimiento quirúrgico y por el largo ingreso para la antibioterapia.
- El gran sufrimiento del paciente por la complicación séptica se incrementa por la necesidad de dos cirugías, su riesgo, estrés y dolor que éstas suponen.

— Técnica quirúrgica:

- El abordaje y desbridamiento intensivo debe efectuarse según lo descrito en el apartado 2.2.1.2 (véase la figura 4). Se han detallado diferentes opciones en los casos con gran rigidez, tanto mediante cuadricepsplastia de tipo «V a Y» como mediante osteotomía de la tuberosidad tibial anterior, pero los resultados de dichas técnicas en los casos sépticos, así como su tasa de complicaciones, desaconsejan estas técnicas especiales en opinión de cirujanos con experiencia en cirugía séptica. Por el contrario, es recomendable realizar una sección extensa de los alerones parapatelares medial y lateral, ampliando hacia el cuádriceps tanto como sea necesario (aislando el recto anterior de los vastos laterales). La progresiva, meticulosa y paciente resección de todo el tejido fibroso intra y periarticular nos permitirá movilizar y luxar progresivamente toda la articulación, siempre aplicando gran cuidado para no arrancar o romper la continuidad del aparato extensor. En algunos casos, puede ser necesario un despegamiento extenso hacia proximal de la inserción del cuádriceps en el fémur (liberación tipo Judet).
- Extracción de todos los componentes. Se debe dejar el rotuliano hasta el último momento, con el fin de evitar fracturas del hueso subyacente. Habitualmente, es más fácil empezar extrayendo el polietileno fragmentándolo, si es necesario. A continuación, se libera el componente femoral de su fijación (en todas las zonas accesibles) mediante escoplos de lámina fina o la sierra de Gigli, y se extrae, finalmente, mediante impactación hacia distal (cuidadosa, para evitar perder excesivo hueso de los cóndilos). El componente tibial suele ser el más problemático, debe liberarse de su fijación horizontal y después impactarlo hacia proximal. Debe extraerse todo el cemento, muchas veces, bastante más sólido que el hueso subyacente, y se ha de poner especial cuidado en caso de tratarse de un vástago largo cementado tibial; en esta situación, es muy recomendable la utilización del intensificador de imágenes intentando evitar falsas vías y fracturas tibiales diafisarias. Todos los implantes pueden enviarse a Microbiología para sonicación o cultivo directo.
- Extraídos los implantes, debe repetirse el desbridamiento intensivo de todos los tejidos sospechosos, dedicando especial atención a las interfases óseas (con sierra oscilante puede resecarse una lámina delgada de cada superficie con mal aspecto macroscópico).
- Irrigación como se ha descrito en el caso de las infecciones agudas y, tras ella, cambio de campo, instrumental y vestimenta del equipo quirúrgico.

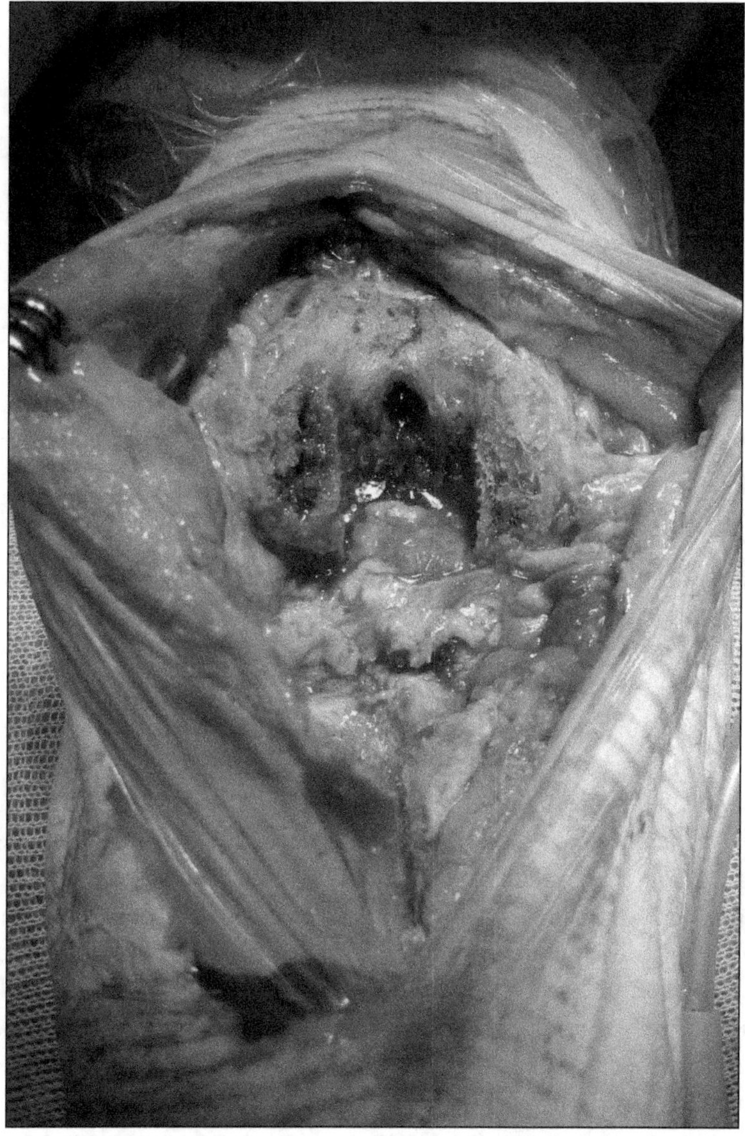

*Figura 4. Extracción del implante protésico y amplio desbridamiento y curetaje
de las superficies óseas, tras la infección de una prótesis de rodilla.*

- Implantación de un espaciador temporal de cemento con antibióticos.[16,24] El espaciador estático ideal se fabrica introduciendo el cemento blando en el espacio articular mientras un ayudante hace tracción del pie hasta que se produzca el endurecimiento del polímero (para maximizar la longitud tendinosa y ligamentosa), recubriendo todas las superficies óseas expuestas, y liberando la isquemia para que el sangrado impida una excelente fijación (esto minimizará la pérdida

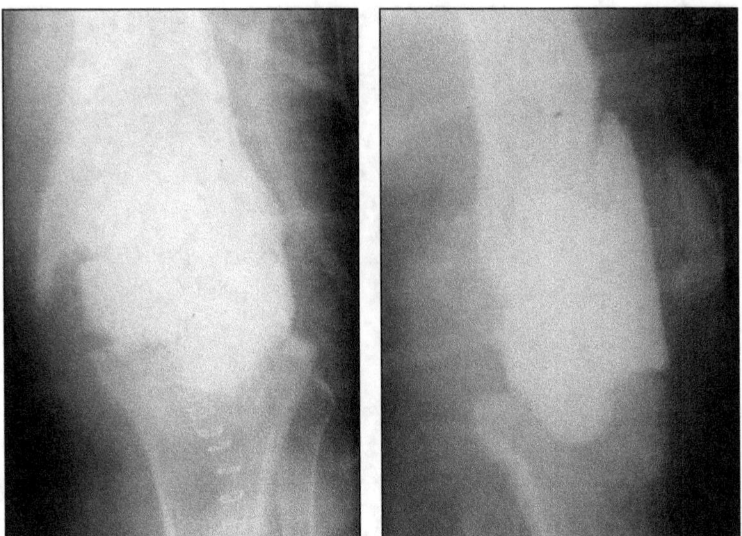

*Figura 5. Primer tiempo de un recambio protésico. Aspecto del espaciador de
cemento en la proyección radiográfica anteroposterior (a) y lateral (b).*

ósea en el segundo tiempo) (véase la figura 5). En los últimos años, algunos cirujanos defienden la utilización de un espaciador articulado prefabricado, que mantiene la movilidad y la función entre cirugías sin aumentar el riesgo de recidiva;[25,27] no
parece haberse demostrado que dichos espaciadores articulados mejoren la función
final tras el segundo tiempo. Los antibióticos añadidos al cemento del espaciador
pueden venir preparados comercialmente o pueden añadirse en quirófano, mez-
clando cuidadosamente el polímero en polvo con el antibiótico en polvo antes de
añadir el monómero líquido; deben utilizarse antibióticos termoestables (gentamicina y tobramicina, clindamicina, vancomicina y teicoplanina, ciprofloxacino y le-
vofloxacino) elegidos, si se conoce con antelación, según la sensibilidad bacteriana.
- La segunda cirugía (reimplantación) debe distanciarse lo más posible para mejorar
  los resultados de curación infecciosa.[7,10,23] En lugar de reimplantar tras un período
  fijo de tiempo, según el protocolo clásico de Insall,[7] algunos autores defienden la
  realización previa de aspirado intraarticular,[23] gammagrafías, o normalización de parámetros serológicos.[10] La mayoría de los autores recomiendan utilizar prótesis cementadas para la reimplantación (con cemento con antibióticos)[10,22,26] para mejorar
  los resultados finales. El tipo de prótesis empleada debe atender a los déficits óseos
  y ligamentosos.

— Controversias actuales. Se mantiene el debate en algunos de los aspectos de la cirugía de revisión en dos tiempos.[22] Así:
  - Espaciador articulado. Se discuten sus ventajas, no claramente demostradas.[8,25,27]

- Antibioterapia. Está en debate su duración y la vía de administración, tal y como se explica en el apartado 2.2.2. Puede utilizarse intravenosa clásica (según el modelo norteamericano);[23] oral (según los nuevos protocolos alternativos europeos),[10] o únicamente en el cemento del espaciador y de la reimplantación.[26]
- Separación entre la 1.ª y la 2.ª cirugía: puede emplearse un período fijo predeterminado[7] o un período variable; este período variable se prolongará hasta la normalización serológica10 o hasta la negativización de los cultivos de aspirado intraarticular.[23]
- Utilización de aloinjerto masivo o triturado. Parece mejor la utilización de aumentos metálicos o prótesis de tipo tumoral o a medida.

– Resultados. En la literatura pueden encontrarse cifras muy variables de curación de la infección y escasas referencias a la función final obtenida por los pacientes:

- 54 a 100 % de curación.[4,9,21,28]
- 18 % en MRSA y MRSE.[29]
- El porcentaje de curación depende del estadio de Cierny del paciente.[4,14]
- Superior al 95 % con antibioterapia oral de eficacia intracelular y gran distanciamiento de cirugías.[10]

3.3.7 Amputación

Obviamente, debe reservarse para casos desesperados por su grado de dolor e imposibilidad de curar la infección.

3.4 Infección tipo IV de Tsukayama

3.4.1 Definición

Se diagnostica[5] a aquellos pacientes cuyos cultivos intraoperatorios, tomados durante un recambio supuestamente aséptico, son positivos y coincidentes (dos o más cultivos positivos y coincidentes).

3.4.2 Tratamiento

Dados los porcentajes de éxito publicados, se recomienda tratar a estos pacientes mediante antibioterapia prolongada, sin cirugía adicional. Los protocolos empleados pueden ser cualquiera de los descritos en el apartado «Antibioterapia».

Bibliografía

1. Munjal S, Phillips MJ, Krackow KA. Revision Total Knee Arthroplasty: Planning, Controversies and Management-Infection. Instr Course Lect 2001; 50: 367-77.

2. Mancuso CA, Sculco TP, Wickiewicz TL *et al*. Patients' expectations of knee surgery. J Bone Joint Surg (Am) 2001; 83-A: 1005-012.

3. Della Valle CJ, Bogner E, Desai P *et al*. Analysis of frozen sections of intraoperative specimens obtained at the time of reoperation after hip or knee resection arthroplasty for the treatment of infection. J Bone Joint Surg (Am) 1999; 81-A: 684-89.

4. Mihalko WM, Manaswi A, Cui Q *et al*. Diagnosis and treatment of the infected total knee arthroplasty. Instr Course Lect 2008; 57: 327-39.

5. Tsukayama DT, Estrada R, Gustilo RB. Infection after total hip arthroplasty: A study of the treatment of one hundred and six infections. J Bone Joint Surg (Am) 1996; 78: 512-23.

6. Esteban J, Gómez-Barrena E, Cordero J *et al*. Evaluation of quantitative cultures from sonicated retrieved orthopaedic implants in the diagnosis of orthopaedic infection. J Clin Microbiol 2008; 46: 488-92.

7. Insall JN, Thompson FM, Brause BD. Two-stage reimplantation for the salvage of infected total knee arthroplasty. J Bone Joint Surg (Am) 1983; 65-A: 1087-098.

8. Leone JM, Hanssen AD. Management of infection at the site of a total knee arthroplasty, Instr Course Lect 2006; 55: 449-61.

9. Windsor RE, Insall JN, Urs WK, *et al*. Two-stage reimplantation for the salvage of total knee arthroplasty complicated by infection. Further follow-up and refinement of indications. J Bone Joint Surg (Am) 1990; 72-A: 272-78.

10. Cordero-Ampuero J, Esteban J, García-Cimbrelo E *et al*. Low relapse with oral antibiotics plus two-stage exchange for late arthroplasty infections in 40 patients alter 2-to-9 years. Acta Orthop 2007; 78: 511-19.

11. Drancourt M, Stein A, Argenson JN *et al*. Oral Rifampin plus Ofloxacin for treatment of Staphylococcus-infected orthopaedic implants. Antimicrob Agents Chemother 1993; 37: 1214-218.

12. Trebse R, Pisot V, Trampuz A. Treatment of infected retained implants. J Bone Joint Surg (Br) 2005; 87-B: 249-56.

13. Zimmerli W, Widmer AF, Blatter M *et al*. Role of rifampin for treatment of orthopedic implant-related staphylococcal infections: a randomized controlled trial. Foreign-Body Infection (FBI) Study Group. JAMA 1998; 279: 1537-541.

14. Cierny G III, DiPasquale D. Periprosthetic Total Joint Infections: Staging, Treatment, and Outcomes. Clin Orthop Relat Res 2002; 403: 23-8.

15. Ellingsen DE, Rand JA. Intramedullary arthrodesis of the knee after failed total knee arthroplasty. J Bone Joint Surg (Am) 1994; 76: 870-77.

16. Hofmann A, Goldberg T, Tanner A *et al*. Treatment of infected total knee Arthroplasty using an articulating spacer: 2 to 12 year experience. Clin Orthop Relat Res 2005; 430: 125-31.

17. Wang CJ, Huang TW, Wang JW *et al*. The often poor clinical outcome of infected total knee arthroplasty. J Arthroplasty 2002; 17: 608-14.

18. Gore DR, Gassner K. Use of an intramedullary rod in knee arthrodesis following failed total knee arthroplasty. J Knee Surg 2003; 16: 165-67.

19. Cordero J. Infection of orthopaedic implants. Theory and practice. European Instructional Course Lectures 1999; 4: 165-73.

20. Kordelle J, Frommelt L, Klüber D *et al*. Results of one-stage endoprosthesis revision in periprosthetic infection caused by methicillin-resistant Staphylococcus aureus. Z Orthop Ihre Grenzgeb 2000; 138: 240-44.

21. Hanssen AD, Rand JA. Evaluation and treat-ment of infection at the site of a total hip or knee arthroplasty. Instr Course Lect 1999; 48: 111-22.

22. Trousdale RT, Hanssen AD. Infection after total knee arthroplasty. Instr Course Lect 2001; 50: 409-14.

23. Mont MA, Waldman BJ, Hungerford DS. Evaluation of preoperative cultures before second-stage reimplantation of a total knee prosthesis complicated by infection: A comparison-group study. J Bone Joint Surg (Am) 2000; 82: 1552-557.

24. Booth RE Jr, Lotke PA. The results of spacer block technique in revision of infected total knee arthroplasty. Clin Orthop 1989; 248: 57-60.

25. Emerson RH Jr, Muncie M, Tarbox TR *et al.* Comparison of a static with a mobile spacer in total knee infection. Clin Orthop 2002; 404: 132-38.

26. Hoad-Reddick DA, Evans CR, Norman P *et al.* Is there a role for extended antibiotic therapy in a two-stage revision of the infected knee arthroplasty? J Bone Joint Surg (Br) 2005; 87-B: 171-75.

27. Meek RM, Garbuz DS, Masri BA *et al.* Patient satisfaction and functional status after treatment of infection at the site of a total knee arthroplasty with use of the PROSTALAC articulating spacer. J Bone Joint Surg (Am) 2003; 85-A: 1888-892.

28. Rosenberg AG, Haas B, Barden R *et al.* Salvage of infected total knee arthroplasty. Clin Orthop Relat Res 1988; 226: 29-33.

29. Kilgus DJ, Howe DJ, Strang A. Results of periprosthetic hip and knee infections caused by resistant bacteria. Clin Orthop 2002; 404: 116-24.

30. Haleem AA, Berry DJ, Hanssen AD. Midterm to long-term follow up of two-stage reimplantation for infected total knee arthroplasty. Clin Orthop Relat Res 2004; 428: 35-9.

31. Wilde AH, Ruth JT. Two-stage reimplantation in infected total knee arthroplasty. Clin Orthop 1988; 236: 23-35.

Capítulo 11. Revisión como alternativa en el tratamiento de fracturas periprotésicas

F. Celaya Ibáñez[1], J. C. González Rodríguez[2]

[1]Jefe de Sección de COT: Extremidad Inferior
Hospital de la Santa Creu i Sant Pau
Profesor Asociado
Universitat Autònoma de Barcelona
Barcelona

[2]Médico Adjunto Unidad de Rodilla
Hospital de la Santa Creu i Sant Pau
Barcelona

Dirección para correspondencia
Hospital de la Santa Creu i Sant Pau
Dr. F. Celaya Ibáñez
fcelaya@yahoo.es

1 Introducción

Las fracturas periprotésicas que afectan a la artroplastia total de rodilla son una complicación infrecuente pero, potencialmente, grave. La incidencia total de fracturas periprotésicas no es muy bien conocida, pero se estima en un 2 %,[1] variando entre un 0,3 y 2,5 % según los estudios revisados.[2-4] Debido al aumento progresivo en el número de artroplastias de rodilla realizadas en nuestro entorno, se espera también un aumento en el número total de fracturas periprotésicas que nos encontraremos en un futuro próximo.[5] Las fracturas periprotésicas de patela y de fémur son mucho más frecuentes que las de tibia.[6] Las postoperatorias tienen también mucha mayor incidencia que las intraoperatorias. Tanto las fracturas periprotésicas intraoperatorias femorales como las tibiales se producen con mayor asiduidad en cirugía de revisión que en cirugía primaria.[7]

Los factores de riesgo que se han implicado en las fracturas periprotésicas son múltiples, pero predomina la presencia de osteopenia. Esta condición la encontramos en aquellos pacientes de edad avanzada, tratados crónicamente con corticoides, inmunodeprimidos o en casos de artritis reumatoide,[4,5] etc. Otros factores son: el encuentro de zonas debilitadas locales debido a la presencia de material de osteosíntesis alrededor de la rodilla, osteólisis local, rodillas protetizadas con secuelas de rigidez, modelos protésicos con alta constricción, el efecto *notching* o muesca en la cortical anterior femoral y la incidencia, cada vez más frecuente, de prótesis de rodilla con vástagos largos junto a osteosíntesis de cadera o prótesis de cadera ipsilaterales que producen una zona de debilidad y riesgo de fractura en la zona diafisaria libre de implante.[2,4,-6]

El objetivo del tratamiento en las fracturas periprotésicas debe ser conseguir la máxima funcionalidad de la prótesis, básicamente, por medio de una movilización lo más precoz posible de la articulación. Muchas veces, el hecho de conseguir una consolidación en el foco de fractura no conlleva una correcta o aceptable funcionalidad de la prótesis adyacente, debido a múltiples factores que condicionan cada caso (edad, enfermedades asociadas, estado mental, estado funcional de la prótesis, etc.). Rorabeck *et al.*[2] describen lo que ellos llaman la «personalidad de la fractura», que puede variar, en gran medida, de un caso a otro. El patrón de fractura, el estado óseo perifracturario y la fijación de los componentes protésicos son los tres factores más importantes que hay que considerar previamente al tratamiento. Existe una gran cantidad de sistemas de fijación que pueden ser utilizados para la osteosíntesis de las fracturas periprotésicas: placas-angulares laminares; placas atornilladas de compresión dinámica; placas cobra; enclavados endomedulares, flexibles o rígidos.[4,8-11] Últimamente, las placas de estabilización mínimamente invasivas o LISS[11] (*less invasive surgical stabilizatio*n) y múltiples placas atornilladas, con distintas opciones de ángulos y fijación de los tornillos se han convertido en una opción bastante popular entre los cirujanos ortopédicos. Estudios biomecánicos y de laboratorio aconsejan utilizar dispositivos intramedulares debido a su mayor resistencia a la torsión y a las cargas en varo que las placas y los tornillos.[12]

Existen muchas clasificaciones de las fracturas periprotésicas (que veremos más adelante), y la mayoría de ellas proponen, a su vez, un algoritmo de tratamiento. Sin embargo, en este capítulo sólo nos referiremos a la artroplastia de revisión de dichas fracturas, pues creemos que desempeña un papel importante en muchos más casos de los que a primera vista parece. Quizá pueda parecer una cirugía demasiado agresiva inicialmente, pero a largo plazo, resulta mucho más eficaz, ya que con ella se instaura una rehabilitación precoz y se establece un postoperatorio más estandarizado. Recordemos que el objetivo del tratamiento en la fractura periprotésica es devolver la máxima funcionalidad al paciente que la sufre y, si esto no se consigue, el propio tratamiento producirá decepción, o morbilidad, ofreciendo un futuro con más complicaciones.

2   Clasificaciones

Existen múltiples clasificaciones de las fracturas periprotésicas de rodilla, y cada una propone un algoritmo terapéutico. Como todas las categorizaciones, éstas deben ser aplicadas con precaución debido a la gran variabilidad ínter observador y a que, por muchos tipos y patrones de fractura que describan, existe siempre la posibilidad de encontrarse frente a casos que no encajen en la tipología descrita.

En las fracturas periprotésicas femorales, la clasificación de mayor elección es la de Lewis, Rorabeck *et al.*,[2] quienes clasifican la fractura según su desplazamiento:

– Tipo I: no desplazada con prótesis intacta.
– Tipo II: desplazada con prótesis intacta.
– Tipo III: desplazada o no desplazada con prótesis aflojada.

En las fracturas tipo III es donde la artroplastia de revisión desempeña un papel decisivo en el tratamiento. Diversos autores recomiendan la fijación de la fractura en un primer tiempo, para facilitar, una vez conseguida la consolidación ósea, un segundo tiempo con la artroplastia de revisión sin problemas de reserva ósea y de movilidad fracturaria durante la intervención.[5] Pero, debido a que este tipo de fracturas predominan en pacientes de edad avanzada y con osteoporosis, la poca probabilidad de obtener una buena fijación con una osteosíntesis aconseja en muchos casos, y en nuestra opinión, realizar primariamente la artroplastia de revisión.

En las fracturas periprotésicas de rótula suele utilizarse la clasificación de Goldberg *et al.*:[13]

– Tipo 1: cuando el implante es estable y el aparato extensor está intacto.
– Tipo 2: cuando el aparato extensor está afectado o presenta afectación de la interfase del implante.
– Tipo 3: o fractura del polo inferior (a.- rotura del tendón rotuliano y b.- sin rotura del tendón).
– Tipo 4: la fractura luxación.

La artroplastia de revisión puede estar indicada en aquellos casos donde nos encontremos un componente aflojado con disrupción del aparato extensor y se quiera extender la revisión a los componentes femoral y tibial.

Por lo que respecta a las fracturas periprotésicas de tibia, la clasificación de mayor referencia probablemente es la de Stuart *et al.*:[7] describe la localización anatómica en relación con la tuberosidad anterior de la tibia, el momento de producción de la fractura (intra o postoperatoria) y si el componente protésico está bien fijado o aflojado.

– Tipo 1: afecta a la zona del platillo tibial.
– Tipo 2: cuando la fractura alcanza el vástago tibial.
– Tipo 3: cuando es inferior al vástago tibial.
– Tipo 4: cuando la fractura afecta la tuberosidad anterior de la tibia. Se divide en:

  • Subtipo 4A: si los componentes están bien fijados.
  • Subtipo 4B: si están aflojados.
  • Subtipo 4C: cuando la fractura es peroperatoria.

En general, la artroplastia de revisión como tratamiento (principalmente, mediante vástagos largos) se reserva para los casos donde el componente tibial está aflojado o cuando el patrón de fractura es inestable y debe recurrirse a un dispositivo de fijación interna. Debido al aflojamiento, en la mayoría de ocasiones se necesita el aporte óseo mediante injerto de hueso esponjoso o hueso cortical estructural.[14]

Consideramos que todo intento de realizar una clasificación de fracturas periprotésicas puede caer en una reducción de la gran diversidad de posibilidades que nos podemos encontrar además de, como suele ocurrir en toda clasificación, no tener en cuenta factores individuales, por ejemplo: el estado general previo y actual del paciente, las expectativas de vida y de funcionalidad, expectativas personales, de sus familiares o entorno, etc.

En la tabla 1 se describen los diferentes tipos de fracturas, según cada clasificación, donde se recomienda el tratamiento inicial mediante la artroplastia de revisión.

3   Casuística

En nuestro centro hospitalario, entre los años 1998 y 2007 hemos tratado un total de nueve fracturas periprotésicas de rodilla mediante artroplastia de revisión. En los nueve casos se trataba de mujeres con una media de edad de 78 años, repartidas de la siguiente manera:

– Cinco casos con fracturas periprotésicas femorales.
– Tres casos con fracturas periprotésicas tibiales.
– Un caso especial de fractura femoral y tibial en el mismo episodio. Lo consideramos un caso de rodilla protésica flotante.

Clasificación	Tipos	Descripción
Rorabeck *et al.*; 2 (fémur)	Tipo III	Fracturas periprotésicas supracondíleas que se presentan en prótesis con aflojamiento o fallo por inestabilidad o desgaste del polietileno en un entorno de pobre calidad ósea.
Kim *et al.*; 4 (fémur)	Tipo II Tipo III	Fracturas supracondíleas que, independientemente de la reducibilidad, presentan aflojamiento del componente protésico o «mala posición» en un entorno de pobre calidad ósea.
Félix *et al.*; 7 (tibia)	Subcategoría B	Cualquier patrón de fractura que presente signos de aflojamiento en los componentes protésicos.

Tabla 1. Diferentes clasificaciones de fracturas periprotésicas y su descripción, donde se aconseja el tratamiento con artroplastia de revisión.

La causa de la fractura fue la caída casual en seis casos, en dos se trató de un traumatismo de alta energía por atropello y una fractura de estrés. Como factores concomitantes destacan: cuatro casos de artritis reumatoide en tratamiento con corticoides crónicos y dos pacientes con presencia de enfermedad neurológica (enfermedad de Parkinson y ataxia de Wernicke).

3.1　Fracturas periprotésicas femorales

Hemos tratado a un total de cinco pacientes con fracturas periprotésicas femorales mediante la colocación de artroplastia de revisión. En todos los casos, se trataba de mujeres septuagenarias que habían sufrido una caída accidental, la cual había producido una fractura desplazada supracondílea (véase la figura 1). Destaca el caso donde la colocación previa del implante femoral presentaba una gran muesca anterior o *notching femoral*, una deficiente colocación del componente tibial, así como una probable fractura del condilo interno femoral, todo ello acompañado de una movilidad precaria previa a la fractura. Dicha situación conjunta hizo que descartáramos la osteosíntesis y nos decidiéramos por una artroplastia de revisión.

En otro caso se diagnosticó una fractura de estrés en la punta del vástago femoral (véase la figura 2), en una paciente a la que ya se le habían realizado varias revisiones protésicas y que presentaba también fracturas periprotésicas previas.

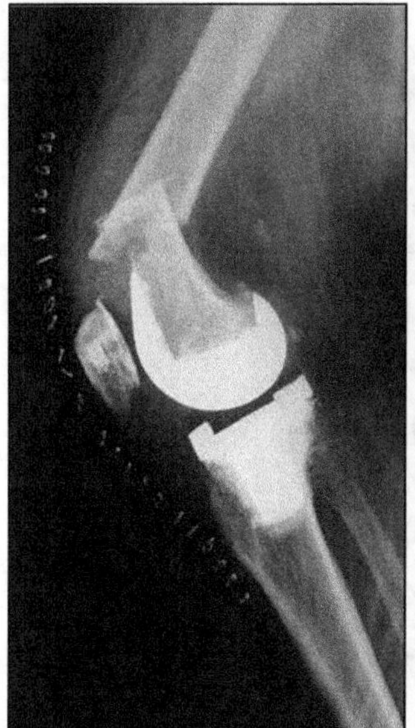
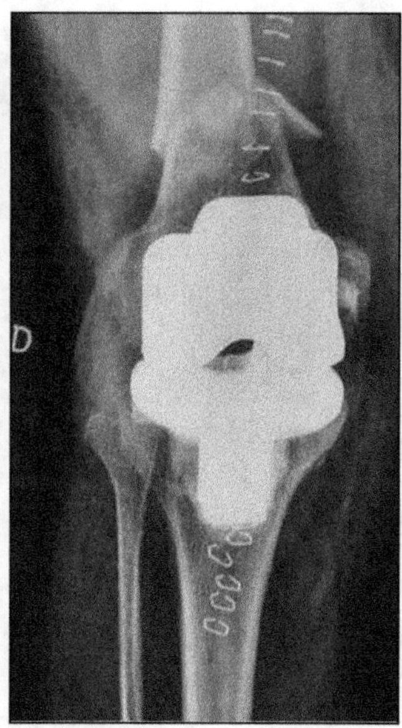
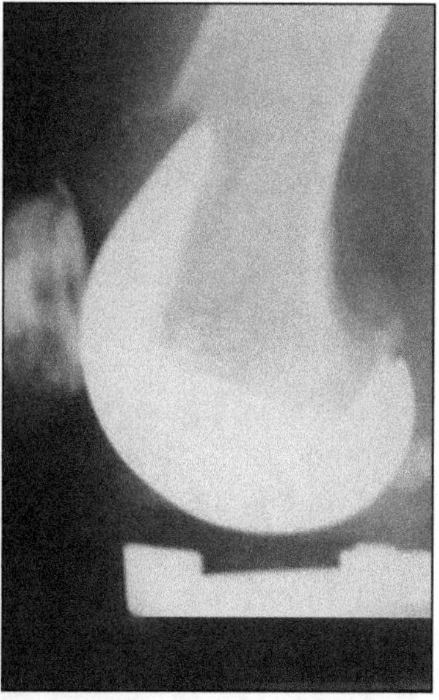

Figura 1. Radiografía lateral y antero-posterior mostrando la fractura supracondílea femoral.
Si bien no se aprecian signos de aflojamiento, la presencia de notching *anterior femoral previo*
(imagen derecha) y otros detalles nos decide al recambio protésico.

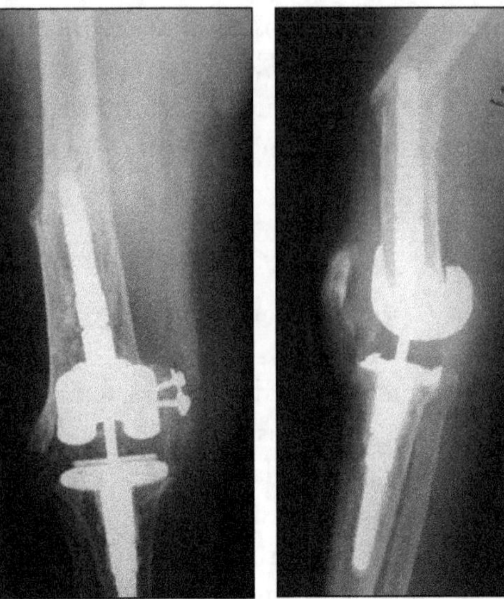

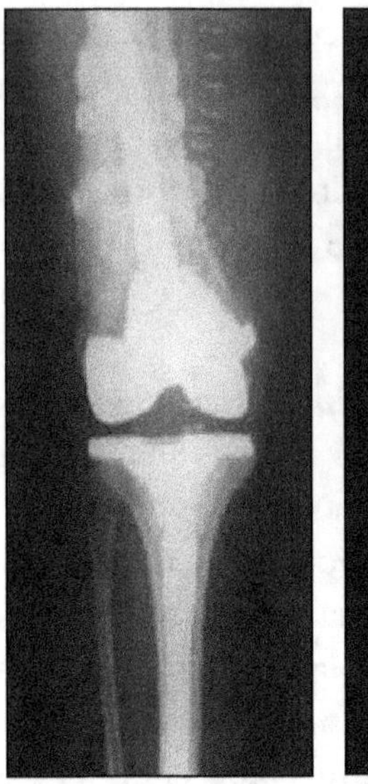

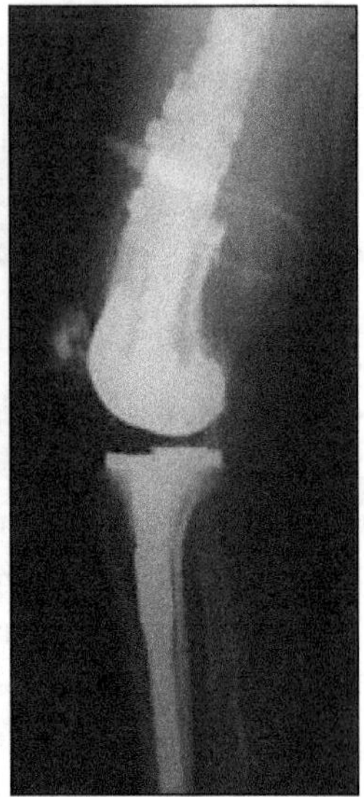

Figura 2. Estudio radiográfico de la fractura femoral de estrés en punta de vástago. Se aprecian claramente los signos de aflojamiento protésico.

Figura 3. Estudio radiográfico del tratamiento del caso clínico de la figura1. Prótesis semiconstreñida tipo CCK con injertos tipo strut *y esponjosos.*

En estas fracturas periprotésicas femorales se utilizaron dos modelos protésicos para el tratamiento:

- En dos pacientes, se implantaron prótesis modulares semiconstreñidas tipo CCK (*constrained condylar knee*), más injertos tipo *strut* (homoinjerto cortical estructural) (véase la figura 3).
- En los tres casos restantes, se optó por una prótesis constreñida tipo bisagra a medida, con componentes modulares para sustituir los defectos óseos y con vástagos cementados de extensión que «puentearan» la fractura, permitiendo el apoyo en diáfisis sana (véase la figura 4).

Cuando utilizamos el modelo tipo CCK con injertos se inició rehabilitación precoz retrasando la carga completa hasta las 8-12 semanas. Cuando recurrimos al modelo tipo bisagra se inició la carga de manera precoz, a las 48 horas post-cirugía, si las condiciones del paciente lo permitían.

3.2 Fracturas periprotésicas tibiales

En nuestra serie tratamos tres fracturas periprotésicas tibiales con la particularidad, ya descrita en la literatura, de que en todos los casos se apreciaba claramente la presencia

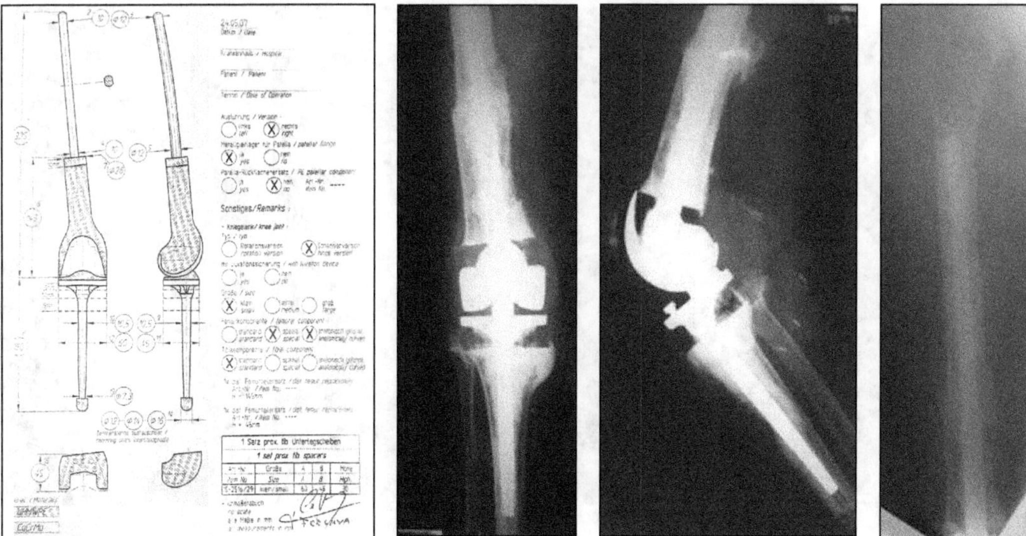

Figura 4. Prótesis constreñida tipo bisagra con vástagos de extensión cementados: diseño «a medida» y detalles radiográficos del modelo usado para el tratamiento del caso de la figura 2. Destaca la posibilidad del diseño protésico de diferentes componentes modulares distales de fémur y tibia.

de signos de aflojamiento protésico en el estudio radiográfico (véase la figura 5). La estrategia terapéutica fue la artroplastia de revisión de tipo bisagra con vástagos cementados en todos los casos, debido a la gran pérdida ósea que predominaba sobre cualquier otra consideración. También se realizó la sustitución según demanda, mediante componentes modulares, de la zona metafisaria tibial para ajustar en cada caso la interlínea articular (véase la figura 6). El hecho de colocar un implante tipo bisagra con vástagos cementados nos permitió la deambulación precoz de los pacientes, así como la carga completa desde el primer día de rehabilitación.

3.3　Caso especial

Destacamos un caso que, por su excepcionalidad y rareza, no podemos incluir en los apartados anteriores. Se trata de una paciente de 76 años de edad que sufre traumatismo de alta energía tras atropello, presentando una «rodilla protésica flotante», es decir, una fractura supracondílea femoral periprotésica, junto a una fractura metafisaria proximal tibial periprotésica ipsilateral, y ambas abiertas (véase la figura 7). Inicialmente, tras descartarse lesión vascular arterial, fue tratada mediante fijador externo durante 14 días (véase la figura 8). Se plantearon diferentes opciones terapéuticas en este caso. La posibilidad de realizar osteosíntesis mediante placa bloqueada se valoró y descartó debido a la falta de estructura o *stock* óseo, a nivel tibial principalmente, que obligaba

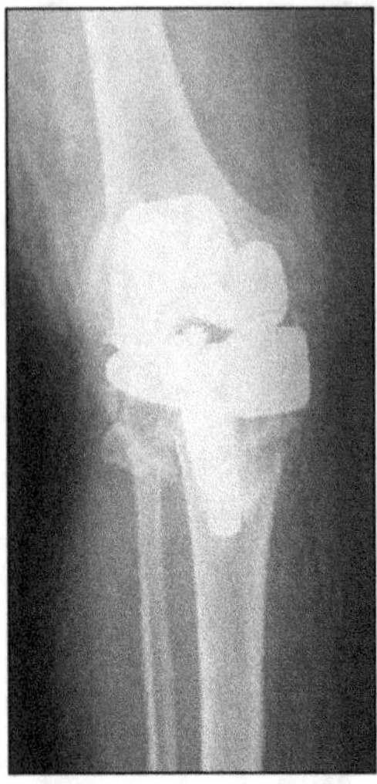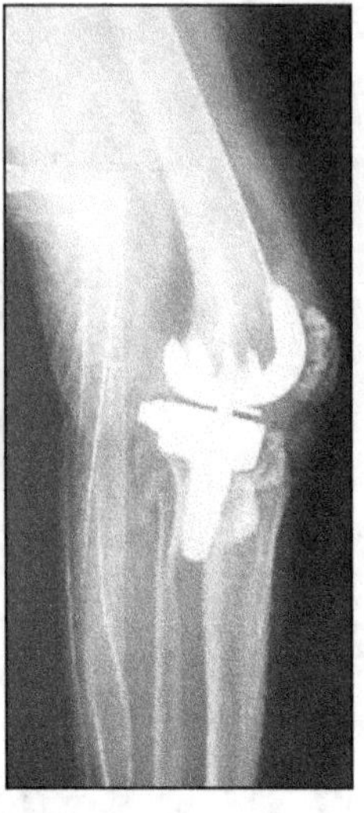

Figura 5. Fractura periprotésica tibial: signos de aflojamiento protésico y con fractura/perforación de la cortical posterior tibial.

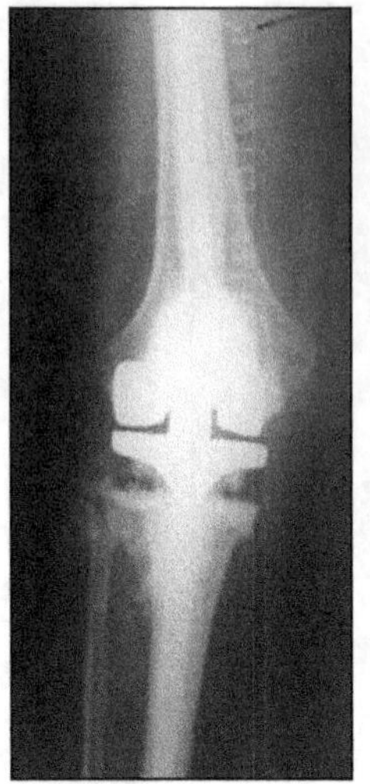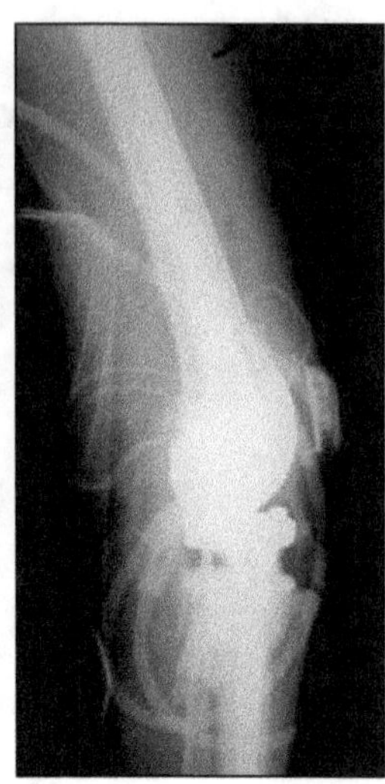

Figura 6. Tratamiento mediante artroplastia de revisión del caso de la figura 5, con vástagos cementados y suplementos modulares en tercio proximal de tibia para balance de la interlínea articular.

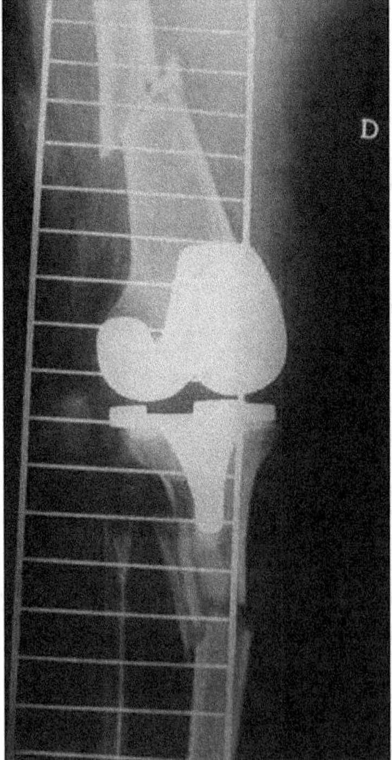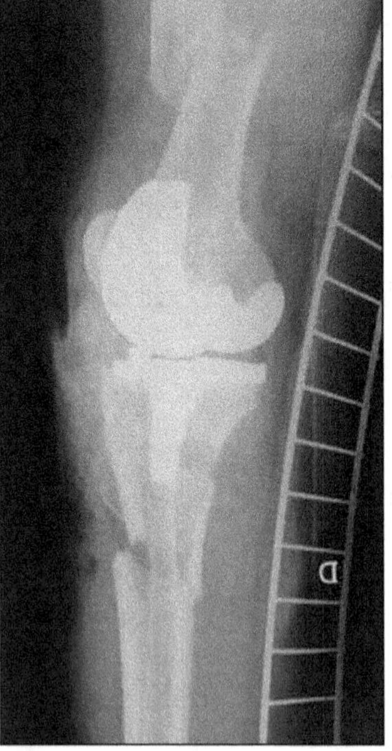

Figura 7. Imagen radiográfica de la «rodilla protésica flotante». Fractura supracondílea femoral y metafisaria proximal de tibia ipsilateral.

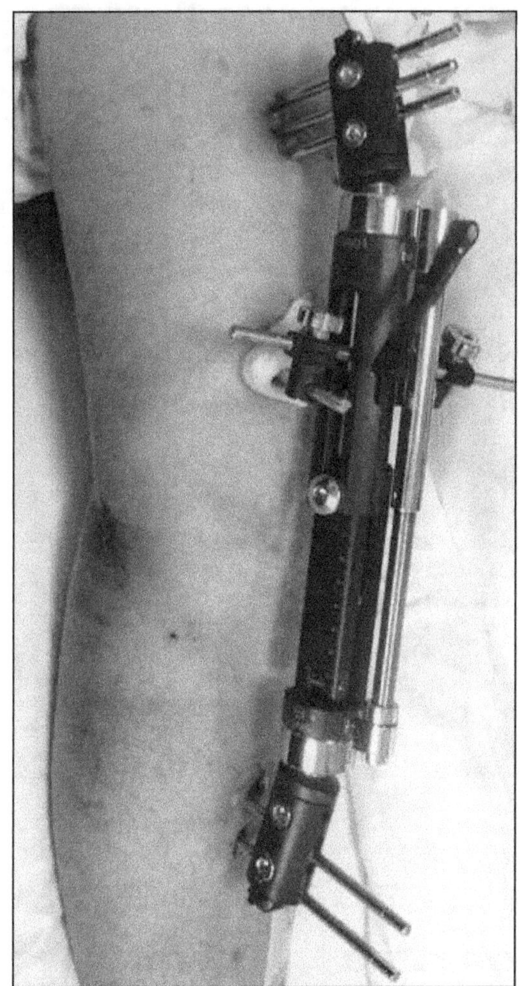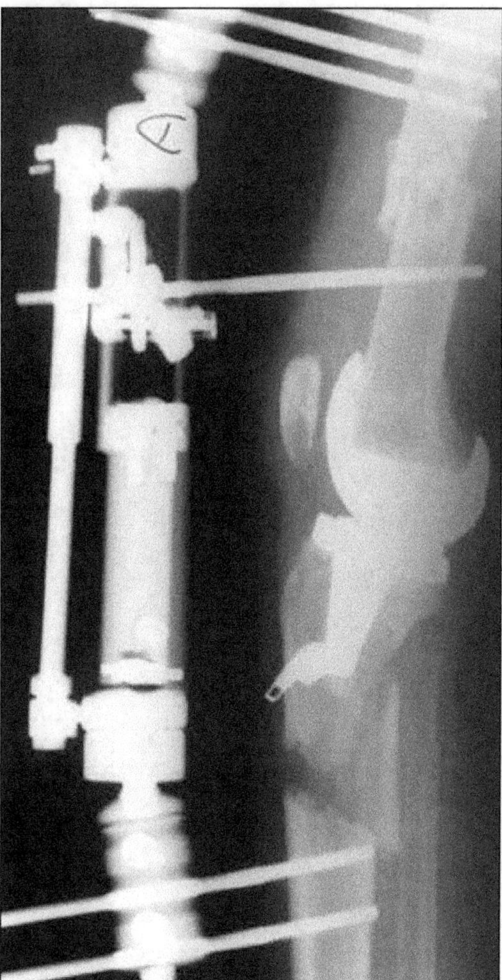

Figura 8. Imagen clínica y radiográfica del fijador externo temporal colocado en el caso de la figura 7.

a colocar injerto óseo y realizar un abordaje ampliado. También se valoró la necesidad de tener que realizar un segundo tiempo para la retirada del material de osteosíntesis. Finalmente, nos inclinamos por un tratamiento mediante artroplastia de revisión semi-constreñida tipo CCK junto con injertos óseos tipo *strut* (véase la figura 9), ya descritos anteriormente en el tratamiento de las fracturas supracondíleas femorales. La evolución post-quirúrgica de la paciente fue satisfactoria, y pudo practicar rehabilitación y fisioterapia de la rodilla prácticamente inmediata, incluyendo la movilidad de la misma (flexión-extensión) (véase la figura 10).

En el seguimiento radiológico posterior, se apreció la consolidación de las fracturas, así como la incorporación completa de los injertos (véase la figura 11). Clínicamente: rodilla estable, deambulación libre y movilidad entre 0 y 110º.

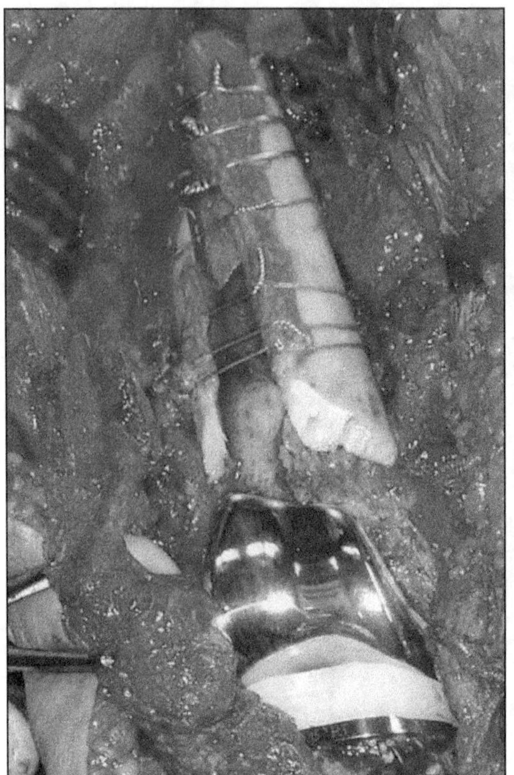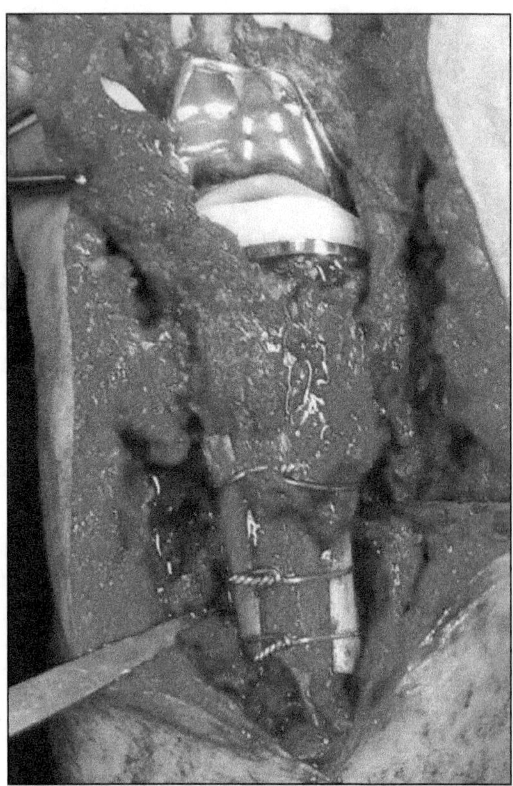

Figura 9. Detalle quirúrgico de la reducción a nivel femoral (izquierda) y tibial (derecha) con los injertos tipo strut *y cercajes de alambre.*

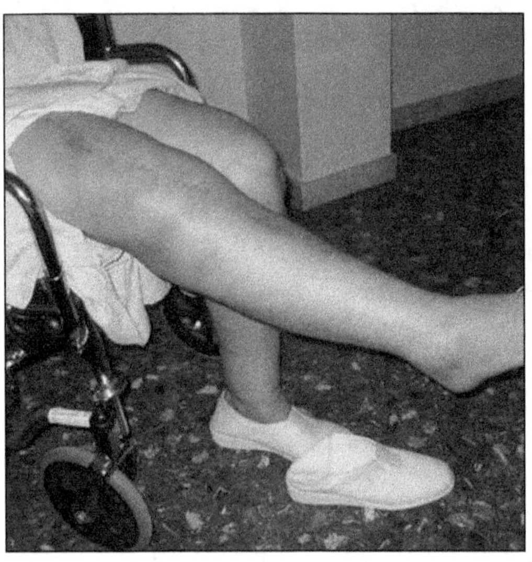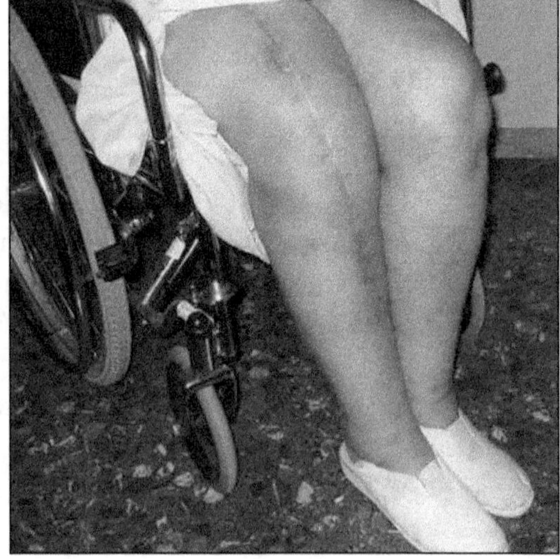

Figura 10. Aspecto clínico de la paciente a las seis semanas.

3.4 Resultados

Como complicaciones destacamos una infección profunda subaguda que, debido a las condiciones de la paciente, requirió únicamente la instauración de terapia antibiótica oral crónica. También se produjo una infección superficial de herida quirúrgica con dehiscencia de la herida que se trató mediante cirugía plástica con recubrimiento cutáneo con injerto rotacional de gemelo interno. Con un seguimiento medio de cuatro años (0,5-9), no hemos tenido ningún *exitus* en la serie ni signos de aflojamiento en los controles radiológicos. En todos los casos donde se utilizaron injertos, si bien no se puede asegurar radiológicamente la inclusión completa y consolidación de éstos, tampoco se relaciona ningún síntoma clínico con la «duda» radiológica. La flexión media de la serie es de 90º (80-100º) y en los resultados clínicos y funcionales de la rodilla se aprecia una mejoría evidente con respecto a los previos. El KSS funcional (escala de la Knee Society Score) experimentó un aumento en su cifra hasta llegar a los 60

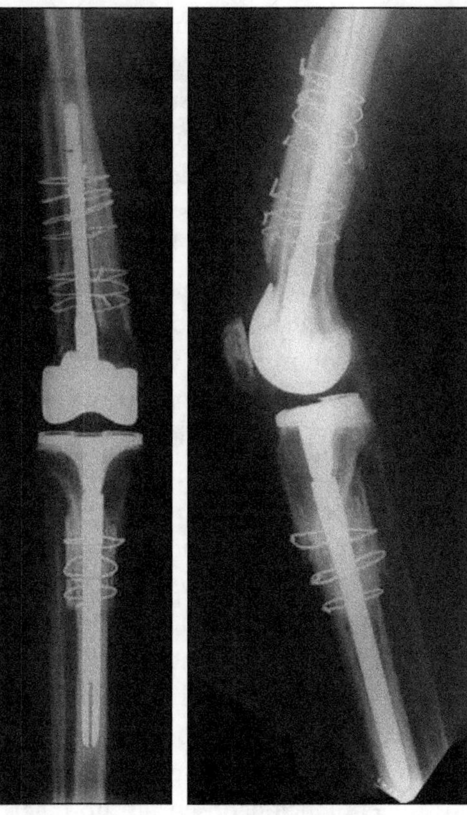

Figura 11. Imagen radiográfica de la prótesis e injertos al año de la intervención. Se aprecia la completa incorporación de los injertos así como la ausencia de signos de aflojamiento protésico.

puntos de media (30-90), que si bien no corresponde a una valoración muy alta, hay que considerarlo en el entorno de un paciente complejo, como ya hemos descrito. Creemos que, como mejor índice, en estos casos, debemos realizar tests subjetivos de satisfacción del paciente. Incluso en el caso de la infección profunda subaguda, donde se añade la concomitancia de demencia senil con afectación motora severa (ataxia de Wernicke), en general, si el paciente y su entorno familiar se encuentran satisfechos con la función alcanzada en la rodilla, su resultado debería calificarse satisfactorio.

4   Discusión

Las fracturas periprotésicas en las artroplastias de rodilla constituyen un gran reto para el cirujano ortopédico. Cain *et al.*[15] describieron ya en 1986 que el tratamiento óptimo de las fracturas periprotésicas es aquel que proporciona una artroplastia sin dolor, con consolidación de la fractura en menos de seis meses, un rango de movilidad mínimo de 0-90° y, en general, un retorno a la actividad y la deambulación previas a la fractura. Los pacientes que las sufren suelen presentar gran número de enfermedades concomitantes que predisponen a la fractura, entre ellas: artritis reumatoide, enfermedad de Parkinson, ataxia cerebelosa, tratamiento crónico con corticoides, edad avanzada y sexo femenino, etc., en las distintas series revisadas.[16-18] Pero el factor más importante en estos pacientes y en el que suelen desembocar los anteriormente citados es la osteopenia, la cual, además, dificulta la fijación interna y a veces la contraindica.[19]

De hecho, algunas fracturas periprotésicas se presentan en combinación con osteoporosis, gran conminución y pérdida ósea que hacen la fijación interna impracticable. En estas situaciones, la artroplastia de revisión puede desempeñar un papel importante en el tratamiento. A pesar de las múltiples series publicadas en el tratamiento de las fracturas periprotésicas con diferentes modalidades de fijación interna, creemos que, en las situaciones donde predominan la osteopenia, la conminución del foco de fractura y un implante protésico con signos de aflojamiento, deberían ser tratadas mediante artroplastia de revisión. Cordeiro *et al.*[20] describieron el uso de la artroplastia de revisión usando vástagos intramedulares para estabilizar una fractura femoral. Revisaron a diez pacientes con fractura femoral supracondílea periprotésica. Dos de ellos fueron tratados ortopédicamente, tres con fijación interna mediante placa y tornillos y cinco fueron tratados mediante artroplastia de revisión con vástagos endomedulares. Basándose en la capacidad para caminar, el rango de movilidad y la rehabilitación precoz, el grupo con los mejores resultados fue el mencionado en último lugar. Analizando esta serie, nuestros pacientes no se compararon con otros grupos de tratamiento, pero los resultados obtenidos fueron satisfactorios para tanto para ellos como para los observadores. Como inconveniente en este estudio de Cordeiro está el evidente sesgo de selección al decidir el tratamiento y, por tanto, el grupo donde se incluye al paciente.

Otras series como la de Kraay *et al.*[21] describen el uso de injertos masivos distales de fémur junto con artroplastias de revisión no constreñidas en siete pacientes con fracturas supracondíleas de fémur. Presentan resultados que describen como aceptables, con una mortalidad de casi el 50 % (tres de siete pacientes) debido a enfermedades médicas concomitantes, en los dos primeros años de seguimiento. Refieren unas funciones aceptables y una movilidad media de 96°. Wong *et al.*[22] describen también el uso de injertos masivos distales de fémur en cinco pacientes con fracturas supracondíleas periprotésicas, presentando una no unión entre injerto y fémur receptor que fue asintomática y una revisión a prótesis constreñida tipo bisagra por inestabilidad. Series donde se describe el tratamiento mediante artroplastia de revisión constreñida tipo bisagra «a medida», con vástagos cementados de extensión es la publicada por Utting *et al.*,[23] donde presentan una serie de 22 pacientes con fracturas periprotésicas (de una serie de 30 en total) tratados mediante artroplastia de revisión «a medida». Destacan la corta estancia media de los pacientes en el hospital y la capacidad de marcha con carga y ayuda de bastones en el momento del alta. Por otro lado, presentan una alta mortalidad a los tres años de seguimiento (nueve de treinta) y una alta tasa de infección (seis de treinta) que requirieron incluso dos amputaciones supracondíleas y dos desarticulaciones. Keenan *et al.,*[24] realizando, también, el tratamiento mediante artroplastia de revisión «a medida» constreñida tipo bisagra, presentan unos resultados buenos desde el punto de vista funcional, con una recuperación postoperatoria rápida en los siete pacientes con fractura supracondílea femoral periprotésica que trataron.

5 Conclusiones

Al tratar las fracturas periprotésicas en la rodilla, el factor clave es la toma de decisión de fijar mediante osteosíntesis o bien de sustituir con una artroplastia de revisión. Cuatro factores motivan la elección final:

– Fijación de la prótesis.
– Calidad del hueso remanente.
– Edad fisiológica del paciente.
– Localización y estabilidad de la fractura.

Concretándonos al tratamiento mediante artroplastia de revisión, en las fracturas periprotésicas femorales existen dos tendencias en el tratamiento:

1. Artroplastia de revisión tipo CCK y aporte óseo mediante injertos homólogos.
2. Artroplastia de revisión constreñida tipo bisagra con vástagos diafisarios.

En las fracturas periprotésicas a nivel tibial la indicación parece más clara debido a la presencia casi constante de aflojamiento protésico previo. El modelo protésico que se coloca suele tender a ser constreñido con vástagos diafisarios y componentes modulares que sustituyen el déficit óseo.

En general, en las fracturas periprotésicas, hay que pensar no sólo en la reparación de la fractura sino también en la correcta funcionalidad posterior de la rodilla protésica.

Las fracturas periprotésicas suponen un reto para el cirujano ortopédico y son muy difíciles de tratar. Muchos factores contribuyen a la complejidad de estos casos: los antecedentes del paciente que suele presentar enfermedades médicas concomitantes, la osteopenia que se presenta de base, la falta de clasificaciones adecuadas que nos guíen hacia unos tratamientos estandarizados, etc.

Las fracturas periprotésicas de rodilla van en aumento debido: al envejecimiento de la población, al número de artroplastias de rodilla realizadas y a la exigencia, cada vez mayor en la población, de una calidad de vida razonable.

Pensamos que la artroplastia de revisión en fracturas periprotésicas de rodilla es una alternativa quirúrgica infrautilizada.

BIBLIOGRAFÍA

1. Berry DJ. Periprosthetic fractures after major joint replacement. Epidemiology: hip and knee. Orthop Clin North Am 1999; 30: 183-90.

2. Rorabeck CH, Taylor JW. Periprosthetic fractures complicating total knee arthroplasty. Orthop Clin North Am 1999; 30(2): 265-77.

3. Chmell MJ, Moran MC, ScottRD. Periarticular fractures after total knee arthroplasty: Principles of management. J Am Acad Orthop Surg 1996; 4(2): 109-16.

4. Kang-IL Kim, Kenneth A, William J, *et al.* Periprosthetic fractures after total knee arthroplasties. Clin Orthop Relat Res 2006; 446: 167-75.

5. Engh GA, Ammeen DJ. Periprosthetic fractures adjacent to total knee implants: treatment and clinical results. AAOS Instr Course Lect 1998; 47: 437-48.

6. Insall & Scott. Surgery of the Knee. Complications after total knee arthroplasty. Ed. Churchill-Livingstone. Chapter 99. 1739-745.

7. Félix NA, Stuart MJ, Hanssen AD. Periprothetic fractures associated with total knee arthroplasty. Clin Orthop 1997; 345: 113-24.

8. McLaren A, Dupont JA, Schrober DC. Open reduction internal fixation of supracondylar fractures above total knee using the intramedullary supracondylar rod. Clin Orthop 1994; 302: 194-98.

9. Healy WL, Siliski JM, Incavo SJ. Operative treatment of distal femoral fractures proximal to total knee replacement. J Bone Joint Surg 1993; 75(A): 27-34.

10. Shewring DJ, Meggitt BF. Fracture of the distal femur treated with the AO dynamic condylar screw. J Bone Joint Surg 1992; 74(B): 122-25.

11. Kregor PJ, Hughes JL, Cole PA. Fixation of distal femoral fractures above total knee arthroplasty utilizing less invasive stabilizing system (LISS). Injury 2001; 32(suppl, 3): SC64-75.

12. Marti A, Fankhauser C, Frenk A, *et al.* Biomechanical evaluation of the less invasive stabilization system for the internal fixation of distal femur fractures. J Orthop Trauma 2001; 15: 482.

13. Goldberg VM, Figgie HE, Inglis AE, *et al.* Patellar fracture type and prognosis in condylar total knee arthroplasty. Clin Orthop 1988; 236: 115-20.

14. Hanssen AD, Stuart MJ. Treatment of periprosthetic tibial fractures. Clin Orthop 2000; 380: 91-8.

15. Cain PR, Rubash HE, Wissinger HA, *et al.* Periprosthetic femoral fractures following total knee arthrioplasty. Clin Orthop 1986; 208: 205.

16. Aaron RK, Scott R. Supracondylar fracture of the femur after total knee arthroplasty. J Bone Joint Surg 1986; 68(A): 29-43.

17. Chen F, Mont MA, Bachner RS. Management of ipsilateral supracondylar femur fractures following total knee arthroplasty. J Arthroplasty 1994; 9: 521-26.

18. Digiola AM, Rubash HE. Periprosthetic fractures of the distal femur after total knee arthroplasty. A literature review and treatment algorithm. Clin Orthop 1991; 271: 135-42.

19. Sirinivasan K, McDonald DA, Tzioupis CC, *et al.* Role of stem revision knee prostheses in periprosthetic and complex distal femoral fractures: A review of eight patients. Injury, Int J Care Injured 2005; 36: 1094-102.

20. Cordeiro EN, Costa RC, Carazzato JG, *et al.* Periprosthetic fractures in patients with total knee arthroplasties. Clin Orthop 1990; 252: 182.

21. Kraay MJ, Goldberg VM, Figgie MP, *et al.* Distal femoral replacement with allograft/prosthetic reconstruction for treatment of supracondylar fractures in patients with total knee arthroplasty. J Arthroplasty 1992; 7: 7-16.

22. Wong P, Gross AE. The use of structural allografts for treating periprosthetic fractures about the hip and knee. Orhto Clin North Am 1999; 30: 259-64.

23. Utting MR, Newman JH. Customised hinged knee replacements as a salvage procedure for failed total knee arthroplasty. Knee 2004; 11(6): 475-79.

24. Keenan J, Chakrabarty G, Newman JH. Treatment of supracondylar femoral fracture above total knee replacement by custom made hinged prosthesis. Knee 2000; 7(3): 165-70.

Capítulo 12. Analgesia postoperatoria en la cirugía de revisión de la prótesis de rodilla

A. Sabaté Pes,[1] C. Vieta Pascual,[2] T. Domingo Rufes,[3] E. Digón Molina,[2] M. V. López Reig[2]

[1]Profesor de Anestesiología
Universitat de Barcelona
Jefe de Servicio de Anestesiología y Reanimación
Hospital Universitari de Bellvitge
L'Hospitalet de Llobregat, Barcelona

[2]Médico Adjunto Unidad de Traumatología y Ortopedia
Servicio de Anestesiología y Reanimación
Hospital Universitari de Bellvitge
L'Hospitalet de Llobregat, Barcelona

[3]Médico Adjunto Unidad del Dolor
Servicio de Anestesiología y Reanimación
Hospital Universitari de Bellvitge
L'Hospitalet de Llobregat, Barcelona

Dirección para correspondencia
Dirección para correspondencia
Hospital Universitari de Bellvitge
Dr. A. Sabaté Pes
asabatep@bellvitgehospital.cat

1 Introducción

La cirugía protésica de la rodilla producirá una lesión tisular que, con los consiguientes cambios inflamatorios, será responsable del dolor postoperatorio. La inflamación y sus mediadores, a través de mecanismos locales y centrales, inducen el desarrollo de una hiperalgesia peroperatoria que, en cierto punto, se puede minimizar con programas específicos de analgesia postoperatoria.[1,2] La hiperalgesia postoperatoria depende de unos mecanismos centrales y periféricos que justifican un abordaje multifactorial del tratamiento del dolor.

Los pacientes que se intervienen de una cirugía de revisión presentan dolor como un síntoma determinante de la indicación quirúrgica. La naturaleza del mismo corresponde a una hiperalgesia, ya presente en algunos casos antes a la cirugía de la prótesis primaria, acentuada por una alodinia, que también puede estar presente desde el postoperatorio de la prótesis primaria. La obesidad, las complicaciones quirúrgicas del procedimiento primario y la incapacidad de realizar una rehabilitación precoz, condicionan la persistencia del dolor, incluso después de aplicar las terapias analgésicas convencionales.

La analgesia en la cirugía de revisión de la prótesis de rodilla debe abordarse de una manera global, que incluya las distintos aspectos que influyen en el control del dolor como: la administración preventiva de analgésicos orales de larga duración; la técnica anestésica enfocada a la reducción e incluso a la supresión de analgésicos opioides parenterales en el intra y el postoperatorio; el uso de bloqueos nerviosos pre y postoperatorios según la distribución de la inervación del área quirúrgica y la evidencia científica del valor clínico de tales bloqueos; el rescate analgésico mediante el manejo de los pacientes acorde a guías clínicas principalmente en la unidad de recuperación postanestésica (URPA); la movilización precoz y la capacidad del paciente para ejercer la rehabilitación. Finalmente, es muy importante el cumplimiento de los métodos (eficacia *versus* efectividad) en todos los pacientes intervenidos, primarios y de revisión, valorando por tanto la homogeneidad de los resultados. Este capítulo pretende abordar la mayoría de estos puntos y actualizar el contexto presente.

2   Inervación de la rodilla

El nervio femoral y su ramo terminal –nervio safeno– son responsables de la inervación de la parte anterior de la rodilla, de la zona cutánea y de los músculos que participan en su movimiento. El nervio ciático poplíteo externo inerva la parte anterolateral; y el área antero-medial estará inervada por las terminaciones articulares de la rama profunda del nervio obturador. La piel de la zona lateral-anterior puede recibir ramos nerviosos procedentes del nervio femoral cutáneo lateral.

En la cara posterior de la rodilla, la parte lateral está inervada por el nervio ciático y el área medial, correspondiente al fémur, estará inervada por el nervio obturador; por su parte, la zona medial correspondiente a la tibia estará inervada por el nervio ciático poplíteo interno. La zona cutánea posterior está inervada por el nervio cutáneo posterior del muslo.

3   Anestesia en la cirugía de revisión de la prótesis de rodilla

Cualquier técnica anestésica deberá considerar la introducción de un catéter venoso de calibre mediano (18G - 16G), la premedicación con 0,03 mg/kg de midazolam intravenoso, en especial si se planifica la realización de bloqueos nerviosos con el objetivo de obtener una sedición de confort no excesiva que permita detectar lesiones nerviosas durante la realización del bloqueo. Asimismo, toda práctica de anestesia regional deberá hacerse tomando las medidas de esterilidad quirúrgica oportunas. Se controlará la presión arterial, la saturación de oxígeno y el ritmo cardíaco. Es importante mantener constante la temperatura del paciente mediante la convención de aire caliente y la sueroterapia; se perfundirá mediante un infusor calibrado a 37 ºC.

El tipo de anestesia y la estrategia analgésica postoperatoria se deciden según las características del paciente y el procedimiento. La cirugía de revisión de la rodilla es una técnica de duración más extensa que el procedimiento primario, se realiza sobre pacientes de mayor edad, con comorbilidad asociada más frecuente y afectos de dolor crónico. En esta situación, se aconseja aplicar una anestesia general asociada a bloqueos periféricos femoral y ciático para un mejor control del dolor. Los bloqueos nerviosos centrales (epidural y subaracnoideo) que se extiendan desde los dermatomas D_{12} a S_3 permiten realizar la cirugía sin problemas, en especial si se introduce un catéter epidural que puede extender la analgesia al postoperatorio. También es posible, en aquellas situaciones con contraindicación absoluta de bloqueos centrales y relativa de anestesia general, aplicar la sedación a toda la extremidad inferior mediante el bloqueo de la transmisión sensitiva del plexo lumbar por vía posterior en el músculo psoas[3,4] o de los nervios femoral, cutáneo lateral y obturador por vía anterior, asociado un bloqueo ciático lo más proximal posible, lo cual permite asegurar el bloqueo del nervio cutáneo posterior (técnicas parasacras).[5]

4　Eficacia de las técnicas de bloqueo nervioso. Análisis de la literatura

Autores, año (n.º de pacientes)	*Jadad score*[13]	Técnicas analgésicas comparadas	Fármaco	Reducción consumo analgesia	Reducción valor EVA	Mejoría clínica
Ya Deau 2005	3 (1,1,0,0,1)	BF *versus* control	B	No	Sí (movi)	Sí (2 d)
Olavi 2005	2 (1,0,0,0,1)	BF *versus* control	B	Sí	Sí	(satisfacción)
Wang 2002	4 (1,1,1,1,0)	BF *versus* placebo	B	Sí	Sí	Sí
Szczukowski 2004	4 (1,1,1,1,0)	BF *versus* placebo	B	Sí	Sí	No
Ozen 2006	2 (1,1,0,0,0)	BF 3-1 *versus* control	R	Sí	Sí	-
Salinas 2006	3 (1,1,0,0,1)	BF *versus* BFC BFC dif D *versus*	Ri	Sí	Sí	No
Seat 2006	2 (1,0,0,0,1)	PCA ev BFC *versus* BFC-	Ri	Sí	No	No
Singelyn 2000	5 (1,1,1,1,1)	PCA *versus* BFC continuo-PCA	B	No	No	No
Ganapathy 1999	1 (1,0,0,0,0)	Iliofascial dif D *versus* placebo	B	Sí	No	Sí
Kaloul 2004	2 (1,1,0,0,0)	BPC *versus* BFC *versus* PCAev	R	Sí	Sí	No
Ozalp 2007	1 (1,0,0,0,0)	BFC *versus* BPC	B	No	No	-

Autores, año (n.º de pacientes)	*Jadad score*[13]	Técnicas analgésicas comparadas	Fármaco	Reducción consumo analgesia	Reducción valor EVA	Mejoría clínica
Macalou 2004	2 (1,0,0,0,1)	BF versus BF-BO *versus* placebo	B L	Sí	Sí	-
Kardash 2007	3 (1,1,1,-1,1)	BF *versus* BO *versus* placebo	B	No	No	No
McName 2002	3 (1,1,1,-1,1)	BF-BC *versus* BF-BC-BO	R	Sí	No	-
Farag 2005	3 (1,1,0,0,1)	Epi *versus* PCAev BParavertebral	B	-	Sí	Sí
Bogoch 2002	2 (1,0,0,0,1)	lumbar *versus* PCAev	B	Sí (4 h)	No	No
Silvasti 2001	4 (1,0,1,1,1)	Epi PCA *versus* Epi continua	B	No	Sí	No
Barrington 2005	3 (1,1,0,0,1)	BFC *versus* Epi	B R	No	No	No
Capdevila 1999	1 (,0,0,0,0,0)	Epi *versus* BFC *versus* PCAev	L Morfina	Sí	Sí	Sí
Singelyn 1998	2 (1,1,0,0,0)	PCAev *versus* BFC *versus* Epi	B S-FNT	Sí	Sí	Sí
William 2006	2 (1,0,0,0,1)	BFC *versus* Epi	R	Sí	Sí	No
Long 2006	2 (1,0,0,0,1)	BFC *versus* Epi	R	Sí	Sí	No
Sites 2004	3 (1,1,0,0,1)	BF *versus* morfina Intratecal	R	No	No	No
Davies 2004	3 (1,1,0,0,1)	Epi *versus* BF-BC	B	No	Sí	No
Zaric 2006	2 (1,0,0,0,1)	Epi *versus* BFC-BCC	R	No	No	No
Chelly 2001	1 (1,0,0,0,0)	PCAev *versus* BFC-BCC *versus* Epi	B	Sí	Sí	Sí
Morin 2005	3 (1,1,0,0,1)	BFC *versus* BFC-BCC *versus* BPC	R	No	Sí	No
Allen 1998	3 (1,0,1,1,0)	BF *versus* BF-BC *versus* Placebo	B	Sí	Sí	No
Rajeev 2007	1 (1,0,0,0,0)	BFC-BCC *versus* BFC	B	Sí	Sí	(satisfacción)
Martínez Navas 2006	3 (1,1,0,0,1)	BFC-BCC *versus* BFC-BC	R	No	Sí (mov)	(satisfacción)
Phan Dang 2005	3 (1,1,0,0,1)	BFC *versus* BFC-BCC	R	Sí	Sí (reposo)	No
Beaulieu 2006	5 (1,1,1,1,1)	BF-BC Bupi *versus* Ropi	B R	No	No	No
Barrington 2008	3 (1,1,1,-1,1)	BFC catéter estimulable *versus* no estimulable	L R	No	No	No

Autores, año (n.º de pacientes)	*Jadad score*[13]	Técnicas analgésicas comparadas	Fármaco	Reducción consumo analgesia	Reducción valor EVA	Mejoría clínica
Hayek 2006	3 (1,1,0,0,1)	BFC catéter estimulable *versus* no estimulable	R	No	No	No
Parvataneni 2007	1 (1,0,0,0,0)	BF-PCAev *versus* IA	B Morfina Cortis ATB Epinefrina	Sí	No	Sí
Toftdahl 2007	3 (1,1,0,0,1)	BF *versus* IA continua	Ropi Ketorolaco Epinefrina	Sí	Sí	Sí
Nechleba 2005	4 (1,0,1,1,1)	IA continua *versus* placebo	B	No	No	No
Vendittoli 2006	3 (1,1,0,0,1)	IA *versus* control	R Ketorolaco Adrenalina	Sí	Sí	No
Klasen 1999	3 (1,1,0,0,1)	Epi *versus* IA *versus* PCAev	Morfina	No	No	-
Busch 2006	2 (1,1,0,0,0)	IA *versus* control	R Ketorolaco Epinefrina	Sí	Sí	No

Tabla 1. Eficacia de las técnicas de bloqueo nervioso. Revisión bibliográfica. BFC: bloqueo femoral continuo; BF: bloqueo femoral; BC: bloqueo ciático; BCC: bloqueo ciático continuo; BO: bloqueo obturador; PCA: analgesia controlada por el paciente; Epi: epidural; IA: intraarticular; B: bupivacaína; R: ropivacaína; EVA: escala visual analógica.

El volumen de estudios controlados que se han realizado sobre analgesia en la cirugía protésica de la rodilla es suficiente para dibujar el valor clínico de cada técnica. La analgesia epidural continua es eficaz en el tratamiento del dolor y permite una rehabilitación adecuada del paciente, aunque obliga a un control estricto de las potenciales complicaciones mayores (hematoma y abceso epidural). En un plano similar de eficacia, el abordaje posterior del plexo lumbar permite una difusión constante del anestésico local hacia los nervios femoral, femoro-cutáneo lateral y obturador, pero tiene también riesgo de complicaciones graves: punción del riñón o de los uréteres, extensión epidural o subaracnoidal del anestésico local, el hematoma paravertebral y el abceso en el área paravertebral.[4,6] Adicionalmente, la analgesia por la vía posterior no se ha mostrado más eficaz que la analgesia continua del nervio femoral por vía anterior. Añadir el bloqueo del nervio obturador no resulta determinante en la calidad de la analgesia.[7] Por el contrario, la punción única del nervio ciatico mejora de manera sensible la calidad de la analgesia, así como la administración continua de anestésicos locales. Las posibles complicaciones del bloqueo de los nervios periféricos de la extremidad serán la punción vascular, el hematoma o un abceso localizado en la zona de punción. Cabe considerar la lesión nerviosa relacionada con la punción o la toxicidad del anestésico local. La magnitud de esta complicación no está determinada, dado que las series de casos comunicadas no son suficientes para conocer su real alcance. La puesta en marcha de un registro de complicaciones debería ofrecernos una información vital en el futuro. La norma que debería prevenir de complicaciones relacionadas con el bloqueo de los nervios periféricos sería evitar la administración del anestésico local excesivamente cerca del nervio (evitar la búsqueda de parestesias con neuroestimulación por debajo de 0,5 mA), y utilizar la concentración mínima eficaz de anestésico local.

A pesar de que no existe suficiente número de estudios para valorar la eficacia analgésica de la administración intrarticular de fármacos con acción antiinflamatoria (principalmente corticoides y AINES), esta técnica ofrece resultados prometedores que deberán ser confirmados en próximos estudios.

5   Descripción de las técnicas de bloqueo nervioso periférico

5.1   *Bloqueo femoral*

La base de la realización de un bloqueo femoral continuo fue descrita por Winnie[8] y revalorada por Vloka.[9] Para la localización del nervio femoral podemos utilizar una técnica de neuroestimulación buscando como respuesta motora un movimiento de la rótula o una punción guiada con ultrasonidos. También se puede utilizar una combinación de ambas técnicas.

5.1.1   *Bloqueo femoral mediante localización nerviosa con neuroestimulación*

Se localiza, mediante palpación, la arteria femoral por debajo del ligamento inguinal de la extremidad que se desea bloquear y lateralmente a la arteria, se marca el punto de punción (véase la figura 1). Se practica un habón cutáneo con lidocaína al 2 % en el punto de punción y se introduce una aguja neuroestimulable (22G x 50 mm) buscando como respuesta motora una contracción del músculo cuádriceps con movimiento de la rótula a una intensidad de 0,5 mA y una frecuencia de 2 Hz. Una vez hallada la respuesta motora y previa comprobación de aspiración negativa para sangre, se administrará un bolo de 15 ml de ropivacaína 0,75 % o levobupivacaína 0,5 % para analgesia por punción única. Para la analgesia continua se administran 10 ml de ropivacaína 0,2 % o levobupivacaína 0,125 % y se introduce un catéter 5-10 cm desde el punto de entrada de la piel, que se fijará con un apósito transparente, protegiendo la conexión una vez conectada a un infusor elastomérico con anestésico local a las mismas concentraciones.

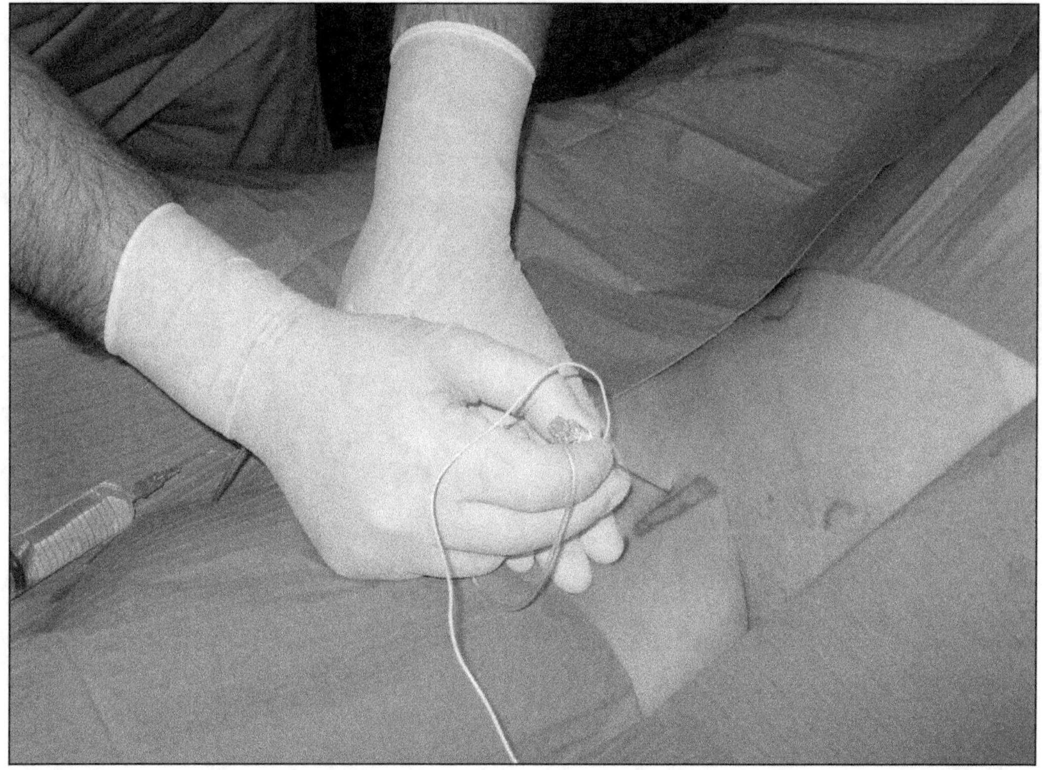

Figura 1. Referencias anatómicas para el bloqueo del nervio femoral.

5.1.2　Bloqueo femoral con punción ecoguiada por ultrasonidos

La punción ecoguiada para un bloqueo único del nervio femoral es una técnica rápida y fácil de realizar. Además de adoptar unas medidas generales de esterilidad, se protegerá la sonda con una funda estéril (*Sterile Kit de Bard Acces Systems*® Salt Lake City, UT 84116 USA) y se utilizará un gel conductor estéril no neurotóxico (Aquasonic® 100 (Parker Laboratoires, INC. Fairfield, NJ 07004. EE.UU.). Utilizaremos una sonda lineal (13-6 MHz) que se colocará perpendicular al eje longitudinal de la arteria femoral y por debajo del ligamento inguinal. Una vez visualizada la mejor imagen de la estructura nerviosa, se introducirá la aguja tangencial o transversal en relación con la sonda (véase la figura 2) y se inyectará el anestésico local alrededor del nervio femoral observando la correcta difusión de la solución anestésica por debajo de la fascia ilíaca.

Las ventajas de la punción ecoguiada en anestesia regional son: la visualización de las estructuras vasculares y nerviosas, la visualización en tiempo real de la posición de la aguja y de la expansión del anestésico local alrededor de la estructura nerviosa. Además, hay un menor riesgo de punción vascular.

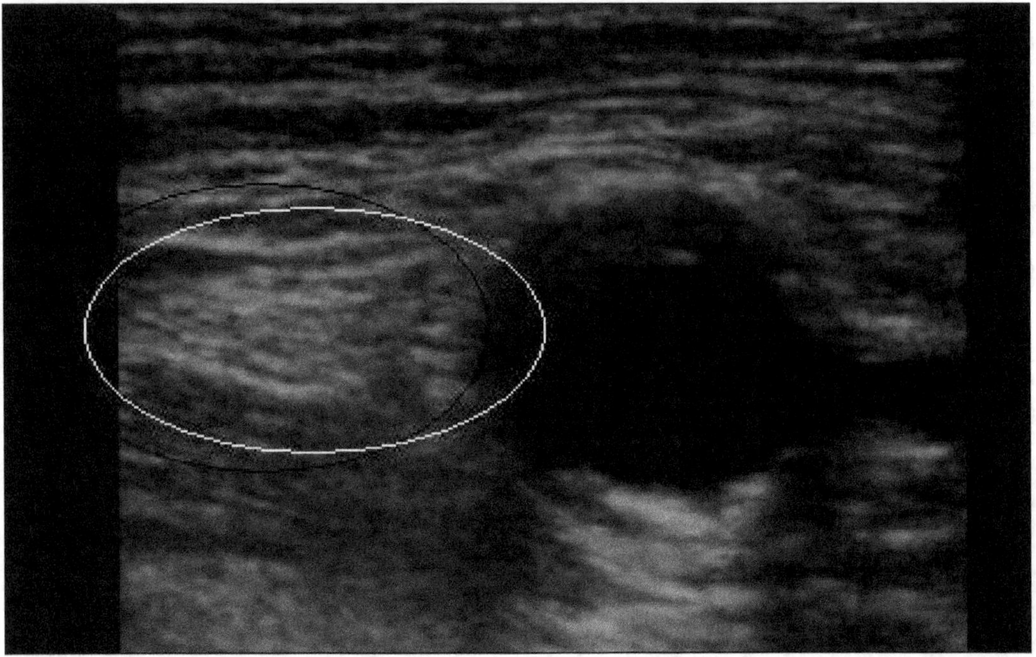

Figura 2. Bloqueo del nervio femoral guiado por ultrasonografía.

5.2   Bloqueo del nervio ciático

La analgesia en dosis única produce un resultado excelente que permite ser prolongado con la introducción de un catéter. Sin embargo, la analgesia continua del nervio ciático requiere un control más estricto, ya que puede enmascarar un síndrome compartimental y producir un bloqueo motor prolongado, que impediría la rehabilitación y podría producir ulceras por presión en el pie. El abordaje parasacral del nervio ciático obtiene una analgesia eficaz, aunque ofrece mayor dificultad técnica que otros accesos. Los abordajes transglúteos y subglúteos, aunque teóricamente limitados en la extensión del bloqueo ciático en sus ramos proximales y del nervio cutáneo posterior, resultan de un acceso rápido y generalizable, siendo por ello más populares. Su eficacia clínica es más variable, y constituyen un complemento analgésico del bloqueo femoral para la cirugía protésica de la rodilla (véase la tabla 1).

5.2.1   Bloqueo del nervio ciático según la técnica de Di Benedetto

Este procedimiento[10] es el abordaje que más frecuentemente utilizamos. Se coloca el paciente en posición de decúbito lateral con la extremidad que hay que intervenir arriba y la cadera flexionada (posición de Sims). Se dibuja una línea entre el trocánter mayor

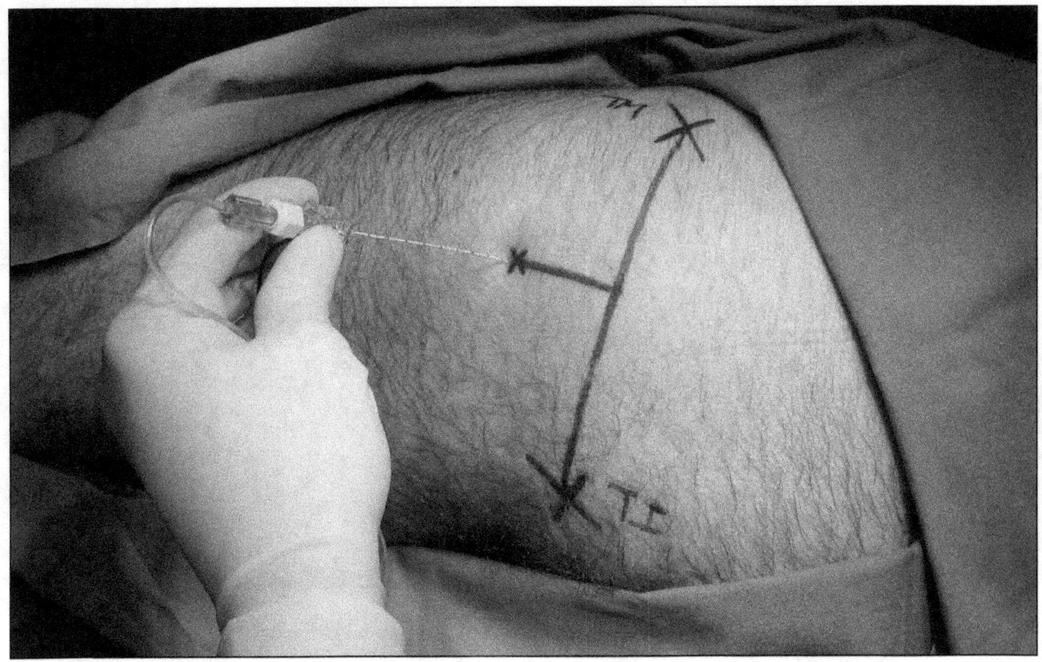

Figura 3. Referencias anatómicas para el bloqueo del nervio ciático por vía posterior.

y la tuberosidad del isquion y, desde el punto medio de esta línea, se traza una perpendicular de 4 cm en dirección caudal. Aquí, se palpa una depresión en la piel que corresponde al surco existente entre el bíceps femoral y el cuádriceps (véase la figura 3). Tras realizar un habón cutáneo con lidocaína 2 % se introduce perpendicularmente a la piel una aguja de 90 o 120 mm neuroestimulable con una intensidad de 0,5 mA y una frecuencia de 2 Hz. Avanzamos hasta encontrar un estímulo distal de flexión plantar (nervio tibial) o dorsiflexión del pie (nervio peroneo común). Tras una comprobación de aspiración negativa para sangre, inyectaremos lentamente un volumen de 15 ml de ropivacaína 0,75 % o de levobupivacaina 0,5 %. En ningún caso se añadirá un vasoconstrictor al anestésico local.

5.2.2   *Bloqueo del nervio ciático con punción guiada por ultrasonidos*

El bloqueo ciático también podemos realizarlo mediante punción ecoguiada, utilizaremos para ello una sonda convexa (5- 3 MHz) que colocaremos paralela a una línea entre el trocánter mayor y la tuberosidad isquiática. El paciente estará colocado en decúbito lateral con la cadera y la rodilla de la extremidad que debemos intervenir flexionadas y arriba. Mediante técnica estéril y con la sonda protegida, una vez visualizada la mejor imagen posible del nervio ciático se introduce una aguja 20G-120 mm neuroestimula-

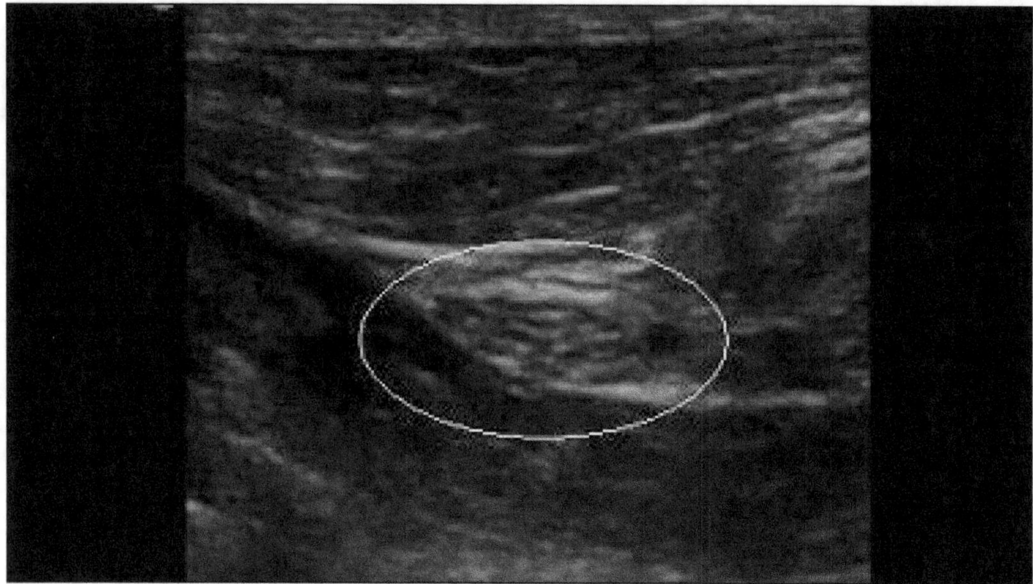

Figura 4. Bloqueo del nervio ciático guiado por ultrasonografía.

ble en «eje largo» o «eje corto», dependiendo de la visión y profundidad en que se encuentre la estructura nerviosa (véase la figura 4). Una vez obtengamos una respuesta motora distal, inyectaremos el anestésico local observando la correcta expansión del anestésico local alrededor del nervio.

6   Manejo del paciente. Guía clínica de la analgesia postoperatoria en la URPA

El paciente ingresará en la unidad de recuperación postanestésica con un colchón antiescaras y se mantendrá la normotermia intraoperatoria con la manta de aire caliente. Las atenciones específicas en la URPA consistirán en:

- Valoración de las constantes vitales.
- Mantenimiento de la temperatura corporal.
- Observación del estado de los vendajes quirúrgicos, evitando el compromiso de la perfusión sanguínea distal y el control del contenido hemático de los drenajes quirúrgicos.
- Extracción de un hemograma postquirúrgico. Según el resultado del hemograma postoperatorio, con valores de hemoglobina entre 7 y 10 g/dL, se hará una transfusión de hemoderivados, y el principal criterio que prevalecerá para ello es la situación clínica del paciente. En los casos con un valor de hemoglobina inferior a 10 g/dl se transfundirá si se cumplen cualquiera de las siguientes condiciones: edad

superior a 70 años, presencia de cardiopatía isquémica, broncopatía, arteriopatía periférica, inestabilidad hemodinámica y presencia de sangrado activo.

- El paciente podrá ser dado de alta a su planta de hospitalización cuando cumpla una puntuación de diez en la escala de los criterios de Aldrete. Si el sujeto presenta una incapacidad motora de la extremidad intervenida debido a un bloqueo femoral y ciático, se aceptará una puntuación de nueve puntos en la escala de Aldrete para ser dado de alta.

- En el momento del alta, el dolor estará controlado, no habrá sangrado activo, el apósito quirúrgico estará limpio y el trofismo distal de la extremidad intervenida estará conservado.

6.1 Control del dolor

En la URPA se administrará la analgesia endovenosa coadyuvante y se valorará la efectividad de los bloqueos femoral y ciático una vez haya desaparecido el bloqueo sensitivo de una anestesia espinal o el paciente esté plenamente consciente, si se ha realizado una anestesia general. El control del dolor se efectúa mediante la escala visual analógica (EVA), que debe ser registrada horariamente por enfermería. Se considerará que el dolor está controlado cuando su valoración según la escala EVA sea inferior a tres puntos. Es importante efectuar un control de los efectos de la analgesia para detectar un posible cuadro de sobredosificación por opiáceos o toxicidad por anestésicos locales.[11]

6.2 Analgesia multimodal

Excepto si hay contraindicaciones, como analgesia coadyuvante o de rescate se emplea el paracetamol 1g ev / 8 horas y el dexketoprofeno trometamol 50 mg ev / 8 horas. En los pacientes de más de 75 años, emplearemos paracetamol 1 g ev / 8 horas y metamizol 2 g ev / 8 horas. Se conectará un sistema de PCA endovenosa de cloruro mórfico excepto en aquellos pacientes con contraindicación de la técnica, principalmente por incomprensión de la misma, ya que ésta requiere su colaboración activa. El objetivo es la utilización mínima de opioides endovenosos para evitar los efectos secundarios (sedición, desorientación, íleo y depresión respiratoria).

6.3 Algoritmo de actuación

a) Si el paciente refiere dolor en la parte anterior de la rodilla (EVA ≥ 3) y se ha realizado un bloqueo femoral con punción única, se repetirá el bloqueo con punción guiada por ecografía. Se inyectará un bolo de 10 ml de ropivacaína 0,75 o levobupivacaína al 0,5, observando la correcta posición de la aguja y la adecuada difusión del anestésico local alrededor del nervio.

b) Si el bloqueo femoral es continuo y el paciente presenta dolor en la parte anterior de la rodilla (EVA ≥ 3), se retirará el catéter unos dos centímetros y se administrará un bolo de anestésico local a concentraciones bajas. Si el dolor cede se fijará el catéter en esta nueva posición, en caso contrario, se retirará y se realizará un bloqueo único con punción guiada con ecografía.

c) Si el dolor está localizado en la parte posterior, se administrarán bolos de 1-2 mg de cloruro mórfico hasta controlar el dolor. En estos casos, con un dolor claramente localizado en el área de inervación del nervio ciático, se puede realizar un bloqueo del mismo con el paciente en decúbito supino y la extremidad cubierta por el vendaje de protección. Este bloqueo de rescate sería el abordaje lateral según la técnica de Ichiyanaghi.[12] Se dibuja una línea de 3 cm siguiendo el eje femoral desde el trocánter mayor y luego una de 2 cm perpendicular a la primera al final de la cual se halla el punto de punción. Tras un habón cutáneo con lidocaína 2 %, se introduce una aguja de 20G-120 mm neuroestimulable hasta hacer un contacto óseo, entonces se retira la aguja unos centímetros y se hace pasar por debajo del hueso hasta encontrar una respuesta motora distal, que generalmente será de flexión dorsal del pie. Una vez optimizada la respuesta motora a una intensidad de 0,5 mA y 2 Hz de frecuencia, se administrará, previa comprobación de aspiración negativa para sangre, un volumen de 10-15 ml de anestésico local.

6.4   *Control de un sistema de infusión de elastómero*

El infusor de elastómero es un sistema de perfusión continua que, según el modelo, tendrá una velocidad de perfusión predeterminada. Para la infusión de un bloqueo femoral continuo utilizamos un modelo que perfunde a una velocidad de 7 ml/h de ropivacaína 0,2 % o levobupivacaína 0,125 %. Es un sistema autónomo y por parte de enfermería requerirá un control sobre las constantes vitales del paciente y el control del dolor según la escala EVA. Las complicaciones son poco frecuentes y la mayoría serán debidas a una técnica de fijación del catéter poco eficaz.

- Infección. Es indispensable adoptar de medidas de esterilidad quirúrgicas cuando se proceda a colocar un catéter. La conexión deberá estar protegida siempre con un reservorio estéril.
- Hematoma en el punto de punción. Debe considerarse la contraindicación relativa de la punción en los casos con alteración de la hemostasia.
- Migración del catéter a un vaso sanguíneo. Se pueden producir manifestaciones de toxicidad por anestésico local: tinitos, sabor metálico, intranquilidad, agitación y si el paso ha sido importante, hasta convulsiones y arritmias cardíacas.

– Problemas de funcionamiento, por oclusión, desalojo o desconexión del catéter. Una infección también haría que el catéter fuese inefectivo.

En condiciones normales, el catéter se retirará cuando el infusor está vacío, lo que suele ocurrir hacia las 42 horas de su colocación. Se retirará antes si por desalojo es ineficaz, aparece fiebre superior a 38 grados, signos de infección de cualquier origen, infección del punto de entrada o se sospecha un cuadro de toxicidad por anestésicos locales. La retirada del catéter se debe efectuar unas horas después de cesar la infusión del anestésico afin, de detectar daño relacionado con la movilización y extracción.

Es muy importante registrar a todos los pacientes en una base de datos de control asistencial del intra y del postoperatorio, donde se introducirán el grado de eficacia de las técnicas analgésicas, las dificultades en su aplicación, los pacientes retirados del tratamiento, las complicaciones médicas, quirúrgicas o relacionadas directamente con la técnica anestésica y, finalmente, el grado de confianza en la rehabilitación funcional, así como la satisfacción del paciente.

6.5 *Experiencia del Hospital Universitari de Bellvitge*

Los pacientes intervenidos de prótesis de rodilla durante el año 2007 se sometieron a distintas técnicas para analgesia postoperatoria (comentados anteriormente) y se hizo un seguimiento. Los resultados aparecen en la tabla 2. A modo de resumen, podemos decir que los grupos se presentan homogéneos. La obesidad está presente en todos ellos con un porcentaje similar, siendo estos pacientes a los que se supone más dificultades técnicas. El grupo al que no se practicó ningún bloqueo periférico presentó un porcentaje más elevado de pacientes con patologías asociadas. El control del dolor más óptimo se dio en el grupo BFC + BC, mientras que el grupo PCA es el que presenta mayor porcentaje de pacientes con dolor moderado en los tres tiempos, aunque no hay ningún paciente con dolor severo. A las 24 horas, habitualmente, el bloqueo del nervio ciático ya ha desaparecido y coincide con la movilización del paciente. La adición de un bloqueo ciático continuo es más eficaz en el control del dolor a las 24 y 48 horas, aunque las dos únicas complicaciones anestésicas registradas (bloqueo ciático prolongado) ocurrieron en este grupo. Surgieron problemas técnicos con los catéteres en 27 pacientes que consistieron en desubicación (3), obstrucciones (14) y retirada accidental (10).

La mayoría de los pacientes iniciaron la deambulación por protocolo el segundo día del postoperatorio, aunque en algún caso se realizó en el primer día postoperatorio (precoz) y en otros a partir del tercer día (tardía). El grupo que presentó inicio precoz de la deambulación en mayor porcentaje fue el BFC (16 %).

En resumen, en nuestra opinión, los bloqueos periféricos ofrecen una buena analgesia que se debe complementar con fármacos analgésicos antiinflamatorios de larga duración, de elección en el manejo analgésico de las prótesis primarias y en las revisiones.

	BFC + BC n = 56	BFC n = 63	BF + BC N = 24	BF n = 30	PCA n = 12
Edad	68 (52-72)	69 (57-75)	64 (62-80)	69 (62-82)	61 (57-81)
Sexo F/M	75 / 25 %	79a / 21 %	75 / 25 %	74 / 26 %	83 / 22 %
Obesidad	14 %	11 %	8 %	16 %	16 %
Comorbilidad (n.º patologías)					
0	19 %	27 %	12 %	27 %	8 %
1	19 %	28 %	33 %	33 %	17 %
≥ 2	60 %	44 %	54 %	13 %	75 %
Coagulopatía	–	7 (11 %)	2 (8 %)	–	1 (8 %)
ASA					
I/II	70 %	67 %	75 %	75 %	41 %
III/IV	28 %	33 %	25 %	25 %	59 %
EVA URPA ≤ 3	100 %	90 %	98 %	87 %	50 %
EVA URPA 4-7	–	8 %	2 %	13 %	50 %
EVA URPA ≥ 8	–	2 %	–	–	–
EVA 24H ≤ 3	59 %	44 %	50 %	30 %	–
EVA 24H 4-7	36 %	49 %	42 %	63 %	100 %
EVA 24H ≥ 8	4 %	6 %	8 %	7 %	–
EVA 48H ≤ 3	70 %	63 %	49 %	53 %	34 %
EVA 48H 4-7	30 %	36 %	50 %	47 %	67 %
EVA 48H ≥ 8	–	–	–	–	–
Deambulación					
Precoz	13 %	16 %	9 %	11 %	8 %
Estándar	40 %	34 %	32 %	12 %	36 %
Tardía	47 %	50 %	59 %	77 %	58 %
Complicaciones	25 %	16 %	29 %	13 %	8 %

Tabla 2. Experiencia Hospital Universitario de Bellvitge. Análisis comparativo entre las diferentes técnicas para analgesia postoperatoria. BFC: bloqueo femoral continuo; BF: bloqueo femoral; BC: bloqueo ciático; PCA: analgesia controlada por el paciente; F: sexo femenino; M: sexo masculino; ASA: clasificación de riesgo anestésico; EVA: escala visual analógica; URPA: unidad recuperación post anestésica; deambulación precoz (1er día), estándar (2do día), tardía (3er día).

BIBLIOGRAFÍA

1. Fletcher D, Kayser V, Guilbaud G. The influence of the timing of bupivacaine infiltration of the time course of inflamation induced by two carrageenin injections seven days apart. Pain 1997; 69: 303-09.

2. Fletcher D, Zetlaoui P, Monin S. Influence of timing on the analgesis effect of intravenous ketorolac after orthopedic surgery. Pain 1995; 61: 291-97.
3. Chayen D, Nathan H, Chayen M. The psoas compertment block. Anesthesiology 1976; 45: 95-9.

4. Capdevila X, Macaire P, Dadure C, *et al.* Continuous psoas compartment block for postoperative analgesia after total hip arthroplasty: New landmarks, technical quidelines and clinical evaluation. Anesth Analg 2002; 94: 1606-613.

5. Mansour N. Reevaluating the sciatic nerve block: Another landmark for consideration. Reg Anesth 1993; 18: 322-23.

6. Aida S, Takahasi H, Shimoji K. Renal subcapsular hematoma after lumbar plexus block. Anesthesiology 1996; 84: 452-55.

7. Mc Namee DA, Parks L, Milligan KR. Postoperative analgesia following total knee replacement: an evaluation of the additio of an obturator nerve block to combined femoral and sciatic nerve block. Acta Anaesthesiol Scand 2002; 46: 95-9.

8. Winnie AP, Ramamurthy S, Durrani Z. The inguinal paravascular technique of lumbar plexus anaesthesia: the 3-in-1 block. Anesth Analg 1973; 52: 989-96.

9. Vloka JD, Hadzic A, Drobnick L, *et al.* Anatomical ladmarks for femoral nerve block: a comparison of four needle insertion sites. Anesth Analg 1999; 89: 1467-470.

10. Di Benedetto P, Bertini L, Casati A, *et al.* A new posterior approach to the sciatic nerve block: a prospective, randomized a comparison with the classic posterior approach. Anesth Analg 2001; 93: 1040-044.

11. Rosenberg H, Bernadette Th, Veering, *et al.* Maximum recommended doses of local anesthetics: A multifactorial concept. Regional Anesth and Pain Medicine 2004; 29: 564-75.

12. Ichiyanaghi K. Sciatic nerve block: lateral approach with patient supine. Anesthesiology 1959; 20: 601-04.

13. Jadad AR, Moore RA, Carroll D, *et al.* Assessing the quality of reports of randomized clinical trials: is blinding necessary? Control Clin Trials 1996; 17: 1-12.

Capítulo 13. Rehabilitación

R. Planas i Balagué,[1] M. Nogales Muñoz,[2] N. Rosell Romero[2]

[1]Médico Adjunto
[2]Médico Residente
Servicio de Rehabilitación
Hospital Universitari de Bellvitge
L'Hospitalet de Llobregat, Barcelona

Dirección para correspondencia
Hospital Universitari de Bellvitge
Dra. R. Planas i Balagué
rplanas@bellvitgehospital.cat

1 Introducción

La cirugía de revisión de la artroplastia total de rodilla supone un gran reto tanto para el cirujano como para los servicios de rehabilitación, especialmente cuando se asocia a una pérdida ósea importante o a una inestabilidad ligamentosa.

Se trata de una cirugía a priori poco protocolizable y encontraremos, por lo tanto, múltiples variables en el proceso de rehabilitación en función de los hallazgos durante la cirugía, las posibles complicaciones que se pudieran producir a lo largo de la misma o la situación funcional previa del paciente.

Como en cualquier otra cirugía, es fundamental el contacto cercano con el cirujano y la lectura atenta de la hoja quirúrgica para conocer los detalles intraoperatorios.

2 Valoración inicial

Los motivos que pueden conducir al fracaso de la artroplastia total de rodilla son múltiples, y los clasificaremos en dos grupos que influyen decisivamente en el proceso de rehabilitación: el aflojamiento aséptico y el aflojamiento séptico.

Esta división permite intuir el estado del paciente antes de la intervención quirúrgica y determina el momento de inicio y el tipo de tratamiento rehabilitador.

En el caso del aflojamiento aséptico no complicado, el tratamiento no ha de diferir en exceso del que se realizaría en una artroplastia primaria.

Una situación bien diferente encontramos en el aflojamiento séptico, especialmente, cuando la sustitución protésica se realiza en dos tiempos. En este caso, el paciente se verá sometido a dos intervenciones, existiendo entre ambas un período en el que, debido a la colocación de un espaciador de cemento, articulado o no, y al uso de una férula en extensión podrá realizar únicamente una carga muy parcial de la extremidad, y el recorrido articular se verá limitado. El estado previo de este grupo de pacientes será en principio peor; pero, además, el segundo tiempo de la cirugía de revisión puede llevar consigo actos quirúrgicos asociados, que van a condicionar el tratamiento rehabilitador posterior.

El uso de escalas de valoración nos resulta útil tanto para valorar los resultados funcionales como para realizar una monitorización de los mismos, en la evolución del paciente.

Las escalas de valoración que nos resultan útiles en patología osteoarticular de la extremidad inferior se dividen en tres grupos:

- Escalas genéricas de capacidad funcional: por ejemplo, el índice de Barthel o la escala de Functional Independence Measure (FIM).
- Escalas genéricas de percepción global de salud: entre otras, la Nottingham Health Profile, Short Form-36 (SF-36), o la versión reducida de éste (SF-12), que incluyen subescalas físicas, psíquicas, emocionales y sociales.
- Escalas específicas de valoración de la funcionalidad de la extremidad inferior: una de las más usadas en nuestro medio es la escala de WOMAC (Western Ontario McMaster University Osteoarthritis Index), que incluye categorías para dolor, rigidez y funcionalidad.[1,2] Otras serían el KSS (Knee Society Score), que incluye las variables de dolor, estabilidad y rango articular, como valoración funcional, únicamente, valora la capacidad de deambulación y subir escaleras. Propone un método de valoración radiográfica estandarizado, muy usada en Estados Unidos[3] u otras escalas menos usadas como The Oxford Hip and Knee Score[4] y la del HSS (Hospital for Special Surgery Knee Score). Recientemente, se ha desarrollado la escala de LEAS (Lower-Extremity Activity Scale), que permite su aplicación específicamente en pacientes sometidos a revisión de prótesis de rodilla; presenta una buena correlación con los valores de la escala de WOMAC, pero de momento tiene escasa difusión.[5]

Parámetros no incluidos en todas las escalas, como el perímetro de marcha previo o el uso de ayudas técnicas (bastón de puño, bastones ingleses, caminador, ayuda de tercera persona), serán útiles para diseñar el tratamiento y plantear unos objetivos razonables al final del proceso rehabilitador.

3 Evaluación rehabilitadora en el postoperatorio inmediato

Es fundamental en la evaluación postoperatoria inmediata prestar atención a:

3.1 *Estado general y cognitivo del paciente*

Cada día tratamos a una población más añosa, con mayor comorbilidad y riesgo de presentar síndrome confusional agudo. Por ello el paciente debe reevaluarse una vez estabilizado para detectar posibles alteraciones cognitivas. Con este fin, disponemos de test sencillos y fácilmente aplicables como el Mini-mental, o el test de Pfeiffer.

3.2 *Dolor*

Será el factor limitante en la tolerancia a los ejercicios y a las movilizaciones. En este sentido, el uso de dispositivos de liberación prolongada de analgesia, mediante catéter epidural, o el uso de bloqueos de nervio femoral han mejorado el confort en las primeras horas, facilitando el trabajo del fisioterapeuta.[6,7] Posteriormente, también es importante mantener una analgesia correcta para continuar con el proceso rehabilitador.

3.3 *Estado de la piel y de la cicatriz quirúrgica*

La correcta cicatrización es una prioridad absoluta, ya que la dehiscencia de la herida implica suspender el tratamiento y dejar la articulación en reposo, con el consiguiente aumento del riesgo de infección y de rigidez articular.

3.4 *Evaluación de la articulación*

Es importante conocer las complicaciones surgidas durante la intervención o los gestos quirúrgicos asociados (aporte de injerto óseo, plastias ligamentosas o tendinosas), ya que limitan la carga y las movilizaciones precoces.

3.5 *Vascularización de la extremidad intervenida*

Es necesario vigilar la aparición de trombosis como complicación. La estasis venosa por insuficiencia del sistema valvular es más frecuente en las mujeres, y se ve agravada por la cirugía, causando importante malestar en el postoperatorio. Es útil, por este motivo, el uso de medias compresivas.

3.6 Articulaciones adyacentes (cadera, tobillo y pie)

Deben examinarse siempre para detectar situaciones que puedan provocar dolor durante el apoyo e interferir con la bipedestación y la marcha (pie equino, *hallux valgus* o *rígidus*, y otras malas alineaciones de tobillo, pie o cadera).

3.7 Extremidad contralateral y extremidades superiores

Es fundamental su buen estado para permitir un apoyo correcto en las transferencias; así como por la necesidad de utilizar ayudas técnicas para la deambulación.

4 Rehabilitación en el período hospitalario

La rehabilitación postoperatoria debe iniciarse de manera precoz, a ser posible en las primeras 24-36 horas, para minimizar las complicaciones asociadas a la inmovilidad (atelectasias pulmonares, enfermedad tromboembólica, íleo paralítico, retención urinaria) y avanzar en las transferencias, para facilitar la sedestación y la progresión hacia la bipedestación y el inicio de la marcha.

La movilización temprana de la extremidad es el patrón oro después de una artroplastia[8,9] y, aunque hay pocos trabajos metodológicamente correctos que estudien el mejor programa de ejercicios (número de repeticiones, tipo de contracción), proponemos el siguiente protocolo a modo de guía.

4.1 Ejercicios en cama

Una vez realizada la primera cura de la herida, y retirado el drenaje, se inician los ejercicios en decúbito supino:

- Respiraciones abdomino-diafragmáticas a fin de evitar atelectasias pulmonares.
- Ejercicios de flexo-extensión, movimientos circulares de tobillo para mejorar el drenaje venoso de las extremidades inferiores.
- Ejercicios isométricos de cuádriceps y glúteos para preparar al paciente para la bipedestación y la marcha.
- Ejercicios pasivos de flexión de rodilla, de forma manual o preferentemente mediante artromovilizadores, que facilitan la actividad pasiva continua en un arco articular corto (40-50º) para evitar la tracción excesiva sobre el aparato extensor. En caso de sutura o reconstrucción del aparato extensor, evitaremos la flexión y solamente se iniciará trabajo de cuádriceps, mediante isométricos,

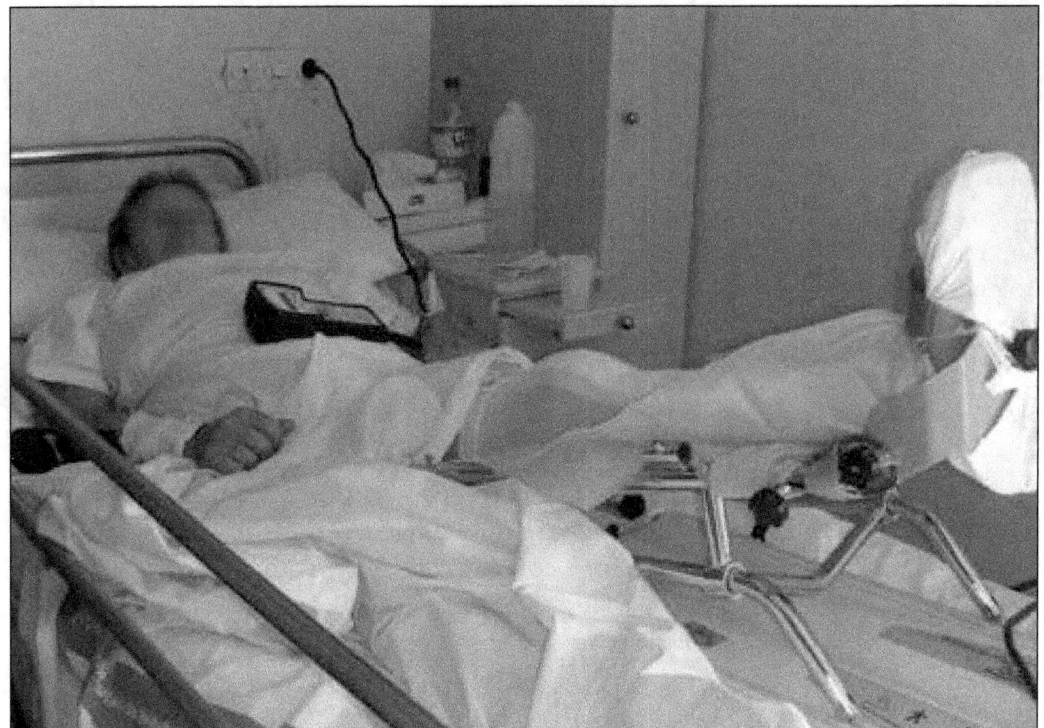

Figura 1. Movilización pasiva continua mediante artromotor. Debería usarse al menos durante 30 minutos, dos veces al día, y finalizar la sesión con 10 minutos de crioterapia.

para evitar ponerla en peligro. Se considera aceptable un dolor con el movimiento articular en torno a un EVA de 3-4. Se debe vigilar estrictamente la tensión sobre la herida quirúrgica, y puede obligar a mantenerla descubierta durante la movilización para una visualización directa.
— Ejercicios de estiramiento de la cadena posterior de la extremidad inferior, muy importantes para evitar flexos de rodilla y equinismo de pie.
— Es aconsejable la crioterapia local al final de la sesión de fisioterapia, por su efecto antiinflamatorio y analgésico.

Un punto de discusión habitual es la utilización o no de una férula de extensión de la rodilla. En general, se acepta su utilización en tres situaciones:

— Insuficiencia del aparato extensor (debilidad importante del cuádriceps, osteotomía de la tuberosidad tibial anterior).
— Inestabilidad ligamentosa grave en varo/valgo.
— Cuando es necesario mantener la rodilla en extensión durante el reposo nocturno (flexo irreductible).

4.2   Posición sentada

Entre las 24-48 horas postintervención quirúrgica es aconsejable iniciar la posición sentada. Es importante evitar que la rodilla quede en flexión por tiempo prologado, siendo aconsejable alternar estos períodos con otros de reposo de la extremidad en extensión sobre una superficie blanda. No deben colocarse elementos en el hueco poplíteo (toallas, almohadas), pues si bien hacen más confortable la posición al paciente, pueden facilitar la aparición de flexos de rodilla.

4.3   Valoración de la bipedestación

En este punto, se prestará atención a la existencia de condicionantes de la técnica quirúrgica como el aporte de injerto óseo, que obliga a realizar una carga parcial o, incluso, en algunos casos a la descarga completa de la extremidad.

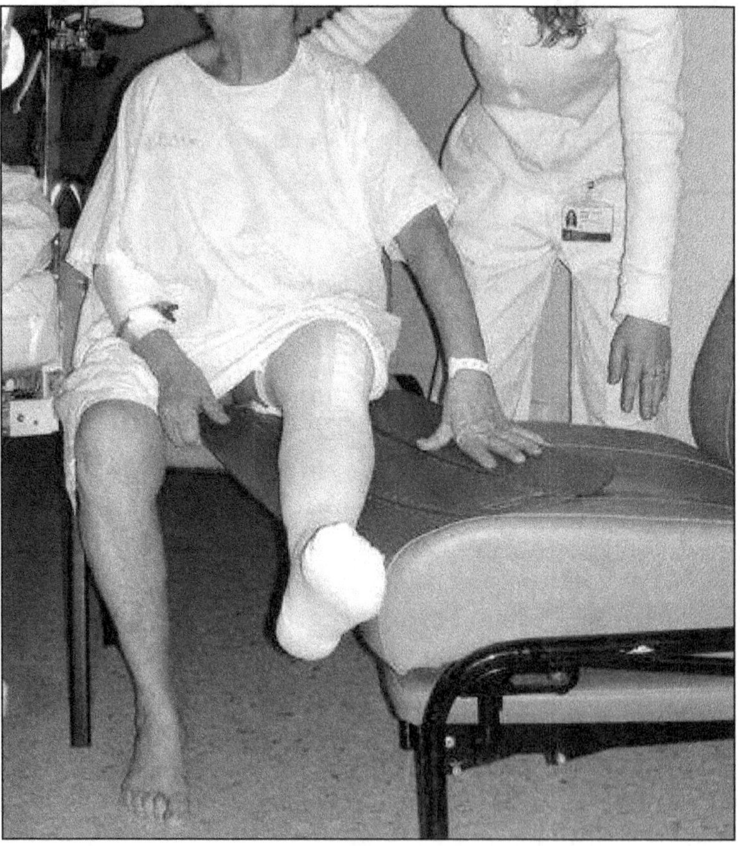

Figura 2. Uso de la tabla de transferencias, asistido por el terapeuta ocupacional.

4.4 Entrenamiento de las transferencias básicas

Se inicia con el entrenamiento de la transferencia de decúbito supino a la posición sentada. Si el control de tronco es satisfactorio se continúa con la transferencia de la posición sentada a bipedestación, y se comienza el entrenamiento del equilibrio en bipedestación.

Habitualmente, estas transferencias son llevadas a cabo con la ayuda o supervisión del fisioterapeuta hasta que se consigue la autonomía del paciente.

En caso de dificultad con las transferencias (paciente mayor o muy dependiente), puede ser cuantificado el grado de ayuda o supervisión que se necesita mediante la escala de Iowa,[10] que también servirá para monitorizar la evolución del paciente.

4.5 Deambulación

Una vez equilibrado el paciente en bipedestación, se iniciará la marcha asistida con caminador, bajo supervisión directa del fisioterapeuta.

Cuando la marcha es suficientemente segura con un andador, se pasa a deambular con dos muletas. En nuestro medio, es habitual utilizar las muletas de apoyo en codo, llamadas también de «tipo inglés», si bien en algunos casos es necesario emplear muletas de apoyo axilar, por ejemplo, cuando existen problemas de control de tronco, de fuerza de prensión de las manos o de limitación del arco articular de la muñeca.[11]

4.6 Terapia ocupacional

La terapia ocupacional tiene un papel especialmente importante cuando hay dificultad para las transferencias (cama-sillón, silla-WC), se adiestra al paciente y a la familia en el uso de la tabla de transferencias. También es relevante cuando existen dificultades en las actividades básicas de la vida diaria (necesidad de ayuda para vestirse, calzarse, aseo diario), facilitando información sobre ayudas técnicas y medidas de ahorro energético, importantes en pacientes con disnea de esfuerzo.

El terapeuta ocupacional es también esencial para la adaptación del domicilio, sobre todo del baño, aportando información sobre las soluciones que se pueden adoptar una vez el paciente regresa a su domicilio después del alta hospitalaria: necesidad de agarraderos en el baño, pasamanos en los pasillos, sillas para la higiene en la bañera, necesidad de alza en el asiento del inodoro, necesidad de eliminar alfombras y otros elementos que dificulten la marcha y favorezcan las caídas, etc.

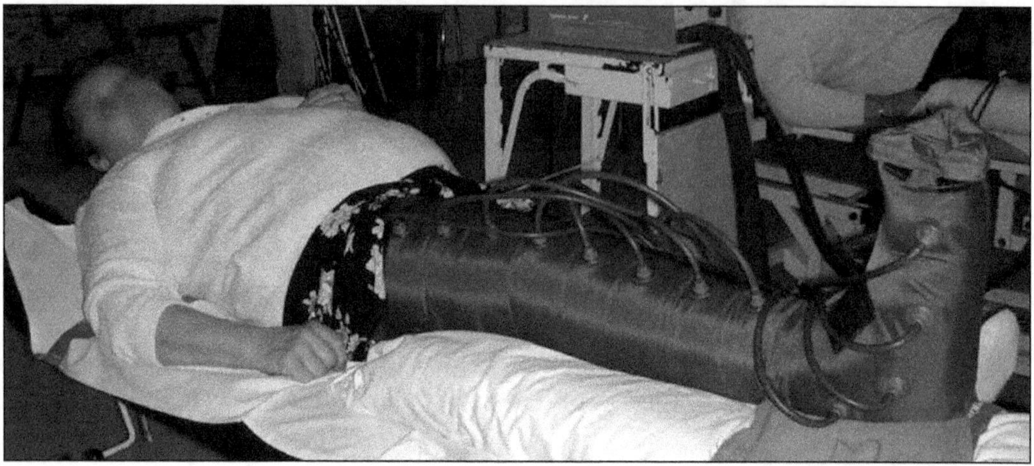

Figura 3. Uso de presoterapia multicompartimental secuencial para mejorar el drenaje venoso de la extremidad.

4.7   Alta hospitalaria

En nuestro medio (hospital de agudos), es habitual el alta hospitalaria, si no hay complicaciones, entre 7 o 10 días postintervención.[12] En este momento, el paciente ha de ser independiente o, al menos, requerir sólo supervisión en las transferencias básicas, y ser capaz de deambular por interiores con soporte de caminador o muletas.

5   Rehabilitación en el período ambulatorio

5.1   Objetivos generales

Se trata de devolver al paciente la máxima funcionalidad posible, asegurando:

- Estabilidad y seguridad en las transferencias
- Independencia en las actividades básicas de la vida diaria.
- Deambulación estable con muleta o bastón por exteriores.
- Arco articular mínimo exigible de la rodilla 0-90º.

5.2   Período ambulatorio precoz (primera-cuarta semana)

Hasta la cuarta semana postoperatoria se continúa siendo prudente y se sigue con movimientos articulares en un ángulo muy corto, por lo que se enlentece el proceso rehabilitador en comparación con la artroplastia primaria, aunque el resultado final, en cuanto a movimiento articular, es bastante similar.

Los ejercicios en el gimnasio van destinados a trabajar la flexión activa, así como a ganar rango articular mediante artromotor (hasta 60-70º flexión).

Se continúa con el resto de ejercicios iniciados en el período hospitalario y se comienzan las movilizaciones pasivas suaves de rótula con el objetivo de evitar las adherencias del cuádriceps y facilitar el movimiento libre del aparato extensor. En esta fase es conveniente que el derrame articular disminuya progresivamente. La distensión capsular crónica disminuye las aferencias de los mecanoreceptores, afectando negativamente en la propiocepción y provocando una disminución de la actividad del cuadriceps.

En caso de aumento de perímetro de la extremidad por estasis venosa, puede usarse presoterapia, que mejorará el drenaje venoso de la extremidad, y además aumentará el confort del paciente. Puede ser necesario también el uso de una media de compresión decreciente durante el día, si bien, en muchos casos, ésta deberá realizarse a medida, dada la elevada prevalencia de sobrepeso.

Finalmente, se inician en este período los ejercicios de propiocepción, habitualmente, con el paciente en posición sentada.

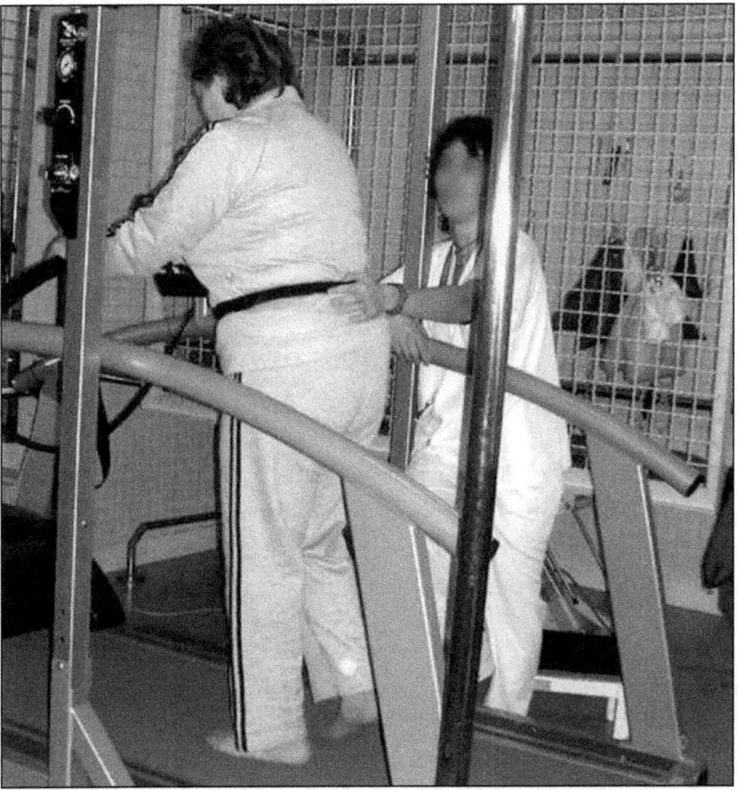

Figura 4. Reeducación de la marcha y reentrenamiento al esfuerzo mediante tapiz rodante.

5.3 *De la cuarta semana al alta de rehabilitación*

Una vez cicatrizadas las partes blandas periarticulares, se puede aumentar la intensidad del proceso de rehabilitación con mayor seguridad.

– En caso de haber usado férula de extensión, éste es el momento de retirarla.
– Se permite la flexión sin restricciones, con la única limitación del dolor del paciente. El objetivo será conseguir un balance articular mínimo de 0 a 90°, que permita una funcionalidad básica. Son necesarios 75° de flexión para caminar por interiores sin cojera, 90° para subir escaleras y unos 100-110° para bajarlas sin dificultad. Asimismo, es importante conseguir una extensión completa de la rodilla, no siendo tolerables los flexos mayores de 10° para una marcha fisiológica.
– Se pasa a reeducar la propiocepción en bipedestación con ayuda del plato de Boheler, en tabla basculante, o mediante ejercicios de dificultad creciente. Se trata de adquirir una protección estática activa y dinámica gracias al proceso de aprendizaje.[13] Se intenta mejorar el proceso de control neuromuscular anticipatorio responsable de la estabilización dinámica durante la marcha.
– Se reeduca la marcha con una sola muleta colocada en la extremidad superior contraria a la rodilla operada, como punto de apoyo en exteriores, y se avanza hacia la marcha todo terreno o con obstáculos.
– Es importante el reentrenamiento al esfuerzo. Puede ser interesante el uso de tapiz rodante, que permite controlar con mayor seguridad las condiciones del ejercicio.
– Cada sesión debe terminar con un trabajo funcional, que permita incorporar al paciente lo aprendido en las actividades de la vida diaria.

5.4 *Hidroterapia*

En caso de disponer de piscina dentro del servicio de rehabilitación, se puede iniciar el tratamiento dentro del agua ya en las primeras semanas, siempre que la herida quirúrgica esté absolutamente curada.

El agua caliente tiene acción sedativa y relajante muscular, permite la carga de la extremidad según el nivel de inmersión y facilita la movilización articular activa. Además, es una excelente manera de hacer ejercicios de reequilibrio estático y dinámico, mejorando la coordinación de las extremidades inferiores.

6 Alta de rehabilitación

El tratamiento de rehabilitación finaliza cuando se consiguen los objetivos funcionales marcados previamente (individuales para cada paciente) o cuando se alcanza la estabilización en el balance articular o en la capacidad funcional.

7 Complicaciones

Desde el punto de vista rehabilitador, las complicaciones que podemos abordar durante el tratamiento no difieren en exceso de las que podemos encontrar en la artroplastia primaria, fuera de las consideraciones que ya hemos comentado (lesión del aparato extensor, requerimientos de aporte óseo, primer tiempo del recambio séptico, con la necesidad de espaciador de cemento e inmovilización) y que nos obligan a un cuidado extremo en los tiempos de inicio de ejercicios activos, así como en los de apoyo y carga de la extremidad.

Podríamos resumir como principales complicaciones las siguientes situaciones:

- Rigidez articular.
- Debilidad del cuádriceps.
- Inestabilidades.
- Dismetrías y alteraciones del patrón de marcha.
- Lesiones de nervio periférico.

7.1 La rigidez articular

Tanto por el déficit de flexión, como por no lograr una extensión completa, la rigidez articular supone uno de los problemas más frecuentes en la artroplastia primaria de rodilla y en la revisión de la misma. En estos casos, además de un tratamiento intensivo por parte del paciente, junto con el fisioterapeuta, podemos recurrir al uso de ortesis de rodilla confeccionadas a medida, a las que añadiríamos bandas elásticas para forzar la flexión y la extensión, ya que este tipo de ortesis permite que estos movimientos sean asistidos. La resistencia de las bandas elásticas puede graduarse para facilitar el confort y mejorar la tolerancia. El uso de estas férulas sería de un mínimo de 30 minutos, tres veces al día; los pacientes son adiestrados para la colocación de las mismas en su domicilio.[14]

Puede resultar útil, en ocasiones, el uso de infiltraciones con toxina botulínica para facilitar la extensión completa de la rodilla. Ésta sería especialmente de utilidad en los casos en que existe una contractura en flexión a expensas de un acortamiento de isquiotibiales, o de gemelos. Los músculos que se infiltran con más frecuencia son: el semimembranoso, el semitendinoso, el bíceps crural y los gemelos.[15,16]

7.2 La debilidad del cuádriceps

Puede ser tratada en general mediante una rehabilitación más intensiva, en la que tiene un papel importante el uso del trabajo isocinético, en rango de movimiento corto, y usando pautas cortas de trabajo para evitar el agotamiento muscular. En determinados casos, cuando la debilidad es muy importante, puede usarse la electro estimulación para mejorar la función muscular.[15,17,18]

7.3   Las inestabilidades ligamentosas

Tienen una mala solución con tratamiento rehabilitador. Recurrimos al uso de ortesis para estabilizar la rodilla, como paso previo a una solución quirúrgica, en caso de ser candidato a la misma. Existe una amplia gama de rodilleras que pueden cumplir esta función, y que permiten controlar el varo, el valgo o el recurvatum de la rodilla.

7.4   Las dismetrías

Éstas, por el contrario, pueden ser solucionadas, fácilmente, mediante el uso de alzas o plantillas. La dismetría, por sí misma, puede ocasionar alteraciones evidentes del patrón de marcha, que de no ser solucionadas, repercutirían en las articulaciones contiguas provocando dolor e, incluso, acelerando el proceso degenerativo de estas articulaciones.

No tienen una solución tan sencilla las alteraciones rotacionales de tobillo y pie a pesar de que afectan igualmente al patrón de marcha. La causa más habitual de estas alteraciones rotacionales viene dada por una mala alineación de los componentes protésicos, siendo necesaria una revisión quirúrgica.

7.5   En las lesiones de nervio periférico

El uso de ortesis puede ayudar a mejorar la marcha del paciente. El nervio más frecuentemente lesionado es el ciático poplíteo externo, que provoca un pie caído por déficit de extensión de tobillo y pie. Éste puede lesionarse bien por lesión directa o estiramiento durante el acto quirúrgico, bien por compresión en la cabeza del peroné durante el postoperatorio. En este caso, plantearíamos el uso de ortesis estáticas de tobillo y pie (AFO) tipo férula de Rancho, u ortesis dinámicas (DAFO), por ejemplo las férulas tipo Littman o tipo Jousto.

8   Conclusiones

La marcha con una rodilla dolorosa durante años supone que, tras la sustitución protésica, no se recupere el patrón de marcha normal inmediatamente. En los recambios sépticos en dos tiempos hay que contar además con el agravante de que el paciente puede haber estado deambulando durante unas semanas con un espaciador de cemento (articulado o no), una férula de extensión y carga parcial, lo cual aumenta la dificultad para recuperar un patrón de marcha fisiológico.

En la literatura revisada encontramos controversia en cuanto a los resultados funcionales y en calidad de vida finales en cada uno de los grupos. Si bien la mayoría de estudios demuestran que el resultado final en las revisiones asépticas es mejor que en las revisiones sépticas, parámetros como el dolor y el resultado en las escalas de valoración funcional parecen ser similares en ambos grupos.[19] Por otro lado, la percepción subjetiva del paciente en recambios asépticos y sépticos es similar.[20] Es evidente que los resultados obtenidos tras una prótesis primaria son superiores a los que se obtienen después de la cirugía de revisión.[3,21] No obstante, ambos tipos de cirugía mejoran la situación funcional del paciente, mejoría que se va logrando durante los seis primeros meses después de la cirugía. El verdadero impacto a largo plazo de la revisión de la artroplastia total de rodilla sobre la calidad de vida del paciente está pobremente definido.

BIBLIOGRAFÍA

1. Bellamy N. WOMAC. A 20-year experience review of a patient-centered self-reported health status questionaire. J Rheumatol 2002; 29: 2473-476.
2. Bellamy N, Buchanan WW, Goldsmith CH, *et al.* Validation study of WOMAC: a health status instrument for measuring clinically important patient relevant outcomes to antirheumatic drug therapy in patients with osteoarthritis of the hip or knee. J Rheumatol 1988; 15: 1833-840.
3. Saleh KJ, Band JA, McQuen DA. Courrent status or revision total knee atrthroplasty: How do we asses ressults? J Bone Joint Surg Am 2003; 85(A) Suppl 1: 18-20.
4. Murray DW, Fitzpatrick R, Rogers K, *et al.* The use of the Oxford hip and knee scores. J Bone Joint Surg Br 2007; 89(B): 1010-014.
5. Saleh KJ, Mulhall KJ, Bershadsky B, *et al.* Development and validation of a lower-extremity activity scale: Use for patient trated with revision total knee arthroplasty. J Bone Joint Surg 2005; 87: 9.
6. Davies AF, Segar EP, Murdoch J, *et al.* Epidural infusion or combined femoral and sciatic nerve blocks as prioperative analgesia for knee arthroplasty. BR J Anaesth 2005; 94(3): 393-94.
7. Choi PT, Bhandari M, Scott J, *et al.* Epidural analgesia for pain relief following hip or knee replacement. Cochrane Database Syst Rev 2003; (3): CD003071.
8. Paysant J, Jardin C, Biau D, *et al.* What is the interest of early knee mobilization after total knee arthroplasty? Annales de réadaptation et de médecine physique 2008; 51: 138-43.
9. Barroisa B, Ribinika P, Gougeonb F, *et al.* What is the interest of rehabilitation in physical medicine and functional rehabilitation ward after total knee arthroplasty? Elaboration of French clinical practice guidelines. Revelc, Annales de réadaptation et de médecine physique 2007; 50: 729-33.
10. Shields RK, Enloe LJ, Evans RE, *et al.* Reliability, valitity, and responsiveness of functional test in patients with total joint Replacement. Phys Ther 1995; 75: 169-79.
11. Van Hoook FW, Demonbreun D, Weiss BD. Ambulatory devices for chronic gait disorders in the elderly. Am Fam Physician 2003; 67:1717-724.
12. Vincent KR, Vincent HK, Lee LW, *et al.* Inpatient rehabilitation outcomes in primary and revision total knee arthroplasty patients. Clin Orthop 2006; 446: 201-07.
13. Christel P, Jusserand J. Rehabilitación de la artroplastia total de rodilla. Enciclopedia Médico-Quirúrgica 26-296-B10.

14. Kim J, Nelson ChL, Lotke PA. Stiffness after total knee arthroplasty. Prevalence of the complication and outcomes of revisión. J Bone Joint Surg Am 2004; 86: 1479-484.

15. Seyler TM, Marker DR, Bhave A, *et al.* Functional problems and arthrofibrosis following total knee arthroplasty. J Bone Joint Surg Am 2007; 89(A): 59-69.

16. Yercan HS, Sugun TS, Bussiere Ch, *et al.* Stiffness after total knee arthroplasty: Prevalence, management and outcomes. The Knee 2006; 13: 111-17.

17. Ulrich SD, Bhave A, Marker DR, *et al.* Focused rehabilitation treatment of poorly functioning total knee arthroplasties. Clin Orthop 2007; 464: 138-45.

18. Mintken PE, Carpenter KJ, Eckhoff D, *et al.* Early neuromuscular electrical stimulation to optimize quadriceps muscle function following total knee arthroplasty: a case report. J Orthop Sports Phys Ther 2007; 37(7): 364-71.

19. Hartley RC, Barton-Hanson NG, Finley R, *et al.* Early patient outcomes after primay and revision total knee arthroplasty: a prostpective study. J Bone Joint Surg Br 2002; 84(Br): 924-29.

20. Wang ChJ, Hsieh MCh; Huang TW, *et al.* Clinical outcome and patient satisfaction in aseptic and septic revision total knee arthroplasty. The Knee 2004; 11: 45-9.

21. Deehan DJ, Murray JD, Birdsall PD, *et al.* Quality of life after knee revision arthroplasty. Acta Othop 2006; 77(5): 761-66.

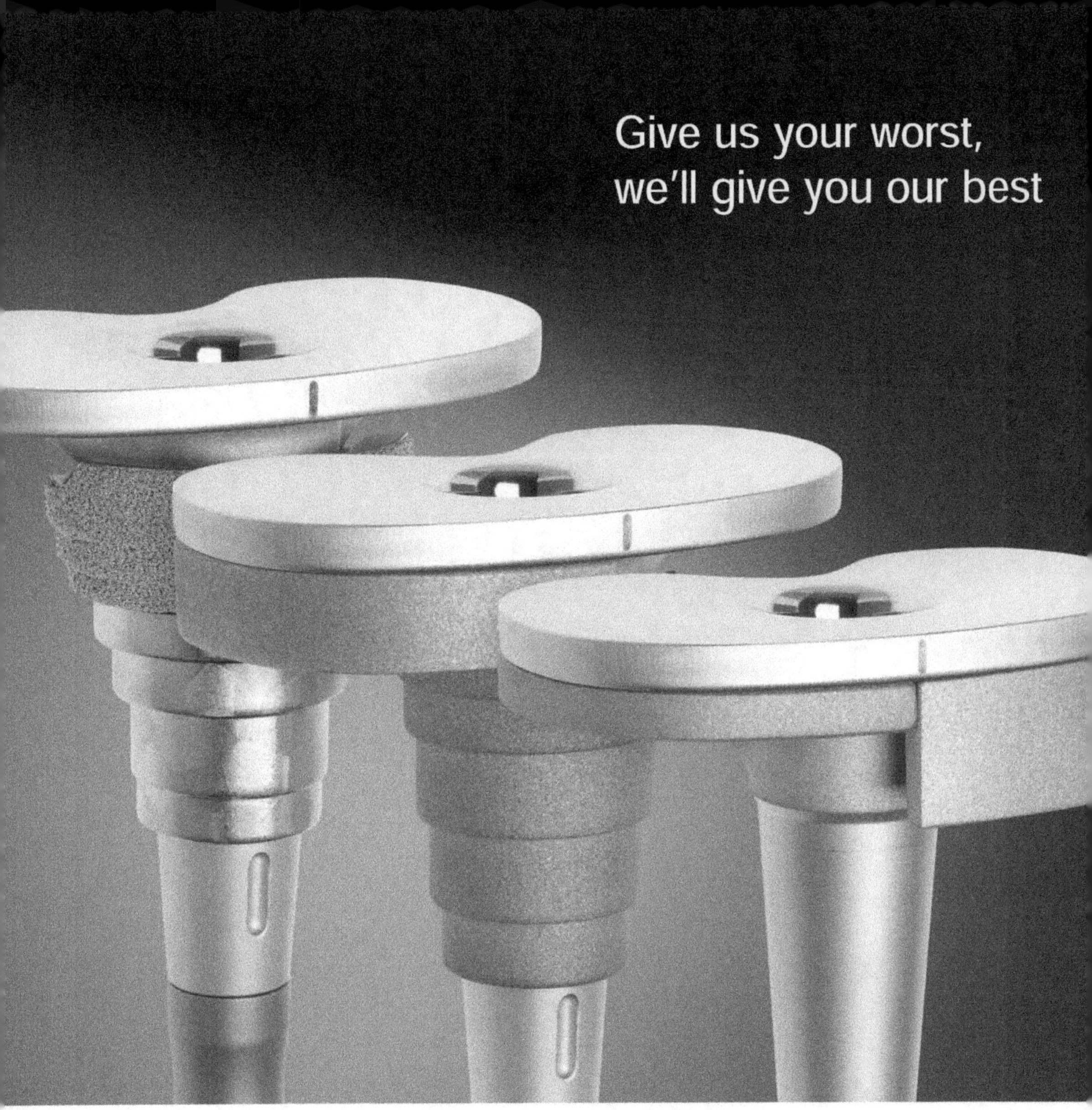

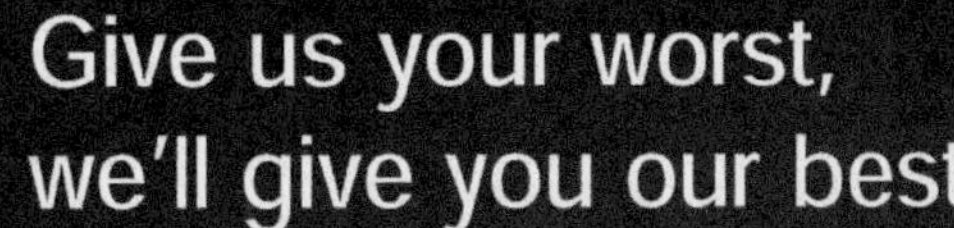

Solve nearly any situation you encounter in the OR through DePuy's comprehensive array of Revision Knee Implant Options. From moderate soft tissue laxity and minor bone defects through end-stage revision, each system provides you with the options you need.

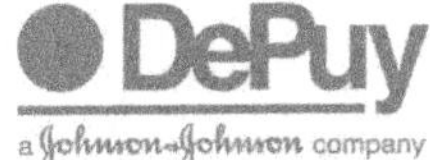